U0347051

Step by Step:
Protocols in Clinical Embryology and ART

步步精进：
临床胚胎学与辅助生殖技术

原著　Lt Col Pankaj Talwar

　　　Surveen Ghumman Sindhu

主译　陈子江　院士

中国科学技术出版社

·北　京·

图书在版编目（CIP）数据

步步精进：临床胚胎学与辅助生殖技术 /（印）潘卡杰·塔瓦尔,（印）苏维恩·古曼·辛徒原著；陈子江主译 . — 北京：中国科学技术出版社, 2021.3

ISBN 978-7-5046-8961-0

Ⅰ.①步… Ⅱ.①潘… ②苏… ③陈… Ⅲ.①人体胚胎学②试管婴儿—技术 Ⅳ.① R321

中国版本图书馆 CIP 数据核字 (2021) 第 019759 号

著作权合同登记号：01-2021-0563

Lt Col Pankaj Talwar, Surveen Ghumman Sindhu
Step by Step® Protocols in Clinical Embryology and ART
978-93-5025-765-4
Copyright © 2012 by Jaypee Brothers Medical Publishers（P）Ltd
All rights reserved.

Originally published in India by Jaypee Brothers Medical Publishers（P）Ltd
Chinese（in simplified character only）translation rights arranged with Jaypee Brothers Medical Publishers
（P）Ltd through McGraw-Hill Education（Asia）

策划编辑	焦健姿　费秀云
责任编辑	丁亚红
装帧设计	佳木水轩
责任印制	李晓霖

出　　版	中国科学技术出版社
发　　行	中国科学技术出版社有限公司发行部
地　　址	北京市海淀区中关村南大街 16 号
邮　　编	100081
发行电话	010-62173865
传　　真	010-62179148
网　　址	http://www.cspbooks.com.cn

开　　本	710mm×1000mm　1/16
字　　数	321 千字
印　　张	17.5
版　　次	2021 年 3 月第 1 版
印　　次	2021 年 3 月第 1 次印刷
印　　刷	天津翔远印刷有限公司
书　　号	ISBN 978-7-5046-8961-0 / R·2659
定　　价	168.00 元

译者名单

主　译　陈子江

副主译　石玉华　吴克良　颜军昊　秦莹莹　赵　涵

译　者　（以姓氏笔画为序）

马水英　王　泽　王秋敏　石玉华　白　刚　吕　鸿

刘培昊　杜彦博　李　梅　李　敬　杨斯桀　吴克良

张京业　张浩波　陈子江　周　炜　赵　涵　赵海滨

秦莹莹　党玉洁　高珊珊　郭　婷　唐　蓉　陶文荣

盛　燕　崔琳琳　韩　婷　颜军昊　魏代敏

内容提要

　　本书较为全面地阐述了辅助生殖技术（ART）的临床诊疗方案、实验室及胚胎学相关重点内容，从建立 ART 实验室、体外受精（IVF）患者的筛选及准备着手，主要讨论了 ART 中临床医师重点关注的问题 和处理方法，如胚胎移植、取卵及卵细胞质内单精子注射、ART 常见并发症及其预防策略等。胚胎学部分，内容精彩，又辅以全彩图片进行细节展示，更加易于理解。此外，书中还特别讲解了 ART 中超声的作用及相关法律问题。本书综合性强，结合前沿进展，深入浅出，适合生殖医学领域的临床医师及学者参考阅读。

译者前言

　　这是一部由 Pankaj Talwar 和 Surveen Ghumman Sindhu 两位学者及其同事编写的关于辅助生殖技术（ART）的专业著作。近年来，随着我国生育政策的放开，生育需求的增加，辅助生殖技术越来越广泛应用，诊疗方案迅速变化，迫切需要这样一本综合性的生殖医学参考书，供生殖医学领域的临床医师和专家参考阅读，以优化生殖医学临床诊疗。

　　本书不仅介绍了 ART 相关的临床诊疗规范，在实验室建立及胚胎学方面亦进行了详细的阐述，最后还讨论了 ART 相关的法律问题。临床诊疗部分深入探讨了 ART 的具体诊疗过程及各种方案的优缺点，还特别强调了诊疗过程中疑难问题的处理，以及 ART 相关并发症和处理方法。胚胎学部分采用图文结合的形式进行阐述，以便于理解。本书旨在将生殖医学相关理论知识整合为易于理解和可遵循的实用治疗方案，综合性和实用性均较强，对生殖医学临床诊疗工作有一定的指导意义，适合不孕症工作者和 ART 专家参考学习。

　　很荣幸能够翻译此书，希望借此书与国内同道共勉。

　　最后，感谢参与本书翻译的每一位译者，感谢中国科学技术出版社编辑的精心编校，没有大家精益求精的努力与合作，本书的中文版本不可能如此顺利与读者见面。

山东大学附属生殖医院首席专家
国家辅助生殖与优生工程技术研究中心主任　　陈子江　院士

原著前言

　　辅助生殖技术（assisted reproductive technology，ART）为不孕人群带来了希望，从而，人们对相关服务的需求也日益增加。ART已成为医学领域中发展最快的技术之一。由于ART的飞速发展，相关诊疗方案也在迅速变化，因此需要一本综合性的著作将这些方案整合起来，以便相关从业者阅读参考。

　　本书从建立ART实验室和选择体外受精患者入手，讨论了每种刺激方案的优缺点。胚胎学部分广泛采用图文结合形式进行了阐述，涵盖了男科学、体外受精、卵细胞质内单精子注射和低温保存等内容。取卵和胚胎移植等章节特别强调了争议处理。书中明确讨论了ART中超声的作用及相关的法律问题。随着社会对不孕症患者治疗的探索逐渐增多，预防治疗相关并发症的关注度进一步提高。卵巢过度刺激综合征和多胎减胎部分重点阐述了相关并发症和处理方法。

　　该书尝试结合最新进展，将理论知识整合为实用的治疗方案，这些方案对读者而言既合乎逻辑又易于遵循。我们希望此书能够激发足够的力量，来帮助每一位不孕症工作者和ART专家解决他们在诊治患者时遇到的难题。

Lt Col Pankaj Talwar VSM

Surveen Ghumman Sindhu

致　谢

感谢我的父亲 Mohinder Pal Talwar 先生和我的母亲 Madhu Talwar 夫人的指导和一直以来的支持。没有他们的祝福和鼓励，我是不可能完成如此繁重的工作的。衷心感谢我的妻子 Neetu Talwar 博士（夫人）和儿子们（Pratik、Arjun），在本书编写过程中他们始终如一地给予我支持和鼓励。在编写 *Step by Step*® *Protocols in Clinical Embryology and ART* 遇到困难时，正是他们坚定的支持和热情，给了我前进的动力。

Lt Col Pankaj Talwar vsm

我要感谢我的丈夫 Sandeep，感谢他在本书编写及我职业生涯中所有无条件的支持。他的鼓励使我专注于展现本学术原有的风采。感谢我的父母给了我正确价值观的坚实基础，这对我包括编写本书在内的每一步均有帮助，我要感谢他们的支持。我的女儿 Jahnavi 和 Janya 一直是我灵感的源泉，感谢她们在我编写本书时给予的耐心和支持。

Surveen Ghumman Sindhu

我们要感谢所有参与编写人员的宝贵意见，感谢 M/s Jaypee Brothers Medical Publishers(P) Ltd, New Delhi, India 团队的友好协助。

视频列表

编号	视频大类	视频内容	相关章节
1	Laboratory and operation theater（实验室和手术室）	• Ovum pickup procedure（取卵步骤） • Laboratory protocols（实验室协议）	第1章
2	Andrology and beyond（男科及其他）	• Denudation [剥离（脱颗粒）] • Insemination（授精） • Oocyte cumulus complex（卵丘复合体） • Percutaneous epididymal sperm aspiration（经皮附睾穿刺抽吸取精术，PESA）	第10章
3	ICSI（卵细胞质内单精子注射）	• ICSI plate preparation（ICSI板制备） • ICSI procedure（ICSI步骤）	第11章
4	Gamete freezing（配子冷冻）	• Cryobiology laboratory（低温生物学实验室） • Oocyte vitrification（卵母细胞玻璃化冷冻） • Gamete freezing（配子冷冻） • Semen freezing（精液冷冻）	第12章
5	Embryo transfer（胚胎移植）	• Embryo transfer technique（胚胎移植技术） • Postembryo transfer check（胚胎移植后检查）	第6章
6	Embryo reduction（减胎）	• Embryo reduction procedure（减胎步骤） • Postembryo reduction ultrasound（减胎后超声）	第16章

补充说明

　　本书配套视频已更新至网络，读者可通过扫描右侧二维码，关注出版社"焦点医学"官方微信，后台回复"步步精进"，即可获得视频下载观看。

目　录

第1章

建立辅助生殖技术中心
Setting up of an ART Center

Surveen Ghumman Sindhu　著

刘培昊　陈子江　译

体外受精（in vitro fertilization，IVF）实验室的良好运转除需人力外，还有赖于建筑和设施方面的许多因素。空气质量、实验室设计和持续的质量控制至关重要。实验室环境良好才能保障 IVF 结果良好。胚胎实验室必须有充足的空间，以便规范操作和自如移动。为了便于工作人员的操作，工作台的高度、座椅的调节、显微镜目镜的高度、各空间和台面的有效利用等应符合人体工程学。

一、实验室选址

实验室应远离交通、灰尘和污染，最好设在较高楼层（不应在底层）。应避免将实验室设于易潮湿的区域，如地下室等。且实验室地址应远离医院内的大量人流。

实验室通道：实验室的通道应足够宽敞，以便于笨重设备的出入。

二、基础设施

（一）电力

电源插座数目应超出预估需求，相隔一定距离设于工作台区域内。需提供不同相的电力，且因恒温培养箱等需持续供电，所以使用不间断供电系统和（或）利用自用发电系统作为备用电源至关重要。

（二）空气调节

IVF 实验室必须有独立于医院的其他部分的专属空气调节系统，且该空气调节系统需连接空气净化装置。

（三）供水

刷手区和洗涤区需有足够的供水和隐蔽的排水系统。

（四）空气质量

实验室空气清洁对于 IVF 的成功很重要。在空气质量良好的辅助生殖技术

（assisted reproductive technology，ART）实验室内，受精率和胚胎发育情况更好[1]。挥发性有机物（volatile organic compound，VOC）包括异丙醇、苯、己烷、甲醛和氯乙烯等，它们是主要的空气污染物，在燃料、溶剂和黏合剂中存在。空气处理系统的要点如下。

注意事项
- 一些设备可产生 VOC，如显微镜、电视监视器、建筑材料、地板、油漆，以及刨花板制成的所有家具，刨花板重量的 10% 是甲醛树脂，可持续排放气体 20 余年。
- 当清洁剂被使用或持续存在时，如在刨花板材家具上，VOC 可脉冲式增加。

1. VOC 检测：建立 IVF 实验室时，精确检测医院楼内、实验室内和恒温培养箱内的 VOC 很重要，且应使用 VOC 测量仪进行持续监测。VOC 通常以百万分之一（parts per million，ppm）或十亿分之一（parts per billion，ppb）来计量。非无菌区空气不应混入无菌区的空气中，空气调节管道中应无混合空气出现。

2. 高效空气（high efficiency particulate air，HEPA）过滤器　HEPA 过滤可去除 99.97% 的直径 0.3μm 的空气微粒，但无法去除 VOC，因为 VOC 可轻易通过滤器。

3. 碳过滤器：必须安装碳和高锰酸钾过滤器，以去除 VOC 和碳源污染物。

4. 必须在 IVF 实验室正上方的屋顶安装专用的供暖通风和空气调节（heating ventilation and air conditioning，HVAC）装置，将 IVF 实验室的环境与该建筑物的其他部分隔离。

IVF 要求 VOC 计数＜ 0.5ppm，＜ 0.2ppm 更理想，最好为 0ppm。VOC 高水平（＞ 1ppm）对胚胎有直接毒性，影响 IVF 结果。

---

5. 气压梯度：应使胚胎实验室内的空气体积和压强始终略高于相邻的房间，这可使胚胎实验室内的空气外流，避免有毒气体的进入。这种气压梯度的实现依靠吸收 IVF 实验室外的空气，并使之通过过滤器。

6. 气体交换：HVAC 系统应保证每小时换气 10~15 次，且应在最大气压下进行，以便空气排出房间。

7. 质量检查：需规律进行质量检查，确保空气微粒清除至理想水平，并保证足够的气体交换次数。

8. Coda 过滤器：Coda 过滤器能够清除 VOC，可将其安装在实验室内或进行联网，以防止可能含 VOC 的医学气体进入恒温培养箱。

9. 紫外线：光催化氧化装置可利用紫外线将 VOC 分解为二氧化碳和水。其缺点在于很多时候这些装置会将较大的 VOC 分解为较小的 VOC，同时产生大量自由基，对 IVF 不利。但是它们比基于碳介质的系统更加经济。

10. 为了保护实验室环境，需要遵守基本常规，如限制出入实验室、使用气闸系统、人员的清洁、禁止使用香水和化妆品等。

> **建议**：由于新的恒温培养箱中的空气 VOC 浓度很高，所以在使用新恒温培养箱前，需放置 3～5 个月释放有毒气体。

（五）温度

胚胎在体内发育时处于 37℃环境，温度仅下降 1℃也会破坏染色体分离时的纺锤体结构。实验室的环境温度应为 24～26℃。

（六）光照

日光和外观呈蓝白色的冷白荧光办公室灯对小鼠胚胎发育的危害最大，而通常用于家庭照明和居住环境的暖白色灯为黄白色光，其危害性显著降低[2]。当暴露于光照下时，胚胎产生的氧自由基增加，而氧自由基对细胞发育有毒性作用。

> **建议**
> - 照明用具应被密封。
> - 需使用暖白光替代刺眼的光线进行照明。
> - 胚胎发育的每个阶段均应尽可能减少光照。
> - 显微镜应使用过滤器，灯光可使用变阻器调节亮度。

（七）地板、墙壁和天花板

应注意以下几点。

1. 地板需防刮擦、防滑。

2. 边缘和角落应是弯曲的，以便于清洁。

3. 地板可为单层，包裹住高约 182.88cm 的墙面，这样可以减少地板缝隙中的灰尘和细菌，使地板易于清洁。单块瓷砖需尽可能大，使瓷砖间的连接最少，减少灰尘颗粒堆积的地方。

4. VOC 排放量低的无溶剂胶或者乙烯基胶可用于覆盖地板。

5. 隔断应使用无孔惰性材料。

6. 不建议使用假天花板，因为难以维护。然而如果是为了隐藏光和过滤器而使用假天花板，那么墙壁需要一直延伸至假天花板上方的屋顶，以保证实验室与外界隔离。此外，假天花板应为牢固板材。

7. IVF 实验室和手术中心的墙壁应为暗色，建议使用光滑无孔的黑色花岗岩，且使其接缝处最少。

8. 应使用低 VOC 的水性涂料，不应使用含有甲醛、乙醛、异氰酸酯、活性胺、酚类或其他水溶挥发性有机物的涂料。

9. 水槽和下水道应在实验室外，管道可隐藏在墙板间或掩盖住。

10. 建议使用惰性不锈钢管道输送医疗气体，避免使用铜管。

11. 应早期计划防虫措施，因为杀虫剂对配子和胚胎有毒，运作中的 IVF 中心无法使用杀虫剂。

（八）门

入口处应有限制，最好安装电子眼。为了便于酒精清洁，门应有涂层或为钢制。为了控制实验室环境，最好不要安装窗户或其他可能使实验室无法良好隔离的结构。

（九）家具

1. 最好使用不锈钢家具，因为板材会释放 VOC，且不易清洁。

2. 可调节高度的工作台、椅子和凳子能增加工作人员的舒适度，减轻疲劳。

3. 实验室的工作台应安装存储量足够的易滑动抽屉。

4. 各种表面应无孔，易于清洁。

5. 最好不要在墙上安装架子，避免上面灰尘堆积，且难以注意到。

三、平面图

IVF 诊所需占地约 232.26m²，其中包括技术发展后添置新仪器的空间。IVF 诊所应分为无菌区和非无菌区 [3]（图 1-1）。

（一）非无菌区

1. 分诊台和患者候诊区。

2. 医生办公室和接诊室。

3. 会议室。

4. 检查室：带有阴道探头的合适的超声仪器 [3]。

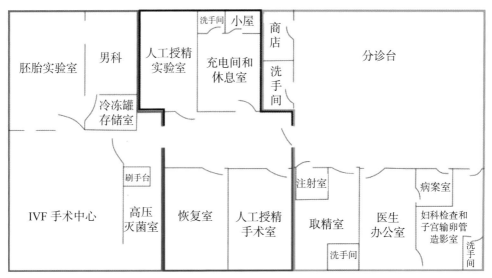

▲ 图 1-1 ART 中心的建筑平面图

5. 储藏室。

6. 病案室。

7. 高压灭菌室。

8. 精液采集室，必须设备完善、隐私性好，带有洗手间，设在与实验室邻近的隐蔽区域。

9. 精液处理实验室。

10. 宫腔内人工授精室。

11. 恢复室。

12. 更衣室。

（二）无菌区

无菌区包括手术中心、与其毗邻的胚胎实验室和冷冻胚胎储存室。无菌区入口必须严格管理，需有换鞋区、更换无菌衣的区域和刷手台。无菌区必须有空气调节系统，新鲜空气通过经批准的、合适的过滤系统后，在室温（22～25℃）下循环。

1. 刷手台。

2. 手术中心。

3. 胚胎移植室：可与手术中心为同一房间。

4. 胚胎实验室：胚胎实验室应配备以下设备。

(1) 一个带有恒温加热板的层流净化台。

(2) 一台立体显微镜。

(3) 一台常规的高倍双目光学显微镜。

(4) 一台高分辨率的相差或 Hoffmann 光学倒置显微镜，最好带有录像功能。

(5) 一台显微操作器。

(6) 两个二氧化碳恒温培养箱，一台备用。

(7) 一台实验室离心机。

男科区域应远离门口。

5. 冷冻罐储存室。

四、实验室人员

ART 操作需要来自不同学科的人员进行精心统筹的团体合作。

1. 妇科医师与项目协调人。

2. 男科专家。

3. 超声专家。

4. 临床胚胎学家。

5. 顾问。

6. 经过训练的手术中心护士。

7. 经过训练的技师。

8. 接待员。

五、设备

1. 重要设备如恒温培养箱和冷冻储藏设备必须有合适的监视器和报警器。

2. 气瓶应被放置在外面，配有自动备用系统。

3. 恒温培养箱和其他设备的维护常规中应明确规定消毒和清洁的频率。

4. 必须作设备维护记录。

5. 所有仪器必须定期校准（每周、每月或每年），并保存校准记录。

6. 此外，每台设备都应有操作指南，所有操作人员均可看到书面指南，以便在设备故障时采取行动。

7. 为了有个成功的开始，新设备均应提前散去 VOC。

（一）恒温培养箱

1. 恒温培养箱可精确控制温度，且二氧化碳恢复时间最短。

2. 恒温培养箱可导热或有红外传感器，最好安装红外传感器。

3. 在水或空气夹层的两种恒温培养箱中，空气夹层的更好。

4. 建议至少有两台恒温培养箱。有两个原因，其一是可作为备用设备，其二是由于样本分在两台恒温培养箱内，所以可降低其中一台的开合频率。

5. 恒温培养箱内供给的二氧化碳应为医用级别。利用两级调节器达到理想压强，在气体消耗最少的同时不影响二氧化碳恢复时间。

6. 恒温培养箱设有与手机相连的报警系统，可在恒温培养箱的温度或二氧化碳浓度改变时提醒工作人员。

7. 应避免使用金属气体管道。

8. 二氧化碳汽缸和恒温培养箱之间的在线过滤器可消除所有气体中的污染物。

9. 比起传统恒温培养箱，迷你恒温培养箱有更好的温度、二氧化碳恢复、胚胎和囊胚形成率[4]。

10. 三气恒温培养箱维持低氧环境（氧气浓度 5%）则活产率高[5]。

（二）层流净化罩（清洁空气工作站）

可按照需要来确定层流净化罩的大小，且可在层流净化罩上安装气口和加湿系统等，以控制 pH 值和渗透压等。温度由工作台的内置加热区域控制。显微镜是固定的。通常需安装 0.3μm 的 HEPA 过滤器和 10μm 的前置过滤器，使 99.99% 的 0.3μm 及以上的空气微粒被清除，提供无尘无菌的洁净度 100 级的环境。

（三）显微镜

显微镜必须有足够的景深、清晰度、细节、颜色精细度，且失真的可能性最小。可靠的高效能光学器件和良好的人体工程学特征使显微镜易于长时间使用，同时降低了操作难度。

1. 变焦式实体显微镜，易于卵的形态观察。

2. 双目显微镜，用于男科，配有 10×、20×、40× 和 100× 物镜的常规显微镜。还应配置一台带有电荷耦合元件摄像头的三目显微镜，用于教学目的。

3. 倒置显微镜，用于观测原核期情况和胚胎形态。进行显微操作需要带有霍夫曼调制的倒置显微镜，可用于显微操作器和胚胎植入前遗传学诊断（preimplatation genetic diagnosis，PGD）技术。

（四）显微操作器

显微操作器是由特别挑选的适配器、一对定位器、操纵杆显微操作器和万向节组成的。三维粗大动作靠电动操作实现，而精细动作靠油压机制实现。它可进行异常精细的操作。

（五）取卵泵

取卵泵用于取卵操作，它可通过持续负压吸取卵泡液。

（六）实验室净化系统

净化系统使用医疗级的后置 HEPA 过滤器，对 0.3μm 颗粒的清除率可达 99.99%。活性炭颗粒有四种不同的碳类型。紫外线室可将有毒化合物分解为无害物质，如水和二氧化碳。净化系统可安装在室内，或可安装在恒温培养箱上联网使用（Coda 净化系统）。

可安装带有报警装置的电子传感器，用于监测空气质量，自动改善空气净化器性能。

（七）加热设备

在实验室操作中，维持配子的温度至关重要，因此需要使用加热板、培养皿加热器和载物台加热器。

1. 加热板（干浴）是利用可移动的、耐高温高压的阳极氧化铝板维持所需温度，可用于加热盛放卵泡液的试管和培养皿。加热板有不同形状，适于不同应用。

2. 培养皿加热器可在培养皿移至显微镜载物台前，维持其温度。

3. 载物台加热器可在观察和操作卵母细胞时保持培养皿的温度。

（八）可编程的带冷冻罐的生物冷冻柜

使用可编程的胚胎冷冻柜慢速冷冻胚胎和配子，但是若实验室利用玻璃化法冷冻胚胎则并不需要该冷冻柜。必须配备不同尺寸的冷冻罐以冻存胚胎。

（九）激光系统

用于辅助孵化和胚胎活检的激光系统应安装于显微操作器上[6]。

（十）纺锤体成像系统

用于 ICSI 中观察纺锤体，确保纺锤体不被注射针破坏。该系统也提供了与有创性免疫染色法密切相关的结构信息，并且使纺锤体的动态结构研究成为可能[7, 8]。

（十一）精子计数板

Makler 精子计数板的精液涂片厚度为 10μm，可避免精子互相重叠，且精子可向各方向自由运动。

（十二）计算机辅助的精液分析仪

计算机屏幕上完成精液自动分析，用于评估精子运动速度及其他运动参数[9]。

（十三）离心机

应配置带有数字调速和时间指示的离心机，用于精液准备。

（十四）超声机

需配置带有阴道探头的超声机，用于取卵和胚胎移植。

（十五）其他

1. 热封机：用于吸管和塑料袋封口。

2. 防震显微镜台：带有滚动膜片的防震台可隔离来源于各方向的震动，有益于对配子和胚胎进行精细操作。

3. 电子温度计。

4. Fyrite 气体分析仪：用于检测恒温培养箱内的二氧化碳浓度。

5. pH 计。

6. 超纯水系统：应安装水过滤系统，为实验室的清洁工作提供洁净水。

7. 数据录入软件：需要数据系统以管理患者和实验室信息，并管理男科和胚胎的内部质量控制系统和外部质量保证系统。目前有许多商用软件可用。

六、耗材

实验室使用的耗材质量：所有一次性塑料制品必须从可靠来源购买，并确保它们对胚胎无毒性。它们经梯度灭菌并独立包装。表 1–1 列出了所需耗材。

表 1–1　**IVF 实验室耗材**

• 精液收集容器	• 22mm×22mm 盖玻片
• 组织培养级塑料管：6ml 或 14ml	• 无毒手套
• 有刻度的圆锥管	• 记号笔
• 塑料试管架	• 培养皿、四孔培养板、单孔培养板
• 5ml 无菌血清移液管	• 取卵设备：单腔或双腔取卵针
• 巴斯德吸管	• 胚胎移植导管
• 吸管架	• 减胎针
• 1ml 及 5ml 带针头注射器	• ICSI 微量移液管
• 载玻片	

七、培养基

从开始建立 IVF 实验室时，便需确保培养基从可靠的厂家购买。每一批培养基都需要进行无菌性、内毒素、渗透压和 pH 检测，以保证其达到组织培养等级，最好先使用小鼠胚胎进行检测。用到的有冲洗液、精子准备培养基、通用 IVF 培养基、矿物油及胚胎冻融包（详见第 9 章）。

八、实验室常规行为准则

常规需在实验室运作前制订好。

1. 每个操作的知情同意书均需有序放置。

2. 实验室需有所有实验步骤的详细指南。

3. 实验室的每个操作过程均应有书面的、签名的、写有日期的常规和标准操作步骤。

4. 必须对所有实验室工作人员进行适当的培训。

5. 所有来自患者的样本，如血、卵泡液和精液样本，必须带有患者夫妇的标识。

6. 每位患者的病历中必须记录所有重要步骤。

7. 必须保证工作人员的清洁。严禁食水和香烟，不允许使用化妆品和香水。

8. 进入实验室时洗手和换衣服很重要。

9. 必须在带有加热台和预加热板的层流净化罩内对 ART 的胚胎、合子和配子进行无菌操作。

10. 每个移液设备只用于一位患者，禁止反复利用。

11. 禁止在同一工作台同时操作多于一位患者的样本。只有当一位患者的样本操作结束，方可开始下一位患者。

12. 如果实验室进行冷冻操作，需有一个系统检测储罐中低液氮水平和空气高氮含量。

13. 必须完善所有记录。

14. 每年必须对冻存的配子、合子和胚胎进行审计，并与冻存记录核对[10]。

九、质量控制

必须具备质量管理系统。不良事件、紧急情况和样本识别错误需有书面记录，层流净化罩、实验台、恒温培养箱等其他无菌区域必须利用标准技术对微生物污染情况进行定期检查，且需做记录。温度、二氧化碳含量、恒温培养箱湿度和层流空气的压力计读数需保持记录。所有仪器均需定期校准（每周、每月或每年），并保存校准记录。

需定期进行内部质量保障检查以评估实验室表现，且应定义相关指标及其临界值。以下指标需定期评估：受精率、卵裂胚胎率、错误率、不良事件发生率、优胚率、冷冻胚胎复苏率、着床率、临床妊娠率和多胎妊娠率[11]。实验室工作人员的表现也应进行记录。推荐付费或与其他实验室合作进行外部质量控制（external quality control，EQC），参加 EQC 可提高实验室内部对胚胎分级的一致认定。

十、风险管理

在实验室启动前，每个部门均应订立操作步骤和政策，以保证人员安全，预防交叉感染。所有实验室人员必须注射乙型肝炎疫苗等。实验室规范包括检测患者和配子捐赠者的人类免疫缺陷病毒（human immunodeficiency virus，HIV）、乙型肝炎 / 丙型肝炎病毒。实验室工作人员必须经过专门教育，对待每个样本时均如存在潜在感染，且必须意识到对感染性生物材料进行操作的风险。丢弃生物废弃物和其他材料（注射器、载玻片等）时注意安全。

对 HIV 或乙型肝炎 / 丙型肝炎病毒阳性患者的样本操作只能在实验室专门区域内进行，这个区域中有足够的安全措施。污染样本应储存于安全性高的管中，最好是放入专用储罐内。处理污染样本时应使用 2 级层流超净工作台，以起到防护作用。使用无毒（无粉）手套和口罩。建议使用垂直层流超净工作台、机械移液装置和一次性材料。处理低温材料时，建议使用低温防护手套。

建立 IVF 实验室需要高标准，配备有资质的工作人员，也需要明确的质量管理程序，使质量控制、质量保证和质量改善一体化。

参考文献

[1] Legro RS, Sauer MV, Mottla GL, Richter KS, Li X, Dodson WC, Liao D. Effect of air quality on assisted human reproduction. Hum Reprod. 2010;25(5):1317–24.

[2] Oh SJ, Gong SP, Lee ST, Lee EJ, Lim JM. Light intensity and wavelength during embryo manipulation are important factors for maintaining viability of preimplantation embryos in vitro. Fertil Steril. 2007;88:1150–7.

[3] National Guidelines for Accreditation, Supervision and Regulation of ART Clinics in India Ministry of Health and Family Welfare Government of India Indian Council of Medical Research National Academy of Medical Sciences (India), New Delhi± 110029. 2008.

[4] Fujiwara M, Takahashi K, Izuno M, Duan YR, Kazono M, Kimura F, Noda Y. Effect of micro-environment maintenance on embryo culture after in vitro fertilization: comparison of top-load mini incubator and conventional front-load incubator. J Assist Reprod Genet. 2007;24(1): 5–9.

[5] Meintjes M, Chantilis SJ, Douglas JD, Rodriguez AJ, Guerami AR, Bookout DM, Barnett BD, Madden JD. A controlled randomized trial evaluating the effect of lowered incubator oxygen tension on live births in a predominantly blastocyst transfer program. Hum Reprod. 2009;24(2):300–7.

[6] Hammadeh ME, Fischer-Hammadeh C, Ali KR. Assisted hatching in assisted reproduction: a state of the art. J Assist Reprod Genet. 2011; 28(2):119–28.

[7] Keefe D, Liu L, Wang W, Silva C. Imaging meiotic spindles by polarization light microscopy: principles and applications to IVF. Reprod Biomed Online. 2003;7(1):24–9.

[8] Montag M, Schimming T, van der Ven H. Spindle imaging in human oocytes: the impact of the meiotic cell cycle. Reprod Biomed Online. 2006;12(4):442–6.

[9] Krause W. The significance of computer-assisted semen analysis (CASA) for diagnosis in andrology and fertility prognosis. Int J Androl. 1995;18:32–5

[10] Magli MC, Abbeel EV, Lundin K, Royere D, Elst JV, Gianaroli L. Revised ESHRE guidelines for good practice in IVF laboratories. Hum Reprod. 2008;23:1253–62.

[11] Balaban B, Urman B. Embryo culture as a diagnostic tool. Reprod Biomed Online. 2003;7(6): 671–82.

第2章

IVF 患者的筛选和准备
Selection and Preparation of an IVF Patient

Surveen Ghumman Sindhu **著**

李　敬　王秋敏　石玉华　**译**

　　患者的筛选和准备是整个 IVF 质量管理的重要部分，是影响成功率的重要因素。由于 IVF 治疗花费高，对患者有较大心理压力，优化最终结果是非常有必要的。为了解释 IVF 适应证及为什么这对夫妇需要 IVF，需要进行准确的检查评估（表 2-1）。大多数患者在 ART 专家就诊之前已经进行了详细检查，如有必要，可以复查或增加检查项目。

表 2-1　IVF 适应证

- 男性因素

    - 无精子症：梗阻性和非梗阻性

    - 逆行射精

    - 严重的少、弱精子症

    - 免疫性不育

- 年龄相关的不孕：绝经早（卵子捐赠）

- 输卵管缺如或功能丧失

- 严重的子宫内膜异位症

- 不明原因不孕

- 反复宫腔内人工授精未孕

- 输卵管和盆腔粘连（盆腔炎性疾病、结核感染、既往盆腔手术史）

- 需胚胎植入前遗传性诊断（preimplantation genetic diagnosis，PGD）的遗传性疾病

- 严重的宫腔粘连：代孕

- 女方患不能耐受妊娠的疾病：代孕

一、感染筛查

盆腔检查有无衣原体和淋球菌感染是必需的。夫妇双方要筛查有无 HIV、乙肝病毒、丙肝病毒及梅毒感染。印度是肺结核高发地区，因此，必须筛查有无结核菌感染，通过子宫内膜活检行 AFB 培养、组织病理学或 PCR 来完成。结核感染会影响胚胎着床，并且由于其潜在的性质，常不易被发现。非特异性慢性子宫内膜炎是 IVF 失败的重要原因，一般是经组织病理学检查诊断。如果在患者接受 IVF 之前发现上述检测阳性，必须先治疗，否则会影响妊娠结局。

二、免疫状态

检测女性风疹病毒的免疫状态。

三、既往史和手术史

仔细询问有无可能影响治疗策略的既往史或手术史。

四、测量 BMI、体重，改变生活方式

需要测量 BMI。体重超标会降低生育力，增加治疗费用和促性腺激素（gonadotropin，Gn）剂量，增加卵巢反应不良风险，超重女性的自然流产率是 30%～50%。因此，减重是 IVF 准备的重要工作。吸烟、过量酒精或咖啡摄入、过量运动、微量营养素摄入不足、心理压力等生活方式是 IVF 失败和妊娠合并症的重要原因，须在 IVF 治疗前改正。

营养状况和补品作用的评估

女方须要查血红蛋白，如有贫血则纠正。要开始补充叶酸。氧化应激在不孕中发挥重要作用，有条件的话，夫妇双方都可以开始服用抗氧化剂。

五、盆腔超声在拟行 IVF 患者选择和准备中的作用

盆腔超声是用于患者选择、准备和监测的重要工具，在以下几个方面发挥作用。

1. 根据子宫内膜的厚度、形态和血流来评估内膜容受性。

2. 评估 IVF 助孕前可能需要处理的子宫情况、卵巢囊肿、子宫内膜异位症、输卵管积水等。

3. 评估卵巢储备，来判断预后及选择卵巢刺激方案。

4. 诊断 PCOS，预测 OHSS。

Step by Step: Protocols in Clinical Embryology and ART

5. 判断卵巢的位置、活动度，以及是否容易取卵。

6. 试移植来明确宫颈外口、宫颈管长度和曲度，以及宫腔深度。

7. 超声引导下进行操作，比如囊肿穿刺。

六、治疗前激素检测以优化结局

需要检测基础激素、甲状腺功能、睾酮和催乳素，并且经期第 2 天的黄体生成素（LH）和卵泡刺激素（FSH）必须检测，升高的 LH 必须在卵巢刺激前降低，优先考虑使用重组 FSH 的激动剂方案来降低 LH 水平。高雄激素和甲状腺功能异常也需要在 IVF 助孕前纠正。

七、评估卵巢储备

高龄女性因衰老的自然过程，始基卵泡池的消耗，导致卵泡的募集失败，与卵巢低反应密切相关。卵巢储备评估对预测患者是低反应或高反应至关重要，有助于我们评估患者预后和选择卵巢刺激方案。卵巢储备低的女性需要更大剂量的 FSH 来启动，首选 GnRH 拮抗药方案，而非激动药方案。卵巢储备的评估需要临床、生化和超声一系列指标综合考虑，单一指标不足以反映真实情况，推荐联合多种指标（表 2-2）。

表 2-2　卵巢储备评估

• 基础 FSH（第 2 天）	• 窦卵泡计数和卵巢体积
• 雌二醇（第 2 天或第 3 天）	• 氯米芬刺激试验
• 基础抑制素 B	• GnRH-a 后动态测定雌二醇和抑制素 B（GAST）
• 抗米勒管激素	• 外源性 FSH 卵巢储备试验（EFORT）

1. 基础 FSH 水平

早卵泡期 FSH 水平升高是生殖衰老的最早迹象之一（表 2-3）。研究表明，FSH 水平升高的女性具有较高的最低 FSH 阈值水平，以启动持续的卵泡发育。月经周期正常但 FSH 升高的女性应立即接受治疗[1]。

2. 早卵泡期雌二醇水平

早卵泡期血清雌二醇水平升高反映了高龄女性由于 FSH 水平升高而出现了卵泡提早发育和优势卵泡的早期选择。雌二醇过早升高可能会抑制 FSH，从而掩盖升高的第 3 天 FSH。因此，最好同时测定 FSH 和雌二醇，以消除假阴性结果。基础 E_2 水平超过 80pg/ml 与卵巢低反应和卵泡发育不良有关。

表 2-3　基础 FSH 水平（U/L）

FSH 水平（U/L）	
＜ 9	正常
9 ～ 10	不佳
10 ～ 12	卵巢储备下降
12 ～ 17	卵巢储备显著降低
17 ～ 20	预后差
＞ 20	不能妊娠

3. 早卵泡期抑制素 B 水平

由于卵泡数量减少和颗粒细胞分泌减少，抑制素 B 水平随着年龄的增长而下降。因为抑制素减少，所以负反馈差，FSH 水平增加。第 3 天抑制素 B 水平低与 IVF 结局不良有关。由于可靠性较低和血清测量困难，其作用受到限制。＞ 45pg/ml 视为正常值。

4. 抗米勒管激素

与抑制素一样，抗米勒管激素的水平反映了颗粒细胞的健康状况。循环中的 AMH 具有预测外源促性腺激素刺激反应过度和不良的能力。该生物标志物优于基础 FSH 和 AFC，并有可能被纳入检查方案中，以预测患者的卵巢对治疗的反应，并制定旨在降低取消率和控制性超促排卵引起的医源性并发症（如卵巢过度刺激）的个体化方案[2, 3]。

5. 卵巢体积和窦卵泡计数

卵巢体积和窦卵泡计数降低是卵巢储备和对超排卵反应的有用指标，并且可能在高龄女性的 FSH 水平升高之前被发现（表 2-4）。

表 2-4　窦卵泡计数

＜ 4	差
4 ～ 7	低值——需要大剂量 FSH
8 ～ 12	轻微下降
＞ 12	正常

6. 氯米芬刺激试验

在卵巢储备降低的女性中，FSH 的增加更多，因为衰老女性的卵泡池较小，抑制素减少，从而导致负反馈减少。从第 5～9 天给予氯米芬，每天 100mg，在停药第 2 天和第 10 天检测 FSH 和 LH 水平。第 10 天的结果超过 26U 表示储备降低。第 3 天 FSH 和氯米芬刺激试验的阳性预测值为 90%[4]。

7. GnRH-a 后的动态评估（GAST）

GnRHa 初始会导致 LH、FSH、抑制素 B 和雌二醇的升高。该试验评估了在皮下注射醋酸亮丙瑞林 1mg 后第 2 天和第 3 天之间血清 E_2 水平的变化。与没有 E_2 升高或 E_2 水平持续升高的患者相比，第 2 天 E_2 升高且第 3 天下降的患者的种植率和妊娠率更高。雌二醇的最初增加比基础 FSH 和 FSH：LH 有更好的预测价值[5]。

8. 外源性 FSH 卵巢储备试验（EFORT）

这是一项动态测试。注射纯化 FSH 300U 后 24 小时 E_2 升高超过 30pg/ml，可预示随后的 IVF 周期反应良好。

近年来，这些检查在不育女性的检查中占有越来越重要的地位，通常依靠基础 FSH、窦卵卵计数和 AMH。尽管它们是可靠的，但不建议进行死板的解释，因为每个治疗周期可能与下一个周期不同。

八、IVF 前腹腔镜 / 宫腔镜检查评估

关于内镜检查，不同中心之间差异很大。在一些中心，直到进行了彻底的检查，包括对子宫腔（宫腔镜检查）和盆腔（腹腔镜检查）进行系统的评估之后，才开始做 IVF[6]。在 IVF 前常规行宫腔镜检查时，40% 的女性检出明确宫腔内异常，如息肉、黏膜下肌瘤、宫腔粘连或纵隔。很大一部分患者的子宫病变可能会影响种植率或引起自然流产，从而影响生育治疗的成功率[7]。因此，排除任何宫腔病变是患者接受辅助生殖技术之前的重要步骤。可见，IVF 前宫腔镜检查提高了 ART 治疗的成功率[8]。

九、IVF 前特定疾病的评估和治疗

（一）子宫异常：应该在试管婴儿之前进行治疗吗

有证据表明，使宫腔变形的疾病（如肌瘤、息肉、纵隔或粘连）可能会影响着床和生育治疗的成功。必须就这些疾病的治疗是否会改善生育能力，以及治疗后是否产生可能进一步加剧不孕的病变风险（如子宫内膜瘢痕形成和肌层损伤），权衡利弊后做决定。

1. 肌瘤和息肉

发现黏膜下肌瘤的女性，切除子宫肌瘤后，临床妊娠率从 31% 提高到 77%[9]。宫腔镜息肉切除术将妊娠率从 28% 提高到 63%[10]。

2. 纵隔子宫

通过宫腔镜切除纵隔，IVF 患者的妊娠率从 9.6% 提高到 43%[11]。

3. 宫腔粘连

已知它们会对着床产生不良影响。菲薄粘连需经宫腔镜手术分解。如果存在密集粘连，则预后较差，可考虑代孕。

（二）输卵管积水

输卵管疾病是 IVF 的重要指征，IVF 患者中可能 10%～30% 有输卵管疾病。输卵管积水患者的临床妊娠率和着床率降低了约 50%。输卵管积水进行适宜治疗是提高 IVF 成功率的重要措施。输卵管积水可能由于毒性因素而对卵母细胞、移植的胚胎及植入过程产生不良影响。输卵管积液可能通过对新植入的胚胎产生冲刷作用而机械地阻碍植入[12]。与没有手术干预的患者相比，在 IVF 前接受近端输卵管闭塞的输卵管积水患者，着床率、临床妊娠和持续妊娠率显著增加[13]。最近的一项 Cochrane 综述（2010 年）指出，在 IVF 治疗之前，应考虑对所有患有输卵管积水的女性考虑手术治疗。腹腔镜输卵管闭塞术是腹腔镜输卵管切除术的替代方法，可提高输卵管积水女性的 IVF 妊娠率[14]。

（三）子宫内膜异位症

子宫内膜异位症会导致盆腔解剖畸形、排卵和内分泌异常，并影响着床。在子宫内膜异位症患者中优化生育能力可能是一项挑战。这些患者的获卵率降低是由于卵泡生成受损，以及监测和取卵手术困难。受精率和着床率下降[15]。这些患者的卵裂率低，细胞核和细胞质的形态异常率较高[16]。

这些患者在接受 IVF 之前应进行手术治疗，因为子宫内膜异位症会对胚胎和卵母细胞质量产生不利影响。可以保留小于 3cm 的子宫内膜异位囊肿，并且不会影响 IVF 的成功率。卵巢手术可能会导致卵巢储备减少，这可能导致无法预测对促性腺激素的反应[17]。应清除大的囊肿或破坏囊壁，同时注意最大限度地保留卵巢组织。

对于小的子宫内膜异位症或腹膜粘连的患者，进行基础阴道超声检查以评估卵巢周围囊肿，以及子宫内膜异位的部位和大小，以避免在以后阶段与卵泡混淆。对于有疼痛症状的患者，不应在局部麻醉下进行取卵手术。

（四）卵巢囊肿

9.3% 的 IVF 周期可见功能性卵巢囊肿。功能性囊肿可分泌雌激素和孕激素并干扰卵巢刺激。卵巢囊肿患者在取卵的质量和数量、受精率、胚胎的数量和质量、着床率和妊娠率方面均具有统计学上的显著下降，而周期取消率和流产率则显著增加[18]。大多数临床医生选择抽吸囊肿。但是，最近的研究表明，抽吸并不能提高妊娠率[19]。

（五）多囊卵巢患者：二甲双胍在 IVF 的女性中是否有作用

多囊卵巢综合征（polycystic ovarian syndrome，PCOS）是各种症状和体征的集合，形成了轻度至重度的生殖、内分泌和代谢功能紊乱。以下 3 个标准中出现 2 个对于诊断至关重要。

- 稀发排卵和（或）无排卵。
- 高雄激素症［临床和（或）生化］。
- 多囊卵巢，排除其他病因。

PCOS 的特征是胰岛素抵抗，导致胰岛素水平升高，抑制肝脏性激素结合球蛋白（sex hormone binding globulin，SHBG）的合成，导致睾酮和雌二醇水平升高。高水平的雌二醇会导致 LH 分泌增加，并抑制 FSH 分泌。由于 FSH 的分泌并未完全被抑制，因此卵泡的生长受到持续刺激，但尚未达到完全成熟和排卵的程度。存在直径为 2～10mm 的小卵泡，可能持续数月。这些卵泡被增生的膜细胞包围，在 LH 的作用下被黄体化。来源于卵泡闭锁的组织有助于基质间室形成，分泌雄烯二酮和睾酮。高雄激素可阻止正常的卵泡发育和卵泡过早闭锁，还影响子宫内膜的容受性。由于雌激素水平升高，在 30%～40% 的 PCOS 女性中血清催乳素水平可能升高。所有高雄激素无排卵女性都应接受葡萄糖耐量和胰岛素抵抗评估。

1. 治疗目标

(1) 降低胰岛素。

(2) 治疗无排卵：评估过度刺激并确定卵巢刺激的剂量。

(3) 拮抗雄激素。

(4) 维持正常的子宫内膜

2. PCOS 中控制性卵巢刺激的问题

(1) 卵泡生成紊乱，导致对卵巢刺激反应差。

(2) 大量窦卵泡对 FSH 敏感，导致多卵泡发育、OHSS 和多胎妊娠。

(3) 血清 LH 水平升高，导致黄素化过早、低妊娠率和高流产率。

3. 几种诱导排卵的方式（图 2-1）

(1) 减重：减重可以通过减少胰岛素和雄激素并增加 SHBG 来改善卵巢功能和激素异常，从而恢复排卵并改善对诱导排卵药物的反应。体重减轻 5%～10% 足以使内脏脂肪减少 30% 并恢复生殖功能。

(2) 胰岛素增敏剂：二甲双胍，可通过减少高胰岛素血症，进而降低卵巢内雄激素来发挥作用；反过来，可导致 E_2 水平降低，并响应外源促性腺激素，有利于卵泡有序生长；可使睾酮、游离睾酮、DHEAS、雄烯二酮和 LH 降低，使 LH/FSH 值正常、SHBG 升高；适用于高胰岛素血症。该药物通常在卵泡期开始使用，剂量为 500mg/d，

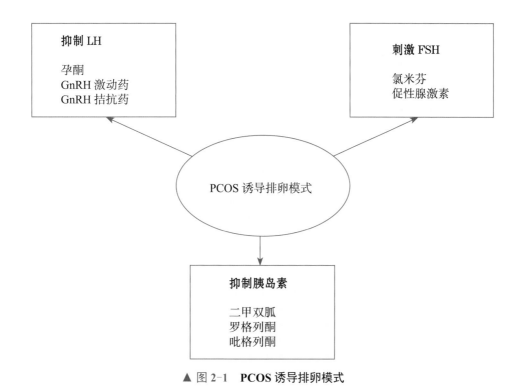

▲ 图 2-1　PCOS 诱导排卵模式

持续 5～7d，每周增加 500mg，直至每天 1500～2000mg。对于非肥胖型 PCOS 女性，在 IVF 或 ICSI 之前和期间进行二甲双胍治疗 12 周，可显著提高妊娠率和活产率[20]。Cochrane 的一项评价指出，二甲双胍不能提高 IVF 的成功率，但可以防止过度刺激[21]。

(3) 糖皮质激素：50% 的 PCOS 患者显示肾上腺成分 DHEAS 升高。理想的效果应该是使用地塞米松（0.25～0.5mg/d），在不抑制肾上腺成分的情况下恢复正常。

十、口服避孕药在 ART 周期前的作用

在进行 IVF 周期的激素治疗之前使用复方口服避孕药（oral contraceptive pill，OCP）可能会有更好的 ART 妊娠结局。有证据表明孕激素预处理可改善妊娠结局[22]。在不使用 GnRH 激动药降调的刺激方案中（如使用 GnRH 拮抗药方案），特别是基础 LH 水平高时，这很有用。

十一、男性评估

应进行近期的精液分析和洗涤后计数来决定选择 ART 方式（表 2-5）。精液中的任何脓细胞表明感染，必须在 IVF 周期之前进行治疗。对无精子症的男性进行精子

收集方法的评估。在开始刺激方案之前先收集睾丸或附睾精子，然后冷冻保存。如果逆行射精，则在收集前先尿液碱化。

表 2-5 ICSI 的指征

• 活动精子总数＜ 100 万	• 低渗肿胀＜ 40%
• 精子活率＜ 40%	• 免疫珠试验：阳性率＞ 80%
• 正常形态率＜ 4%	• 睾丸或附睾取精

十二、患者咨询和教育

关于 IVF 的事实必须清楚地解释和说明（表 2-6）。情感和财务咨询都是必需的。进行个人预后评估并进行解释。检查结果、卵巢刺激和监测方案、不良反应和失败情况下的替代方案应予以阐明。由于压力、疲劳或选择性倾听，可能难以理解这些事实。重复解释和画图辅助可能会有所帮助。患者信息手册很有用。压力评估和心理支持至关重要。

表 2-6 IVF 前的配偶指导

女方	男方
• 治疗前 3 个月和 IVF 周期中，避免毒品、酒精和吸烟 • 如肥胖、减体重 • 一天中不超过 2 种含咖啡因的饮料 • 在 IVF 周期中，避免饮食结构变化或体重波动	• 应告知 IVF 前 1 ～ 2 个月的任何发热情况，因为发热可能会影响精子质量 • 避免使用热水浴缸或桑拿 • 避免穿着紧身内衣 • 精液取样本前禁欲 3 ～ 7d • 在治疗前 3 个月和 IVF 周期中，应避免药物、饮酒和吸烟 • 避免过度运动。

IVF 评估是总结不孕症调查、既往治疗、当前预后并制订个体化刺激方案的机会。夫妻必须在一起就诊，所有困难的决定都需要双方的参与。了解治疗过程是不可替代的，因为它可以帮助患者应对失败并减少他们的用药错误。

参考文献

[1] Abdalla H, Thum MY. Repeated testing of basal FSH levels has no predictive value for IVF outcome in women with elevated basal FSH. Hum Reprod. 2006;21(1):171–4.

[2] Nardo LG, Gelbaya TA, Wilkinson H, Roberts SA, Yates A, Pemberton P, Laing I. Circulating basal anti-Müllerian hormone levels as predictor of ovarian response in women undergoing ovarian stimulation for in vitro fertilization. Fertil Steril. 2009;92(5): 1586–93.

[3] Broer SL, Dólleman M, Opmeer BC, Fauser BC, Mol BW, Broekmans FJ. AMH and AFC as

predictors of excessive response in controlled ovarianhyperstimulation: a meta-analysis. Hum Reprod Update. 2011;17(1):46–54.

[4] Jain T, Soules MR, Collins JA. Comparison of basal follicle stimulating hormone versus clomiphene citrate challenge test for ovarian reserve screening. Fertil Steril. 2004;82:180–6.

[5] Amir R, Stuart L, Sappho M, Mandy D, Raul M, Geoff T, et al. Dynamic assays of inhibin B and oestradiol following buserelin acetate administration as predictors of ovarian response in IVF. Hum Reprod. 2000;15:2297–301.

[6] El-Mazny A, Abou-Salem N, El-Sherbiny W, Saber W. Outpatient hysteroscopy: a routine investigation before assisted reproductive techniques? Fertil Steril. 2011;95(1):272–6.

[7] Doldi N, Persico P, Di Sebastiano F, Marsiglio E, De Santis L, Rabellotti E, Fusi F, Brigante C, Ferrari A. Pathologic findings in hysteroscopy before in vitro fertilization-embryo transfer (IVF-ET). Gynecol Endocrinol. 2005;21(4):235–7.

[8] El-Toukhy T, Sunkara SK, Coomarasamy A, Grace J, Khalaf Y. Outpatient hysteroscopy and subsequent IVF cycle outcome: a systematic review and meta-analysis. Reprod Biomed Online. 2008;16(5):712–9.

[9] Pritts EA. Fibroids and infertility: a systematic review of the evidence. Obstet Gynecol Surv. 2001;56(8):483–91.

[10] Pérez-Medina T, Bajo-Arenas J, Salazar F, Redondo T, Sanfrutos L, Alvarez P, Engels V. Endometrial polyps and their implication in the pregnancy rates of patients undergoing intrauterine insemination: a prospective, randomized study. Hum Reprod. 2005;20(6):1632–5.

[11] Tomaževič T, Ban-FrangežH, Virant-Klun I, Verdenik I, Požlep B, Vrtačnik-Bokal E. Septate, subseptate and arcuate uterus decrease pregnancy and live birth rates in IVF/ICSI. Reprod Biomed Online. 2010;21(5):700–5.

[12] Zeyneloglu HB, Arici A, Olive DL. Adverse effects of hydrosalpinx on pregnancy rates after in vitro fertilization-embryo transfer. Fertil Steril. 1998;70(3):492–9.

[13] Kontoravdis A, Makrakis E, Pantos K, Botsis D, Deligeoroglou E, Creatsas G. Proximal tubal occlusion and salpingectomy result in similar improvement in in vitro fertilization outcome in patients with hydrosalpinx. Fertil Steril. 2006;86(6):1642–9.

[14] Johnson N, van Voorst S, Sowter MC, Strandell A, Mol BW. Surgical treatment for tubal disease in women due to undergo in vitro fertilisation. Cochrane Database Syst Rev. 2010 Jan 20;(1):CD002125.

[15] Coccia ME, Rizzello F, Mariani G, Bulletti C, Palagiano A, Scarselli G. Impact of endometriosis on in vitro fertilization and embryo transfer cycles in young women: a stage-vc dependent interference. Acta Obstet Gynecol Scand. 2011;90(11):1232–8.

[16] Pellicon A, Oliviera N, Ruiz A, et al. Exploring the mechanism of endometriosis related infertility: an analysis of embryo development and implantation in assisted reproduction. Hum Reprod. 1995;10:91–7.

[17] Donnez J, Wynes C, Nisolle M. Does ovarian surgery for endometriomas impair the ovarian response to gonadotropins? Fertil Steril. 2001;76: 662–5.

[18] Qublan HS, Amarin Z, Tahat YA, Smadi AZ, Kilani M. Ovarian cyst formation following GnRH agonist administration in IVF cycles: incidence and impact. Hum Reprod. 2006;21(3):640–4.

[19] Firouzabadi RD, Sekhavat L, Javedani M. The effect of ovarian cyst aspiration on IVF treatment with GnRH. Arch Gynecol Obstet. 2010; 281(3):545–9.

[20] Kjùtrùd SB, et al. Use of metformin before and during assisted reproductive technology in non-obese young infertile women with polycystic ovary syndrome: a prospective, randomized, double-blind, multi-centre study. Hum Reprod. 2011;26(8):2045–53.

[21] Tso LO, Costello MF, Albuquerque LE, Andriolo RB, Freitas V. Metformin treatment before and during IVF or ICSI in women with polycystic ovary syndrome. Cochrane Database Syst Rev. 2009 Apr 15;(2):CD006105.

[22] Smulders B, van Oirschot SM, Farquhar C, Rombauts L, Kremer JA. Oral contraceptive pill, progestogen or estrogen pre-treatment for ovarian stimulation protocols for women undergoing assisted reproductive techniques. Cochrane Database Syst Rev. 2010 Jan 20;(1):CD006109.

第3章

精液分析和男性配偶评估
Semen Analysis and Assessment of the Male Partner

Surveen Ghumman Sindhu 著

杨斯桀 张浩波 译

精液分析是对于不孕不育夫妇最初诊断的一部分，它可以提供男性因素是不孕不育原因的第一指征。由于更客观、标准化的应用，精液评估的临床应用迅速提高。精液评估不仅对于诊断男性不育十分重要，同时对于治疗和预后意义很大。

一、精液样本的收集和传递

如果精液样本不能够正确的收集和处理，正常的精液样本也可以被检测为异常。

1. 禁欲时间

精液样本必须在患者禁欲 2～7d 收集，最短不能少于 48h，最长不能超过 7d。禁欲时间 < 2d 会导致精子浓度的降低，而超过 7d 能导致精子活动力的降低。精液样本收集时应该记录以下信息。

- 禁欲时间。
- 采集的日期和时间。
- 采集是否完整。
- 取精时是否困难。
- 精液收集与检测之间的时间间隔。

2. 精液样本的数目

起始必须评价两次的精液样本。第二次精液样本的采集不能早于 7d，或超出 3 周。精液质量可伴随时间或季节而改变，一般夏天精子数目会减少。感染损伤、环境应激和药物均可能导致精液质量的短期内的异常。如果存在上述情况，需要在 2～3 个月后再次检测精液。

3. 精液的运输

精液需要在收集后 0.5～1h 内送检[1]。精液样本应该完整收集并在 20～37℃下传递。

如果需要检测精子的功能，在精液射出后，需要把精子在 1h 内与精浆进行分离。

4. 收集精液的容器

收集精液的玻璃容器应当是广口的，温度需要 20～40℃，另外该容器需要做过生物毒性检测。理想的容器应该有 60～100ml 的容量，以避免精液的溢出。

5. 收集方法

• 手淫。

• 无毒的避孕套：如果精液无法通过手淫收集，需要采用特殊的无毒避孕套。

• 性交中断：一般不能采用性交中断的方法取精，因为含有精子最多的初始部分的精液或许会丢失。如果在精液样本中发现阴道细胞，那么说明该收集精液的方法不合适。

射精后的尿液样本：如果患者不射精或精液量很少，要考虑到逆行射精的情况，可对射精后的尿液样本在显微镜下进行镜检，通常可以预先将收集的尿液样本 300g 离心 10min。

提示
• 任何需要微生物评价的样本需要在患者排尿后再获取。
• 样品收集与微生物检测时间间隔不能超过 3h。

精液分析包含一系列指标的评估（表 3-1）。

表 3-1　精液分析的指标

物理指标	精子功能检测
• 凝集度 • 液化情况 • 黏稠度 • 体积 • 颜色 • 气味 • pH	• 低渗膨胀试验 • 顶体反应 • 超激活活动力
	生化检测指标
	• 精子受精能力：核染色质解聚试验、苯胺蓝、活性氧 • 男性生殖道炎症：弹性蛋白酶 • 附属性腺附睾功能：果糖、中性 α-葡萄糖苷酶、酸性磷酸酶、前列腺特异抗体
湿法制备检查	生物测定
• 一般情况 • 凝集度和细胞	• 透明带精子结合试验：研究精子透明带结合及穿透缺陷 • 精子穿透试验：研究精子顶体反应、融合和解聚
基本指标	其他
• 浓度 • 活动力 • 形态	• 活性染色 • 抗精子抗体试验 • 精液培养 • Kremer 试验

> 提示：尿液中需观察到足够的精子才能判断为逆行射精，因为顺行射精时尿液中也会因尿道污染而存在少量精子，这种情况是正常的。

WHO（2010）推荐了各指标的正常参考值范围（表 3-2），正常参考范围并不是代表一个能够受孕的绝对最低值。同样的，正常值也不能确定一定能够生育。在亚生育范围，男性生育的概率伴随着这些精液指标（浓度、活动力、形态）的升高而升高[2]。

表 3-2　精液分析参考值（**WHO**）

精液分析指标	正常参考值（WHO 2010）[3]
体积	＞1.5ml
pH	≥7.2
黏稠度	＜3（范围 0～4）
精子浓度	＞15×10^6/ml
总精子数目	＞39×10^6
总活动力（PR+NP）%	＞40%
前向活动力 %	＞32%
正常形态率	＞4% 正常
白细胞	＜1×10^6/ml
MAR 试验	＜50%
免疫珠试验	＜50% 活动精子附着磁珠
存活率 %	＞58%
精浆锌（μmol/ 射精量）	≥2.4
精浆果糖（μmol/ 射精量）	≥13
精浆中性 α- 葡萄糖苷酶（μU/ 射精量）	≥20

二、物理指标

在检查精液前，需要用一个吸管对精液样本进行彻底的混匀。

（一）凝集度

精液凝集是因为精囊腺分泌的蛋白激酶。如果患者为先天性输精管、射精管、精囊腺缺如，其精液中没有蛋白激酶的存在。正常精液于室温下 60min 内液化。

（二）液化

液化是精液的黏稠度从半液态向液态的自然改变。不完全液化对精液分析有负面作用。由于前列腺所分泌的纤溶酶的作用，精液于 15～30min 完全液化。前列腺功能异常会导致精液液化延迟（＞60min）。

如果精液 60min 内不液化，需要进行机械性混匀或酶性消化。

1. 加入同体积的生理溶液混合，然后用吸管反复吹打。

2. 让精液重复通过注射器上的 18 号钝性针头。

3. 用一种蛋白分解酶——菠萝蛋白酶消化，用 1∶1 的 10U/ml 菠萝蛋白酶稀释，这种方法会影响到精子活动力或形态和其他生化指标，在计算精子浓度时需要考虑这个问题。

（三）外观

正常的精液样本呈现均一的，灰白色外观。如果禁欲时间过长，精液可以变黄，精液若呈半透明的外观可能与精子浓度低有关。

（四）气味

精液的气味与前列腺分泌的精胺有关。

（五）体积

精液的正常体积是 1.5～6ml。精液量＜1.5ml 视为异常。计算精液量可以通过称量提前称量过的容器里的精液样本的重量来确定，精液的密度可认为是 1g/ml。

1. 精液量少的原因

- 采集错误。
- 射精障碍。
- 禁欲时间短。
- 由于既往感染导致的男性生殖道的梗阻。
- 射精管梗阻。
- 性腺功能低下：精囊和前列腺的分泌需要睾酮的刺激，当性腺功能低下时睾酮低导致精液量少。
- 先天性输精管和精囊腺的缺如。
- 逆行射精。
- 既往膀胱茎或前列腺手术。

2.精液量过多的原因
- 由于急性炎症导致的渗出液过度。

除了性腺功能低下、先天性双侧输精管缺如、精液收集问题、禁欲时间短的等情况外，若患者精液量少于 1ml，需要检测射精之后的尿液。

（六）黏稠度

精液黏稠度指液化的精液样本从吸管的尖端形成液体小滴的趋势。如果很容易形成液滴，说明精液的黏稠度正常。如果不能形成液滴或精液很不容易用吸管吸取，说明精液黏稠度高（表 3-3）。

精液黏稠的情况下会导致在检测精子浓度、活动力和抗体包被时困难。在检测前需要把精液用生理盐水或者培养液进行混合。

导致精液黏稠度升高的原因
- 由于感染导致前列腺功能的异常。
- 采用不恰当的塑料容器。
- 抗精子抗体。
- 频繁排精。
- 患者的心理状态。

如果精液的黏稠度高，在分析精液前需要降低其黏稠度，可以通过注射器上的 18 号钝性针头反复吹打精液样本完成。用酶处理（如糜蛋白酶）同样可以减少精液的黏稠度。

表 3-3　精液黏稠度

• 正常：精液形成的小滴距离吸管头的拉丝距离 2cm 内 • 轻度升高：拉丝距离 2～4cm	• 升高：拉丝距离 4～8cm • 严重升高：拉丝距离＞8cm

（七）pH

精液的 pH 需要在患者射精后的 1h 内进行检测。pH 试纸条的检测范围应该为 6～10，而且应该在检测 30s 后读取结果。精液正常的 pH 应该在 7.2～7.8（表 3-4）。

对于精液黏稠的样本，应该把小量精液样本采用 pH 计进行检测。

因为精液自然缓冲能力降低，精液 pH 会伴随时间延长而升高，但无显著性差异。

表 3-4　精液的 pH

pH	原　因
7.2 ~ 7.8	正常
> 7.8	急性炎症
< 6.8	射精管梗阻、先天性输精管发育不全、慢性炎症

三、初次显微镜镜检

湿片准备，推荐使用相差显微镜检测未处理的新鲜精液或者是洗涤过的精液样本（流程图 3-1）。

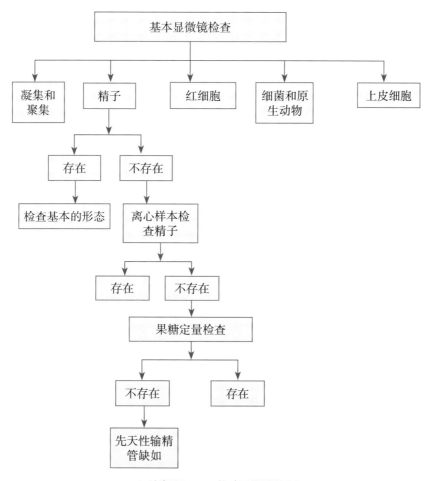

▲ 流程图 3-1　基础显微镜检测

在取微量样本进行检测前，样本必须在容器内充分混匀，力度要轻柔以免气泡产生，可通过向样本中插入一个宽孔（直径接近 1.5mm）的一次性无菌塑料吸液管抽吸 10 次来达到混匀标本的目的。

做湿片准备：充分混匀样本，取样精液的体积和盖玻片的尺寸必须要标准化，从而形成近 20μm 厚度。

- 10μl 22mm×22mm 玻片。
- 6.5μl 18mm×18mm 玻片。

提示
- 计数板深度＜ 20μl 会限制精子的运动
- 计数板深度＞ 20μl 精子会远离或者靠近从而导致聚焦困难不利于检测

凝集和聚集
- 精子凝集是由于多价精子抗体导致的，主要涉及活精子。只是精子之间的互相粘贴，没有其他细胞或碎片的存在（表 3-5）。
- 精子聚集只涉及死精子、其他细胞及碎片，出现这种情况是异常的，需要进行记录。
- 凝集的分级（1~4 级）和黏附部位（A~E 级）需要分类（表 3-5 和表 3-6）[4]。

表 3-5 凝集的评级

级别	每个聚集精子的数目（个）	游离精子的数目
1 级 零散的	＜ 10	很多自由活动精子
2 级 中等的	10~50	一些自由活动精子
3 级 大量的	＞ 50	一些自由活动精子
4 级 全部的	所有	无自由活动精子

表 3-6 精子凝集的黏着位点

A：头对头
B：尾对尾
C：尾尖对尾尖
D：混合——清晰的头对头和尾对尾凝集
E：缠结（头和尾缠结在一起，由于精子以尾对尾方式凝集，不能清晰地看到头部凝集）

四、精子浓度

精子的浓度采用每毫升的精子数目表示。少精子症定义为浓度 $< 15 \times 10^6$/ml。精子的浓度乘体积毫升数就是精子的总数，其正常值为 39×10^6。

注意

- 伴随着精子浓度提高到（40~50）$\times 10^6$/ml，女方受孕的概率升高，但是当高于（40~50）$\times 10^6$/ml，受孕率不再明显提高。
- 对于严重少精子患者需要进行内分泌和遗传因素评估。

（一）无精子症

无精子症的发病率在一般男性人群中占 1%，在男性不育人群中占 10%~15%。

梗阻性无精子（40%），从睾丸输出小管到射精管的输精管道系统的任何部位的梗阻。

- 严重的感染。
- 从阴囊到腹股沟手术部位的医源性损伤。
- 先天性输精管缺如。

非梗阻性无精子（60%）：可能的原因

- 内在的睾丸疾病（原发性睾丸衰竭）。
- 内分泌性或其他因素压制生精过程（继发性睾丸衰竭）。

无精子症的诊断的建立：精液样本需进行高速离心（3000g，15min），离心后的沉淀团需要在 400× 显微镜下观察。如果检测不到精子，需要检测精浆中的果糖，如果果糖为 0，提示先天性输精管发育不全（流程图 3-2）。

提示

- 需要检测两次精液均没有精子才能够诊断为无精子症。
- 对于非梗阻性无精子症的精液样本需要认真的检测离心后的沉淀团，因为 1/3 这样的患者有少量精子，不能经过附睾转运射出到精液里，但这类患者可以通过 TESE 后行 ICSI。

（二）评价精子密度方法

精液样本需要充分混匀，可以在精液稀释后通过血细胞计数板检测精子浓度，

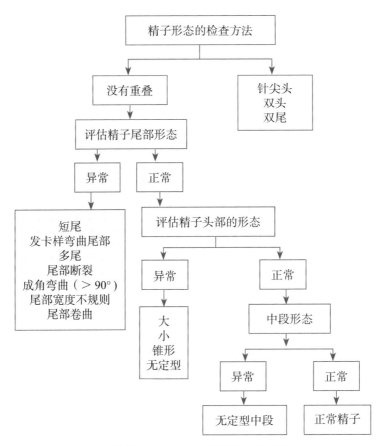

▲ 流程图 3-2　检查精子形态的流程

也可以不稀释精液采用 Makler 板进行检测。将 10μl 的精液样本置于计数板上，覆盖盖玻片后在 20× 显微镜下检测。虽然计算机辅助分析系统（CASA）可以自动地检测精子浓度，但当精液浓度过高、过低、精子凝集或存在大量残渣时，检测结果往往不准确。

五、精子活动力

精子活动力指所有精子群体中活动的精子所占的比例。鉴于精液 pH 改变、脱水和温度对于精子活动力的影响，应该在 30～60min 内完成检测。检测需要在室温或 37℃下进行检测。

1. 精子活动力检测可以通过 2 种方法进行。

(1) 湿片准备。

(2) 计算机辅助精子分析（CASA）。CASA 可提供精子计数和精子运动的活动力和运动方式。

2. 检测的视野数目：每个样本至少随机选择 5 个视野。

3. 检测的精子数目：检测 200 个精子的活动力并进行分类。在另外的一个计数板重复检测程序。

4. 两个计数板的计数的差异：计算两个百分比的平均百分比和差异。如果这两个百分率的差异可以接受，就求其平均值，如果不能，则从精液样本中重新取两份样本重新评估精子活力（表 3-7）。

表 3-7　从重复计算 200 个精子确定所给出平均值的
两个百分率之间的可接受差异（**WHO 2010**）[3]

平均值（%）	可接受差异	平均值（%）	可接受差异
0	1	66～76	9
1	2	77～83	8
2	3	84～88	7
3～4	4	89～92	6
5～7	5	93～95	5
8～11	6	96～97	4
12～16	7	98	3
17～23	8	99	2
24～34	9	100	1
35～65	10		

5. 精子活动力的分级

(1) 前向运动（PR）：精子进行直线运动或者沿一大圆周运动，不管其速度如何。以前这种精子运动根据运动速度小于或大于 25μm/s 进行分级。在 WHO 人类精液检查与处理实验室手册（2010 年版）中，这种分级方法被去掉了，前向运动的最低参考值为 32%[3]。

(2) 非前向运动（NP）：包括所有其他非前向运动形式，如以小圆周泳动，尾部动力几乎不能驱动头部移动，或者只能观察到尾部摆动。

(3) 不活动（NM）：没有运动。

6. 总活动力：PR 和 NP 的总和。在 WHO 人类精液检查与处理实验室手册（2010
年版）中，总活动力的最低参考值为 40%。

7. 总前向活动力：表现为前向运动的精子的比例（2~4 级），伴随着精子的总活
动力比例升高到 60%，女性的受孕力不断提高 [3]。

8. 精子活动力差的原因

- 睾丸功能失调。
- 抗精子抗体。
- 泌尿系感染。
- 射精管的部分梗阻。
- 精索静脉曲张。
- 禁欲时间过长。
- 纤毛不动综合征。

六、精子的形态学分析

正常精子形态与精子的受精能力有关。精子形态的检查是在精液评估后进行特
殊染色后进行的。我们可以通过几种方法进行评估，其中最常见的方法是按照 WHO
标准和 Kruger 严格标准 [5]。

根据 WHO 人类精液检查与处理实验室手册（2010 年版），正常形态精子比例正
常值为 4%。

（一）准备方法

向精液中快速加入固定液可以使精浆蛋白变性，从而避免使观察精子的视野不
清。对于形态学分析来说，先将精液涂片空气干燥，然后再进行固定和染色。这种
方法可以使精子比精液中的活精子尺寸变小、使不成熟精子头部膨胀、渗透压敏感
性胞质小体消失 [3]。对于未稀释的精液标本可以采用刮片法，让 1 滴或者数滴精液
在推片的底部扩散，然后推动推片。

涂片的质量取决于以下几方面。

1. 精液的体积和精子密度。

2. 涂片用的玻片的角度：角度越小，涂层的厚底越薄。

3. 涂片的速度：移动速度越快，涂层越厚。

WHO 人类精液检查与处理实验室手册 (2010 年版) 推荐，先在玻片上滴 10μl 精
液，以 45°、1s 涂一张玻片的速度涂片。如果有必要，这些参数可以改变。

精子密度很低（＜ 2×10^6/ml）的精液标准：离心，去除大部分上清。尽可能获

得最高密度的精子，但也不要超过 50×10^6/ml。

黏稠的精液标本：易造成涂层的厚度不均匀，无法获得质量很好的涂片。可采用同等量的培养液进行混匀，采用吸管反复抽吸，而后再进行涂片。

将杂质很多或者黏稠度高的及用于 CASA 分析的精液标本：进行洗涤、离心和重悬，以减少背景干扰，再用于计算机辅助分析。

在制片前，当精子被洗涤和重悬到标准浓度时再进行制片，会获得最准确的形态学评估。

- 当精子浓度 $> 20 \times 10^6$/ml，采用 5µl 精液。
- 当精子浓度 $< 20 \times 10^6$/ml，采用 10~20µl 精液。

精液涂片被固定和存储来进行染色。

（二）染色方法

这里推荐使用巴氏染色、Shorr 染色或 Diff Quik 染色。

通过这 3 种方法染色的精子在顶体区域为淡蓝色，在顶体后区为深蓝色。中段为偏红色，尾部为蓝色或淡红色。残余的胞质残余体，通常染色为红色。

（三）检查染色后的涂片

精子形态检测在 100× 油镜下进行观察。精子缺陷是计算区域内的 100 个精子。

被评估的精子的数目：观察评估至少 200 个精子。精子计数时只计数有尾巴的无损伤的可识别的精子。而从不成熟的生精细胞到精子细胞阶段不在计数范围之内。在两个随机视野中连续计算 100 个精子。

计算两次评估正常精子比例均值和误差。如果两者的百分比差异小于 15%，则按两次计数的平均数作为正常形态的百分比；如果两者的百分比差异大于 15%，则需要再次涂片重新评估，取三次的平均值。

评估的方法：对精子形态进一步评估的标准是精子头部和尾部。

有一个以上头部或尾部的精子被认为是重叠的精子不需继续评估。同样，那些没有头部的精子，分类为无头或针形头部精子。不管精子头部或者中段的形态，有任何尾部异常的精子均分类为"不规则尾部"。确定精子尾部异常的首要原则是，由于缺乏运动或者严重的精子鞭毛异常运动导致精子不能到达受精部位和穿透入卵子，均被认为功能异常。如果精子的尾部形态和大小正常，才需评估精子头部形态。如果精子的头部和尾部形态都正常才会评估精子中段。只有精子的头、尾、中段都形态正常才能评估为正常（流程图 3-2）。

一个精子可能存在多个部位的畸形。

精子畸形指数：每个精子的平均精子缺陷数。

（四）精子形态学的 WHO 标准

对于评估精子形态学的 WHO 标准包括下面内容（图 3-1）。

1. 头部

- 头部在外形上必须是平滑的、弧度规则的、大体上为椭圆形。
- 圆形的，梨形的，针形的，双头和无定形的均视为异常。

2. 中段

中段必须是纤细的、规则的且长度与头部相同。中段的主轴必须与精子头部的主轴相延续呈一条直线。

3. 尾部

主段必须直径一致，比中段细。可以有自然弯曲，且没有成角弯折。

4. 异常精子

精子的形态缺陷可以发生在头部、中段、尾部（图 3-1）。

(1) 精子头部缺陷

- 大。
- 小。
- 锥形的（长度 / 宽度 > 2）。
- 圆形的（无顶体）。
- 无定形的头。
- 有空泡的头（> 20% 头部区域为未染色的空泡）。

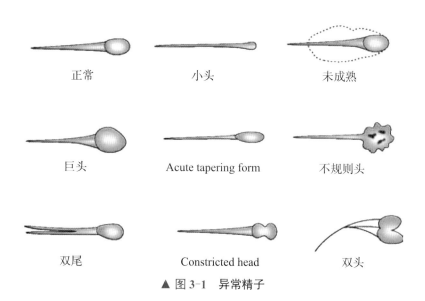

正常　　　　小头　　　　未成熟

巨头　　Acute tapering form　　不规则头

双尾　　Constricted head　　双头

▲ 图 3-1　异常精子

- 顶体区域过小（＜40% 的头部区域）。
- 双头。
- 以上类别任意组合。
- 针形头（无头）或小头精子不在计数范围内。

(2) 精子颈部和中段缺陷

- 颈部成角弯折（相对于头部的长轴而言，头部和尾部形成大于 90° 角）。
- 中段和头部连接点非中点。
- 中段粗或者不规则的中段。
- 中段异常纤细（没有线粒体鞘）。
- 以上类别任意组合。

(3) 精子主段或者尾部缺陷

- 短。
- 多尾。
- 光滑的发夹样弯曲的尾部。
- 尾部断裂。
- 成角弯折（＞90°）。
- 尾部宽度不规则。
- 卷曲。
- 以上类别任意组合。

大量的精子尾部卷曲提示精子样本处于低渗膨胀的情况之下，也可能是由于精子老化所导致，如果比例大于 20%，需要进行记录。不管精子头部或者中段形态，有任何尾部异常的精子均分类为"不规则尾部"。

胞质小滴：胞质小滴通常为正常精子头部大小的 1/3 或者更多，通常位于中段。

提示
- 针形头和无尾不计算为精子，因此不计算入异常范围。
- 重叠的精子和那些在玻片边缘的精子也不在评估范围内。

七、除了精子之外的其他细胞成分

精液中除了精子之外还存在圆细胞，其包括来自精曲小管脱落的生殖细胞、泌尿道上皮细胞、前列腺细胞、生精细胞和白细胞。

（一）白细胞

白细胞主要是中性粒细胞，提示男性泌尿生殖道的感染，会产生氧自由基，对于精子的功能有不利的影响。虽然通常认为白细胞作为精子活动力或精子功能下降的一个致病因素，最近的一些研究显示两者之间没有相关性[6]。

白细胞的数目不应该超过 $1 \times 10^6/ml$。精液中粒细胞的浓度可通过过氧化物酶染色或者通过血细胞计数器计数，需要在 5 个视野中计数白细胞，其密度的计算公式如下。

$$浓度 = \frac{5 \text{ 个视野里白细胞总数} \times 精液精子密度}{5 \text{ 个视野里精子总数}}$$

（二）不成熟的生精细胞

缺乏多核形态的圆细胞是指不成熟的生精细胞（精原细胞、精子细胞）或脱落的上皮细胞。

白细胞与不成熟生精细胞的区别

(1) 巴氏染色后，可以根据染色、核的大小和形态进行分类。多核白细胞染蓝色，而精子细胞染粉红色。

(2) 白细胞过氧化物酶呈阳性，染棕色。

(3) 免疫细胞化学检测：存在白细胞特异性抗原。

八、精子细胞膜完整性检测

如果活动精子的比例低于 40%，需要进行精子存活率检测。这些检测评估精子细胞膜的结构和功能。如果大部分精子的存活率正常，而精子不活动应考虑精子鞭毛的结构异常。由于精液的温度和 pH 的改变，精子的存活率检测需要在射精后 30～60min 内进行。

（一）染料拒染法检测精子活力

功能正常的精子细胞膜可以阻挡伊红染料进入细胞膜内。死的细胞会被染色而正常细胞可保持未染色的状态。如果染色部位位于精子颈部而不是头部，为"有渗漏的细胞膜"，细胞仍然是成活的。精子活性染色采用的是伊红、台盼蓝、苯胺黑。采用苯胺黑是为了增强对比度，精子存活率染色的参考值下限是 58%。

染料拒染率：当样本中染色提示死精子大于样本中不活动的精子时，需要关注染料拒染率，提示精子细胞膜存在问题。

（二）低渗膨胀试验

活的精子在低渗透压的溶液中会表现为精子尾部膨胀。全部膨胀的精子数，减去本身尾部卷曲的精子数，就是发生低渗膨胀的精子数目，其正常值是每个样本58% 有反应的精子。

> 临床重要性
> - 当精子都不活动时，采用该试验对于在 ICSI 中选择合适的精子有很重要的作用。
> - 活性染色提示精子细胞膜的结构完整性，而低渗膨胀试验可提示精子细胞膜的功能的完整性。

（三）精子持久性试验

精子在合适的培养环境下可以存活一段时间，这与精子的受精潜力有关。精子孵育 24h 后，精子活动力的下降不应该大于 30%～40%。

九、精子细胞膜结合、顶体反应、穿透

（一）半卵透明带测定法

半卵透明带测定法的透明带结合试验是将透明带显微切割成对等的两半，每一半分别与相同浓度的检查精子和正常对照精子进行反应 4h，该结果与 IVF 和 IUI 的成功率存在相关性[7]。

（二）人精子穿透去透明带金黄地鼠卵试验

去透明带仓鼠卵的人精子穿透试验（SPA），是用仓鼠卵代替人卵，通过计算人精子穿透并形成解聚精子头的去透明带仓鼠卵的百分率，以预测人精子的受精能力[8]。

十、顶体检测

正常精子形态染色和光学显微镜很难轻易确认顶体存在，一些技术，如三重染色或荧光染色的方法可以在实验室中用来计算顶体完好的精子。

十一、精子功能的生物化学检测

我们可以通过检测精液中的多种物质来评价精子的功能，例如，顶体酶、三磷

酸腺苷、肌酸磷酸激酶、锌、酸性磷酸酶、透明质酸酶和 α-葡萄糖苷酶。

活性氧

氧化应激是男性不育症的一个主要原因，因为它可以损伤生精细胞、生精过程和精子功能。活性氧（ROS）是氧的代谢产物，包括超氧阴离子、过氧化氢、氢氧根、过氧化氢根和一氧化氮。当其过量存在时，这些活性氧类物质通过诱发细胞脂质、蛋白质和 DNA 的氧化损伤而造成病理性损害。在人类射出的精液中，活性氧类物质是由精子和白细胞产生的。一个白细胞所产生的 ROS 是精子产生的 100 倍。在精浆中存在抗氧化物酶，在精液处理过程中去除精浆，有可能会使精子更易受到氧化损害。应用鲁米诺或光泽精作为探针的化学发光过程，可以检测人精子产生的 ROS。对患者抗氧化治疗可以提高精液质量[9]。

十二、抗精子抗体

由于精子是在青春期后形成的，它会被人的免疫系统认为是异种蛋白。如果睾丸的血睾屏障被破坏，例如输精管结扎、精索静脉曲张手术、睾丸活检或创伤的情况下可以引起机体的免疫反应。

精液中的抗体有 IgA 和 IgG 两种免疫球蛋白类型[10]。抗精子抗体（ASA）的临床表现如下。

- 精子凝集（不同于精子聚集成团）。
- 精子活动力下降。
- 精子功能下降，表现为活力低和 HOS 值降低。

（一）混合凝集反应

把表面包被有 IgA 或 IgG 抗体的微乳滴和未处理的精子样本进行混合培养，然后添加非特异性的抗人 IgG 抗血清。微乳滴和活动精子混合凝集提示精子上存在 IgA 或 IgG 抗体。如果 50% 或以上的精子有颗粒附着时，提示可能有免疫性不育因素的存在。

（二）免疫珠试验

将抗精子抗体从检测样本（精浆、血清、宫颈黏液）转移到洗涤后的志愿者精子表面，把处理后的精子进行检测。

按 WHO 标准，如果和超过 20% 的活动精子结合就可认为结果阳性，如果与超过 50% 的活动精子结合就可认为有临床意义。

阳性试验的临床意义（流程图 3-3）

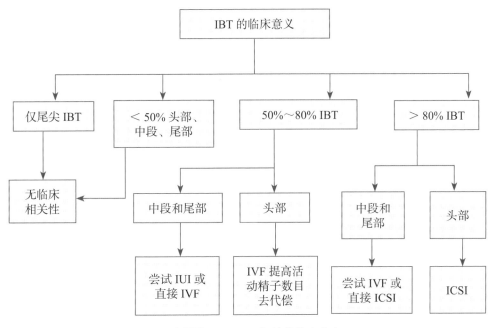

▲ 流程图 3-3　IBT 阳性的临床意义

- 免疫珠结合局限于精子尾部与男性不育不相关，在生育力正常的情况下也可存在。
- 50%～80% 免疫珠试验（IBT）精子中段或尾部——可以尝试 IUI 或直接行 IVF（流程图 3-3）。
- 50%～80% IBT 精子的头部——提高活动精子数目可以代偿。
- ＞ 80% IBT 精子的中段 / 尾部——尝试 IVF 或直接行 ICSI。
- ＞ 80% IBT 精子的头部——ICSI。

在一项研究中，≥ 80% 免疫珠结合精子的 7 位患者中有 4 位患者（57.1%）精子的受精能力受抑制，而在 ＜ 80% 免疫珠结合精子的 8 位患者中精子的受精能力未受抑制 [11]。

十三、精子 DNA 损伤的检测

最近研究显示精子核 DNA 完整性对于精子的正常功能是十分重要的。不育症男性精子的 DNA 碎片指数（DFI）较正常对照明显升高。精子的计数、前向运动力和正常形态率与 DFI 存在负相关关系。精子 DNA 碎片率的增高或许是特发性男性不育患者精液质量差的潜在原因 [12]。

　　检测精子染色质，可使用与组蛋白（苯胺蓝）或核酸（吖啶橙、色霉素）结合的染料染色，之后用流式细胞学方法进行评估。其他方法包括 Tunnel、彗星实验及精子染色质扩散试验（SCD）可以评估精子 DNA 链断裂程度。研究显示精子核 DNA 损害与受精、胚胎质量、胚胎种植、自发流产存在相关性，因此精子核 DNA 损害的检测应该被纳入男性不育患者的常规检测中[13]。

　　对于男性不育来说，精液分析是最基础和重要的检测。只有对于其中每个精液指标的基础和临床含义有足够的认识才能对患者进行恰当的分类。

参考文献

[1] Yavas Y, Selub M. Intrauterine insemination (IUI) pregnancy outcome is enhanced by shorter intervals from semen collection to sperm wash, from sperm wash to IUI time, and from semen collection to IUI time. Fertil Steril. 2004;82(6):1638–47.

[2] Gluick DS, Overstreet JW, Factor Litwick P, Brazil CK, Nakajima ST, Coutiaris C, et al. Sperm morphology, motility and concentration in fertile and infertile men. New Engl J Med. 2001;345:1388.

[3] World Health Organization Manual for Examination and Processing of Human Semen, 5th edn, Switzerland, 2010.

[4] Rose et al. Techniques for detection of iso and auto antibodies to human spermatozoa Clin Exper Immunol. 1976;23:175–199.

[5] Kruger TF, Acosta AA, Simmons KF, Swanson RJ, Matta JF, Oehninger S. Predictive value of abnormal sperm morphology in in vitro fertilization. Fertil Steril. 1988;49:112.

[6] Ludwig M, Vidal A, Huwe P, Diemer T, Pabst W, Weidner W. Significance of inflammation on standard semenalysis in chronic prostatitis/chronic pelvic pain syndrome. Andrologia. 2003;35:152.

[7] Arslan M, Morshedi M, Arslan EO, Taylor S, Kanik A, Duran HE, et al. Predictive value of the hemizona assay for pregnancy outcome in patients undergoing controlled ovarian hyperstimulation with intrauterine insemination. Fertil Steril. 2006;85(6):1697–707.

[8] Ho LM, Lim AS, Lim TH, Hum SC, Yu SL, Kruger TF. Correlation between semen parameters and the Hamster Egg Penetration Test (HEPT) among fertile and subfertile men in Singapore. J Androl. 2007;28(1):158–63.

[9] Agarwal A, Sekhon LH. Oxidative stress and antioxidants for idiopathic oligoasthenoteratospermia: Is it justified? Asian J Androl. 2011;13(3):420–3.

[10] Bohring C, Krause W. The role of antisperm antibodies during fertilization and for immunological infertility. infertility Chem Immunol Allergy. 2005;88:15–26.

[11] Shibahara H, Shiraishi Y, Hirano Y, Suzuki T, Takamizawa S, Suzuki M. Diversity of the inhibitory effects on fertilization by anti–sperm antibodies bound to the surface of ejaculated human sperm. Hum Reprod. 2003;18(7):1469–73.

[12] Venkatesh S, Singh A, Shamsi MB, Thilagavathi J, Kumar R, K Mitra D, Dada R. Clinical significance of sperm DNA damage threshold value in the assessment of male infertility. Reprod Sci. 2011 18(10):1005–13.

[13] Sadeghi MR, Lakpour N, Heidari–Vala H, Hodjat M, Amirjannati N, Hossaini Jadda H, Binaafar S, Akhondi MM. Relationship between sperm chromatin status and ICSI outcome in men with obstructive azoospermia and unexplained infertile normozoospermia. Rom J Morphol Embryol. 2011;52(2):645–51.

第4章 促性腺激素

Gonadotropins

Surveen Ghumman Sindhu 著

魏代敏　赵　涵 **译**

1981 年，Alan Trounson 报道了应用促性腺激素促排卵后的首次成功分娩。自此以后，促性腺激素成为 ART 促排卵方案的基本。1987 年，通过多价抗体分离的 FSH 和 LH 已经实现了商业化，但是其中仍含有尿蛋白。用单克隆抗体去除 LH，可获得高纯度的 FSH [1]。最终，重组技术应用于 FSH 的制造，获得了完全没有 LH 活性的 FSH。

一、促性腺激素制剂

1. 人垂体促性腺激素。

2. 人绝经期促性腺激素（FSH 75U，LH 75U）。

3. 高纯 hMG（FSH 75U，LH 75U，尿蛋白＜ 5%）。

4. 纯化尿 FSH（FSH 75U，LH ＜ 0.7U）。

5. 高纯尿 FSH（FSH 75U，LH ＜ 0.1U，尿蛋白＜ 5%）。

6. 重组 FSH（FSH 75U，不含 LH）。

7. 重组 LH。

8. 人绒毛膜促性腺激素（hCG）。

9. 重组 hCG。

有效日剂量（促性腺激素可诱发卵巢反应的剂量）

刺激过程包含两个阶段。

(1) 潜伏期：3～7d 的初始期，虽然有卵泡生长，但没有可测量的卵巢反应。

(2) 活跃期：潜伏期之后的 4～7d，雌激素水平随卵泡生长指数上升。

二、剂量的选择

不同患者或同一患者的不同周期所需促性腺激素的剂量和治疗时间均可能不同。

所需剂量与体重相关，但每个个体的反应阈值均不可预测。

同时，促性腺激素的选择也取决于控制性卵巢刺激的指征。在低促性腺激素性性腺功能减退的妇女中，首选的药物是尿促性素，因为它同时含有 FSH 和 LH，这些患者中 LH 水平很低，应用 LH 对排卵和黄体生成至关重要。当内源性 LH 水平较低（< 3U/L）时，黄体期支持可能至关重要。这些患者易发生卵巢过度刺激，若使用 hCG 作为黄体支持，必须密切监测（表 4-1）。

表 4-1 促性腺激素种类及剂量的选择

	促性腺激素的种类	促性腺激素的剂量
低促性腺激素性性腺功能减退症（LH 水平较低）	FSH 及 LH（hMG）	足够剂量
氯米芬抵抗 /PCOS（LH 水平较高）	重组 FSH	低剂量
不明原因的不孕	任意一种	高剂量

多囊卵巢综合征患者的 LH 水平较高。降调后（E_2 < 30pg/ml，LH < 4U/L）给予重组 FSH，成功诱导排卵的剂量和引起卵巢过度刺激的剂量之间的差距非常小（表 4-1）。不明原因不孕的患者通常是年龄较大的低生育力女性，诱导排卵的目的是多卵泡排卵。因此，需使用更高剂量的促性腺激素。在排除了内分泌疾病的正常排卵的女性中，可以使用任何一种促性腺激素制剂。肥胖、35 岁以上、卵巢反应不良、基础 FSH > 10U/L 或使用 GnRH 激动药降调节的患者，应该考虑使用 FSH 高达225U 的起始剂量。月经周期第 8 天 LH 水平 > 10U/L 预示妊娠失败或流产的风险增加（表 4-2）[2]。

表 4-2 影响促性腺激素使用剂量的因素

- 体重
- 若基础 FSH > 10U/L，则给予更高的剂量
- 若年龄 > 35 岁，则需要更高的剂量
- 既往周期中较高的有效日剂量
- 卵巢反应差
- PCOS 患者通常使用较低的起始剂量以避免卵巢过度刺激
- 若先前使用 GnRH 激动药降调节，则需要更高的剂量
- 低促性腺激素性性腺功能减退症
- 不明原因的不孕

三、方案

在月经周期起始的 2d 内启动方案。

（一）高剂量递增方案

这项传统方案的起始剂量是 FSH 150U/d，月经周期第 8 天监测血清雌二醇水平，并行经阴道超声检查。根据监测结果决定维持原剂量或增加促性腺激素的剂量。一旦血清雌二醇水平开始升高，需每 1～2d 测定一次发育中卵泡的大小和数量，以及血清雌二醇水平。若雌二醇水平尚未升高，则应该增加促性腺激素的剂量。FSH 可使用的最高剂量为 300～375U。在有些研究中，FSH 的使用剂量已高达 600U。一旦卵泡增长至大于 16～17mm，则给予患者 hCG 注射。hCG 注射 36h 后患者将出现排卵。这一方案对卵巢低反应的患者有效，但会增加多胎妊娠及卵巢过度刺激综合征的风险。每个周期都必须要注意促性腺激素的有效日剂量。在随后的刺激周期中确定促性腺激素的剂量时，应同时考虑在先前周期中观察到的反应阈值和卵泡发育模式。

（二）低剂量递增方案

该方案的起始剂量是 FSH 37.5～75U/d。若雌二醇水平或卵泡生长情况未观察到反应，则每周增加 37.5U。此方案虽然安全，但用时较长。促性腺激素使用剂量较少，同时排卵前雌二醇水平较低。年龄、肥胖和血清 LH 水平的升高都会对治疗结果产生不利影响[3]。该方案对 PCOS 患者是有利的，因为 PCOS 患者的卵巢中存在大量可对 FSH 刺激做出反应的窦卵泡，易出现卵巢过度刺激。应用 FSH 可将现有的雄激素转化为雌激素，产生高水平的雌激素并引起卵巢过度刺激。该方案可避免这一点，小剂量的 FSH 提供所需的适量刺激，使得该过程较为可控。Homberg 等在研究中比较了传统方案与低剂量方案，发现采用低剂量方案治疗的患者可获得更高的妊娠率，且无卵巢过度刺激及多胎妊娠。采用传统治疗方案的患者有 11% 的 OHSS 发生率及 33% 的多胎妊娠率[4]。

（三）递减方案

由于许多无排卵的妇女对低剂量的外源性促性腺激素刺激非常敏感，该方案的起始剂量是根据之前进行过的刺激周期确定的。该方案中促性腺激素的总用量是减少的。起始剂量通常为 225U hMG/FSH（某些病例中为 300U），至出现 10mm 的卵泡后减为 112.5U，3d 后减为 75U 并以此剂量持续至 hCG 日。这一方案是为了促进更敏感的优势卵泡的持续生长，并停止对同期敏感性差的小卵泡的支持。这一方案适用于月经稀发或闭经的 PCOS 患者或 IVF 中的卵巢高反应患者。FSH 从两个方面

促进卵泡的生长，即 FSH 阈值及 FSH 窗。FSH 阈值是指能够启动卵泡生长的最低
FSH 水平[5]。在正常女性，该水平通常为 7.8U/L。FSH 窗是血清 FSH 水平高于阈值
的天数，决定了激活卵泡的数量。随着卵泡的发育，卵泡对 FSH 敏感性增加，所需
的 FSH 剂量减少。降低的 FSH 水平与增加的 FSH 敏感度之间的平衡决定卵泡的生长。
利用这一概念，通过外源性 FSH 提高 FSH 水平，使其达到阈值，并延长 FSH 窗以
获得特定数量的卵泡生长。FSH 剂量的减少可以停止卵泡的募集并限制优势卵泡的
数量。在此方案中，我们观察到 8% 的多胎妊娠率及 2% 的 OHSS 发生率。此方案模
拟了正常的月经生理周期，是 PCOS 患者其他治疗方案失败后的二线治疗方案[6]。

（四）递增递减序贯方案

该方案的起始剂量与递增方案相似，但当优势卵泡增长至 14mm 后，用量减半。
该方案可减少优势卵泡的数量[7]。

（五）微刺激方案

微刺激方案中获卵数目较少，这与良好的妊娠结局相关，因为这些卵子可能是
自然选择的结果。应该在此方案的低成本的优势与每个周期妊娠率的降低的劣势之
间保持平衡。目前推荐一次最多移植两个胚胎，因此没有必要给予卵巢过度的刺激
以获得大量的卵子，这是以优质卵子的选择及子宫内膜的充分准备为代价的。近些
年来，微刺激方案的提出旨在以较低的刺激获得良好的结局，同时尽可能降低风险
及成本。此方案在刺激的过程中内源性 FSH 也被利用。ISMAAR 协会以下列两种方
式定义 IVF 微刺激方案：①在周期中，低于通常剂量和（或）较短时间应用促性腺
激素，联合使用 GnRH 拮抗药的一种刺激方案；②口服药物（如抗雌激素药）单独
使用，或与促性腺激素及 GnRH 拮抗药联合使用的一种刺激方案[8]。

1. GnRH 拮抗药在微刺激方案中的作用

使用 GnRH 拮抗药则无须使用降调节。在未受干扰的早卵泡期，内源的 FSH 升
高可募集卵泡。周期中内源性 FSH 的升高是被利用而不是受抑制的。在周期第 5
天添加 FSH，使 FSH 水平持续升高，FSH 窗扩展，多个卵泡得到发育。随着雌二
醇水平的提高，其正反馈作用可能会导致早发的 LH 峰的出现。当雌二醇水平开始
升高，并接近 LH 峰产生的阈值时，GnRH 拮抗药可立即对垂体产生阻断作用。在
一项对 3 个研究的分析中比较了灵活的和固定的 GnRH 拮抗药方案，在刺激周期
中，我们观察到随着卵泡数量的增加，卵巢高反应可导致雌二醇的早期升高，因
此在卵泡达到最佳大小之前，就已到达可引起 LH 峰的雌二醇阈值。灵活方案是依
赖于超声监测的卵泡大小来决定拮抗药的添加时间，在雌激素早期升高的情况下
用灵活添加方案决定的 GnRH 拮抗药的添加时间可能不够准确[9]。另一项综合了

4 个研究的 Meta 分析中，也观察到灵活方案比固定方案疗效偏差的现象[10]。因此，对于卵巢高反应的患者，需要较早添加 GnRH 拮抗药。

2. 氯米芬在微刺激方案中的作用

第二种卵巢微刺激方案包括应用 100mg 氯米芬、延迟使用低剂量的促性腺激素及灵活使用 GnRH 拮抗药。该方案可获得与标准卵巢微刺激方案相当的妊娠率，并显著降低促性腺激素的总剂量和经济成本。与该方案相比，虽然传统方案组的获卵数、获得胚胎数、移植胚胎数增多，hCG 日雌二醇峰值水平、OHSS 发生率升高，但两组之间临床妊娠率、持续妊娠率无显著性差异[11]。

四、监测

为了达到成功排卵而无卵巢过度刺激及多胎妊娠的目的，应该密切监测血清雌二醇水平及卵泡发育。

（一）血清雌二醇水平

直径 < 10mm 的卵泡产生的雌二醇相对较少，但其水平在排卵前开始每 2～3d 指数倍增。雌二醇上升速率的改变提示需要增加或减少促性腺激素的剂量。每个成熟卵泡产生的雌二醇水平为 200～300pg/ml。若当日下午 5:00—8:00 给予促性腺激素注射，应在次日清晨行雌二醇水平评估。

（二）超声

必须行超声检查。若存在残留的 > 10mm 以上的卵巢液囊，应推迟促排卵方案，因为液囊存在的情况下行卵巢刺激往往不成功。在促性腺激素刺激的周期中，卵泡呈现线性生长，但是成熟时可能平均直径偏小。40% 的患者在卵泡直径为 15～16mm 时排卵，生长速度为 1～3mm/d。子宫内膜厚度的测量也很重要。周期的成功率随着子宫内膜厚度的增加而增加。如果子宫内膜厚度 < 7mm，结局通常不良。

五、不良反应及风险

1. 多胎妊娠

发生率为 10%～40%，双胎出生率增加了 50%，三胎及以上的出生率增加了 4 倍。若避免在雌二醇水平过高或卵泡数目过多时诱导排卵，该风险则会降低。

2. 卵巢过度刺激综合征

多见于年轻、体重轻、PCOS 及使用高剂量促性腺激素的患者。血清雌二醇水平迅速升高，浓度超过 2500pg/ml，且观察到大量中小型卵泡，提示 OHSS 高风险。使用促性腺激素的刺激方案中，轻度 OHSS 的发生率为 8%～23%，中度 OHSS 发生率为 6%～7%，重度 OHSS 发生率为 1%～2%。

3. 乳腺癌及卵巢癌

目前还没有关于促性腺激素与乳腺癌或卵巢癌之间因果关系的一致报道。

4. 流产

发生率约为 25%，低促性腺激素性性腺功能减退的患者流产率低，氯米芬抵抗的无排卵女性流产率高。

六、重组 FSH

重组 FSH 是通过将两种 FSH 亚单位基因转染中国仓鼠的卵巢细胞制备的。起始剂量为 50U [12]。虽然 rFSH 治疗的剂量较少，用药时间较短，与 uFSH 相比，rFSH 治疗的获卵数较多，但两种方案的妊娠率无差异 [13]。然而，在卵巢低反应患者中，使用 rFSH 代替 uFSH 可明显提高妊娠率（33% vs. 7%）[14]。α-促卵泡素（Gonal F）和 β-促卵泡素（Puregon）在卵母细胞恢复、治疗剂量、治疗时间和妊娠率方面的作用无差异 [15]。临床上对促性腺激素的选择应考虑其可行度、便利度和成本，重组 FSH 与其他促性腺激素相比，在有效性和安全性方面没有实质差异 [16]。

给药系统是一个笔形装置，可以预先填充，也可以调整以填充可变剂量。药物以冻干粉末或液体制剂的形式，装在笔芯里。

（一）重组 FSH 的优点

1. 它和天然的 FSH 有相同的氨基酸。

2. 稳定性。

3. 无 LH 活性。

4. 没有尿蛋白污染。

5. 高特异性和高纯度。

6. 供应不受限制。

7. 可皮下注射。

（二）缺点

1. 费用高。

2. 增加 OHSS 的风险。

七、重组 FSH-CTP 在 IVF 中的应用

hCG 的 β 亚单位与促性腺激素的不同，它有一个延伸的 C 端肽，这是其清除率降低的主要原因，从而大大提高了体内生物利用度。由于 FSH 半衰期短，必须每日

注射。将含有编码 hCG 的 C 端肽（CTP）的基因序列与 FSH 的 β 亚单位融合，可生成作用时间长且半衰期为 95h 的重组 FSH-CTP，无须每日注射。早卵泡期注射 FSH-CTP 可避免每日注射，因为单次注射可维持卵泡生长超过 7d。注射 36～48h 后血清水平达到最高。7d 后再次注射可能会导致卵巢过度刺激。因此，此后每天给予重组 FSH。在月经周期第 3 天单次皮下注射重组 FSH-CTP 180mg，然后从第 10 天开始每天皮下注射重组 FSH 150U 联合 GnRH 拮抗药 0.25mg，以防止 LH 峰过早出现[17]。绒促卵泡素 α（Corifollitropin alfa）和 rFSH 的药动学有很大不同，但在所用剂量下其引起的药理学效应是相似的[18]。目前，大型Ⅲ期临床试验评估了此类方案的安全性和有效性[19]。研究结果表明，应该结合患者的体重给予患者合适剂量的绒促卵泡素 α，因为单纯剂量高低无法决定卵巢的反应。

八、重组 LH

卵泡的选择和卵泡成熟的最后阶段同样依赖于低循环水平的 LH[20]。除了刺激卵泡膜细胞生成作为雌激素合成底物的雄激素，LH 还通过 FSH 和雌激素诱导的 LH 受体刺激大卵泡中的颗粒细胞。随后，LH 成为卵泡成熟最后阶段的主要刺激因子，同时 FSH 浓度的降低，使得更依赖 FSH 的小卵泡闭锁。低剂量的 hCG 或重组 LH 可以促进大卵泡的生长，同时加速小卵泡的退化。

重组 LH 可以用单次 15 000U 或 30 000U 的剂量诱导排卵，相当于 5000U 的 hCG。其在 OHSS 发生率方面优于 hCG，且与 hCG 相比，其半衰期较短。在低促性腺激素性性腺功能减退症的患者中，每天 75U 重组 LH 与重组 FSH 联合可获得更好的结局[21]。

九、人绒毛膜促性腺激素

人绒毛膜促性腺激素，促进卵泡成熟的最后阶段，使卵子进入 M_2 期。减数分裂剩余过程的完成大约需要 36h，应在此时间内完成取卵。hCG 可以通过人的尿液提取，也可以通过基因重组工程制造。重组人绒毛膜促性腺激素装于 250μg 的注射器中，相当于 5000～6000U hCG。在 IVF 中，rhCG、rhLH 和 uhCG 在卵泡最终成熟方面的作用没有差异，妊娠率和 OHSS 发生率相当[22]。

外源性促性腺激素自 40 年前开始使用并持续至今。其在诱导排卵方面非常有效，但同时也存在着成本高、监测过程复杂、伴有卵巢过度刺激及多胎妊娠的风险等缺点。

参考文献

[1] ASRM Practice Committee. Gonadotropins Fertil Steril 2008; 90:S13–20

[2] Olivennes F, Howies CM, Borini A, Germond M, Trew G, Wikland M, Zegers–Hochschild F, Saunders H, Alam V. Individualizing FSH dose for assisted reproduction using a novel algorithm: the CONSORT study. Reprod Biomed Online. 2011;22 (Suppl 1):S73–82.

[3] White DM, Polson DW, Kiddy D. Induction of ovulation with low dose gonadotropins in polycystic ovary syndrome: An analysis of 109 pregnancies in 225 women. J Clin Endocrinol Metab. 1996;81:3821–4.

[4] Homberg R, Levy T, Ben–Rafeal Z. A comparative prospective study of conventional regimen with chronic low dose administration of follicle stimulating hormone for anovulation associated with polycystic ovary syndrome. Fertil Steril. 1995;63:729–3.

[5] Baird DT. A model for follicular selection and ovulation: Lessons from superovulation. Steroid Biochem. 1987;27:15–23.

[6] van Santbrink EJP, Donderwinkel PFJ, van Dassel TJHM. Gonadotropin induction of ovulation using step–down dose regimen: Single centre clinical experience in 82 patients. Hum Reprod. 1995;10:1048.

[7] Hugues JN, Cedrin–Dumerin I, Avril C, Bulwa S, Herve–Fand–Uzan M. Sequential step up and step down regimen: An alternative method for ovulation induction with FSH in polycystic ovarian syndrome. Hum Reprod. 1996;11:2581–4.

[8] Nargund J, Fauser BCJM, Macklon NS, Ombelet W, Nygren K, Frydman R. The ISMAAR proposal on terminology for ovarian stimulation for IVF. Hum Reprod. 2007;11(14):2801–4.

[9] Al–Inany HG, Aboulghar M, Mansour R, Serour GI. Optimizing GnRH antagonist administration: meta–analysis of fixed vs flexible protocol. Reprod Biomed Online. 2005;10:567–70.

[10] Tarlatzis BC, Fauser BC, Kolibianakis EM, Diedrich K, Rombauts L, Devroey P. GnRH antagonists in ovarian stimulation for IVF. Hum Reprod Update. 2006;12:333–40.

[11] Karimzadeh MA, Ahmadi S, Oskouian H, Rahmani E. Comparison of mild stimulation and conventional stimulation in ART outcome. Arch Gynecol Obstet. 2010;281(4):741–6.

[12] Calaf Alsina J, Ruiz Balda JA, et al. Ovulation induction with a starting dose of 50 IU of recombinant follicle stimulating hormone in WHO group II anovulatory women: a prospective, observational, multicentric open trial. BJOG 2003;110(12):1072–7.

[13] Schats R, Sutter P, Bassil S, et al. Ovarian stimulation during assisted reproduction treatment: A comparison of recombinant and highly purified urinary human FSH. Hum Reprod. 2000;15:1691–7.

[14] Deplacido G, Alviggi C, Mollo A, et al. Recombinant follicle stimulating hormone is effective in poor responders to highly purified follicle stimulating hormone. Hum Reprod. 2000;15:17–20.

[15] Brinson P, Adagios F, Gibbons L, et al. A comparison of efficacy and tolerability of two recombinant human follicle stimulating preparations in patients undergoing in vitro fertilization–embryo transfer. Fertil Steril. 2001;73:114–6.

[16] van Wely M, Kwan I, Burt AL, Thomas J, Vail A, Van der Veen F, Al–Inany HG. Recombinant versus urinary gonadotrophin for ovarian stimulation in assisted reproductive technology cycles. Cochrane Database Syst Rev. 2011;(2):CD005354.

[17] Balen AH, Mulders AG, Fauser BC, Schoot BC, Renier MA, Devroey P, Struijs MJ, Mannaerts BM. Pharmacodynamics of a single low dose of long–acting recombinant folliclestimulating hormone (FSH–carboxy terminal peptide, corifollitropin alfa) in women with World Health Organization Group II Anovulatory Infertility. J Clin Endocrinol Metab. 2004;89(12):6297–304.

[18] Fauser BC, Alper MM, Ledger W, Schoolcraft WB, Zandvliet A, Mannaerts BM. Engage Investigators. Pharmacokinetics and follicular dynamics of corifollitropin alfa versus recombinant FSH during ovarian stimulation for IVF. Reprod Biomed Online. 2010;21(5):593–601.

[19] Fauser BC, Alper MM, Ledger W, Schoolcraft WB, Zandvliet A, Mannaerts BM. Engage investigators: pharmacokinetics and follicular dynamics of corifollitropin alfa versus recombinant FSH during ovarian stimulation for IVF. Reprod Biomed Online. 2011;22 (Suppl 1):S23–31.

[20] Levy DP, NavarroJM, Schattman GL, Davis OK, Rosenwaks Z. The role of LH in ovarian stimulation; Exogenous LH: lets design the future. Hum Reprod. 2000;15:2258.

[21] Schoot DC, Harlin J, Shaham Z, Mannerts BM, Lahlou N, Bouchard P, Bennick HJ, Fauser BC. Recombinant human follicle stimulating hormone and ovarian response in gonadotropin deficient women. Hum Reprod. 1994;9(7):1237–42.

[22] Youssef MA, Al–Inany HG, Aboulghar M, Mansour R, Abou–Setta AM. Recombinant versus urinary human chorionic gonadotropin for final oocyte maturation triggering in IVF and ICSI cycles. Cochrane Database Syst Rev. 2011;(4):CD003719.

第 5 章

GnRH 激动药与 GnRH 拮抗药在辅助生殖技术中的应用

Role of GnRH Agonists and Antagonists in ART

Surveen Ghumman Sindhu　著

王　泽　石玉华　译

促性腺激素释放激素（gonadotropin-releasing hormone，GnRH）激动药和拮抗药在排卵诱导方案中已占有越来越重要的地位。GnRH 类似物能够抑制促性腺激素的释放，进而降低性腺功能，并通过控制内源性黄体生成素（luteinizing hormone，LH）峰的提前出现使周期取消率降低。

一、GnRH 激动药

GnRH 激动药（GnRH-a）是将天然 GnRH 结构中的某些氨基酸进行替换而得到的一种人工合成的九肽或十肽化合物。与天然 GnRH 相比，GnRH-a 与 GnRH 受体的亲和力明显增强，在体内不易被相关酶降解，半衰期从 8min 延长至 5h。

（一）常见制剂

1. 十肽激动药，如曲普瑞林（Triptorelin）、那法瑞林（Naferelin）、戈舍瑞林（Goserelin）。

2. 九肽激动药，如布舍瑞林（Buserelin）、亮丙瑞林（Lupreolide）、组氨瑞林（Histerelin）。

（二）作用机制

在给药初期的 12h 内，产生一过性的激发作用（flare effect）。通过结合垂体内源性 GnRH 受体，促进 FSH 和 LH 的大量释放，并增加受体数量（FSH 受体增加 5 倍，LH 受体增加 10 倍，雌二醇受体增加 4 倍）。然而，当 GnRH-a 持续存在时则会产生相反的效果。由于大部分 GnRH 受体被激动药占领并向细胞内转移，垂体细胞表面缺乏该受体，导致 FSH 和 LH 分泌显著减少。这种"垂体降调节"或"垂体脱敏"作用既抑制了 LH 峰的过早出现，又降低了 LH 对卵巢生成雄激素的刺激作用。

其优势在于降低周期取消率，方便安排治疗时机，并提高活产儿出生率。在暂时性的垂体去势后，依赖外源性促性腺激素（Gn）刺激卵巢反应。此外，GnRH-a 也可作为诱导排卵的扳机药物，以预防卵巢过度刺激综合征（ovarian hyperstimulation syndrome，OHSS）的发生。

（三）常用的 GnRH 激动药

1. 亮丙瑞林，500～1000mg 皮下注射，每日 1 次；3.75mg 或 7.5mg 长效制剂肌内注射，每月 1 次。

2. 布舍瑞林，200～500mg 皮下注射，每日 1 次；300～400μg 鼻内给药，每日 3 次或 4 次。

3. 戈舍瑞林，3.6mg 缓释埋植剂，皮下注射，每月 1 次。

4. 曲普瑞林，100～500μg 皮下注射，每日 1 次；3.75mg 长效制剂肌内注射，每月 1 次。

（四）给药途径

1. 皮下注射

由于生物利用度高和个体差异低，此途径最常用。但与静脉内途径相比，其缺点是可能出现吸收延迟。

2. 鼻用喷雾剂

此方式的缺点是吸收的个体差异化明显，以及由于蛋白水解作用和吞咽造成的大量肽损失，如布舍瑞林这类制剂需要频繁给药（每天 5 次），那法瑞林这类鼻腔制剂每天只需要给药 2 次[1]。其优点是在鼻黏膜中药物发挥作用持久，可长达 24h。与每日注射相比，此种给药途径对于患者而言更方便。药物吸收性根据鼻炎和过敏的存在而变化。

3. 缓释植入制剂

由于连续给药对垂体性腺轴有更深的抑制作用，因此研制出了可持续释放的长效制剂。目前常用的制剂包括 3.75mg 曲普瑞林或亮丙瑞林每月 1 次肌内注射，或者 3.6mg 戈舍瑞林每月 1 次皮下注射。两者的药物动力学不同，但均在 30～55d 之内完全释放。与每日给药途径相比，长效制剂在卵泡发育、雌二醇水平、受精率和妊娠率方面无差异，但由于降调时间延长，GnRH 用量和促排卵时间有所增加[2]。

（五）GnRH 激动药在控制性超促排卵（COH）方案中的应用

GnRH 激动药的应用使 IVF 周期的取消率从 20% 降低到 2%，并提高了受精率和着床率[3]。

1. 长方案

(1) 长方案的优点

① 避免因早发 LH 峰的出现而导致取消周期。

② 有助于合理安排取卵时间。

③ 改善总体妊娠率，尤其是基础 LH 水平较高的患者。

④ 使卵泡同步募集和发育。

⑤ 避免在促排卵周期中由于担心 LH 峰提前出现而频繁监测。

⑥ 目前多数研究均表明，长方案相比短方案可获得更好的妊娠结局。

(2) 长方案的缺点

① 治疗周期延长。

② GnRH 用量大。

③ 治疗的花费更多。

④ 由于性腺功能被抑制，出现低雌激素症状[4]。

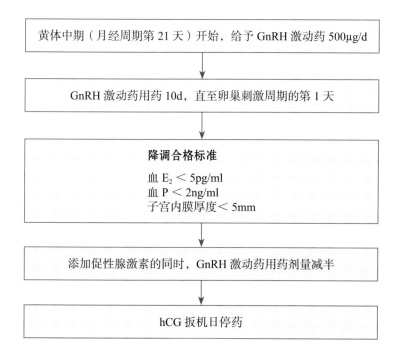

2. 短方案

(1) 短方案的优点

① 利用 GnRH-a 的激发作用，提高早卵泡期的募集作用，更适用于年龄较大或

既往卵巢反应不良的人群。

②对于低促性腺素性功能减退症患者，GnRH-a的激发作用可提高其卵巢反应。

③用药时间短。

④用药花费少。

⑤由于雌激素水平不高，发生OHSS的风险较低。

(2)短方案的缺点：对于PCOS患者，短方案可能导致卵泡非同步发育，并且对基础LH水平较高者无帮助。

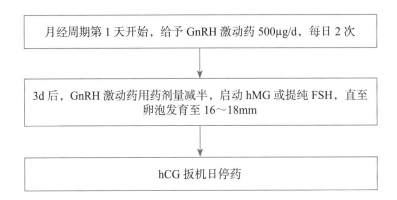

月经周期第1天开始，给予GnRH激动药500μg/d，每日2次

↓

3d后，GnRH激动药用药剂量减半，启动hMG或提纯FSH，直至卵泡发育至16~18mm

↓

hCG扳机日停药

3.超短方案

与短方案不同的是，一旦出现了激发作用，便停止GnRH-a的使用。该方案中激动药与促性腺激素的用量均减少。但由于LH峰的提前出现，与长方案相比该方案的妊娠率较低。

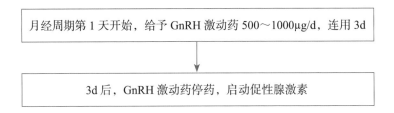

月经周期第1天开始，给予GnRH激动药500~1000μg/d，连用3d

↓

3d后，GnRH激动药停药，启动促性腺激素

（六）GnRH激动药的优点

1.减少了对自发性LH峰的密切监测。

2.降低周期取消率。

3.卵泡发育同步性高，卵巢反应好。

4.治疗周期中时间安排灵活。

5. 获卵数多，妊娠率稳定。

（七）GnRH 激动药的缺点

1. 长方案可能导致促排卵时间延长。

2. 短方案可能增加早发 LH 峰的风险。

3. 黄体支持是必需的。

4. 由于 GnRH 用量增加，治疗的花费相应增加。

5. 在长方案中，GnRH-a 的激发作用可能导致卵巢高反应，并产生卵巢囊肿[5]。

（八）GnRH 激动药的不良反应与风险

1. 卵巢囊肿：在 14%～29% 的病例中可见，多发生于短方案。

2. 卵巢过度刺激综合征（OHSS）：妊娠可能性与 GnRH 用量的增加，可导致 OHSS 的发生率升高。

3. 黄体功能不全。

4. 短暂性的神经系统紊乱（如麻木或头痛）的发生率为 5%。

（九）GnRH 激动药在诱发排卵中的应用

对于卵巢高反应患者，过去只能通过减少扳机日人绒毛膜促性腺激素（hCG）的注射剂量来降低 OHSS 的发生风险，周期取消率较高。由于 GnRH-a 的激发作用可在短时间内促进内源性 LH 峰的生成，也可用于诱导排卵治疗。以 1mg 醋酸亮丙瑞林为例，单次皮下注射，或者间隔 12h 注射 2 次，均可诱发排卵。与传统 hCG 诱导排卵相比，GnRH 激动药在诱导排卵后通过添加黄体支持，分娩率并无明显改变[6]。

1. 优点

(1) 激发 LH 峰的作用时间短，更模拟生理状态。

(2) 降低多胎妊娠发生率。

(3) 减少 OHSS 的发生风险。相比 GnRH 激动药，hCG 由于促黄体作用的时间延长，可导致多个黄体发育和 E_2 的超生理水平。

(4) 可与拮抗药协同使用。

2. 缺点

(1) 不能用于低促性腺素性功能减退症者。

(2) 黄体支持是必需的。

(3) 对于已使用 GnRH-a 行垂体降调节的患者，仅给予 GnRH-a 无法诱导排卵。

二、GnRH 拮抗药

GnRH 拮抗药通过竞争性结合内源性 GnRH 受体，阻止天然 GnRH 对垂体细胞发挥其刺激作用，从而导致 LH 和 FSH 快速下降，这种作用可持续 10～100h。与 GnRH 激动药不同，GnRH-a 不存在用药初期的"点火"效应。由于竞争性结合的作用机制，这种抑制作用呈剂量依赖性，并取决于内源性 GnRH 和 GnRH 拮抗药之间的平衡。停药后垂体功能即可迅速恢复。

（一）禁忌证

1. 肝功能不全。

2. 肾功能不全。

3. 对 GnRH 类似药物过敏。

（二）拮抗药方案的应用

1. 单次给药方案和多次给药方案

(1) Lubeck 方案（多次给药方案）：促性腺激素按照常规启动。拮抗药的启动时间可以是固定或灵活的。当优势卵泡直径达到 14mm 时或在卵巢刺激中的固定时间，以 0.25mg/d 的剂量添加拮抗药，直至取卵前一天（图 5-1）。

(2) French 方案（单次给药方案）：促性腺激素按照常规启动。当雌二醇水平达到 150～200pg/ml 且优势卵泡直径达 14mm 时，给予单次注射拮抗药 3mg（图 5-2）。

(3) 两种给药方案对比：单次给药方案的优点是注射剂量较少，但如果 hCG 扳

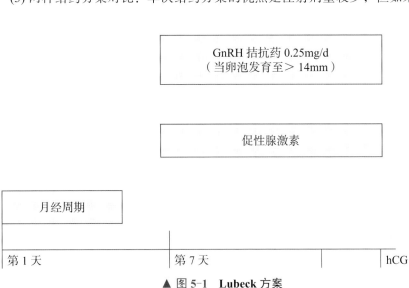

▲ 图 5-1 Lubeck 方案

机时间延后，则应每日加用低剂量拮抗药。大约 10% 的女性需要额外添加拮抗药。2002 年的一篇 Cochrane 综述指出，两种方案对于预防早发 LH 峰的效果无差异[7]。虽然单次给药方案可能导致过度抑制 LH，但两种方案的妊娠率相似[8]。

2. 固定方案和灵活方案

(1) 固定方案：在卵巢刺激中的固定时间（常规在 GnRH 使用第 5 天或第 6 天），添加小剂量拮抗药每日注射，直至扳机日。

(2) 灵活方案：根据优势卵泡直径（达 14mm）或者雌激素水平决定拮抗药的启动时间，每日注射直至扳机日。

(3) 两种给药方案对比：研究表明在促排卵周期中，若外源性促性腺激素促使较多的卵泡同步发育，血清雌激素水平可能在早期就迅速升高。尽管主导卵泡大小未到达最佳条件，但当雌激素水平达到某一阈值时可能导致 LH 峰提前出现。此时仅依赖超声监测下的卵泡大小来决定 GnRH 拮抗药启动时间的灵活方案可能不再准确[9]。基于 4 项研究的 Meta 分析结果也证实，固定方案用药组的妊娠率高于灵活用药组[10]。因此，对于卵巢反应较好的患者，可能需要及早添加 GnRH 拮抗药。

3. 该选择哪种 GnRH 拮抗药

研究表明单次注射醋酸西曲瑞克（3mg）和每日注射醋酸加尼瑞克（0.25mg）均可以有效预防早发 LH 峰的出现，但西曲瑞克所需的注射次数明显减少，患者使用更方便[8]。

4. 是否在拮抗药周期中增加 FSH 剂量

拮抗药方案由于没有垂体降调节作用，Gn 用量相比 GnRH 激动药减少，但获卵

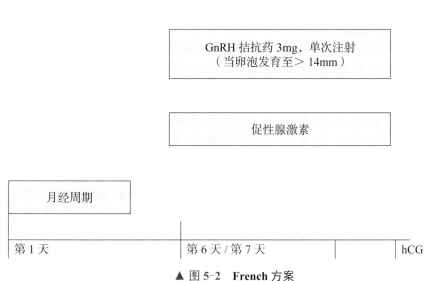

▲ 图 5-2　French 方案

数同样减少。研究表明增加 FSH 的启动剂量可提高获卵数，但妊娠率无明显差异[11]。并且在添加拮抗药后增加 FSH 或 HMG 的用药剂量也不会提高妊娠率[12, 13]。

5. 口服避孕药预处理的作用

研究表明在拮抗剂方案中，提前给予口服避孕药（OC）预处理可提高卵巢反应性，并降低卵泡非同步发育的可能。促排卵治疗开始的时间不再依赖于患者的自然月经周期时间，而是基于 OC 的停药时间。Meta 分析结果表明 OC 预处理并未提高妊娠率[14]，而促排卵时间与 GnRH 用量增加[15]。

6. 在添加 GnRH 拮抗药的同时补充 LH

在卵泡发育中期添加 GnRH 拮抗药会立即抑制内源性 LH 水平。然而在 GnRH 拮抗药启动时补充 LH 或者增加 hMG 剂量并不会提高妊娠率[16, 17]。研究表明血清 LH 水平的变化趋势及变化幅度是影响卵泡发育的重要因素，而不是 LH 水平本身[18]。一项研究发现，12%～14% 的患者对 FSH 启动剂量的反应并不理想（根据卵泡生长和雌二醇升高的幅度），用药 8d 后血清 LH 水平从 1.2 降至 0.7，此时补充 LH 是合适的。而卵巢反应好的患者在用药 8d 后其血清 LH 水平从 1.5 增加到 4.3。有学者提出，卵泡发育不一定对目前的 LH 水平敏感，而是对其动态变化敏感，因此补充 LH 需采取个体化策略[19]。对于首次使用拮抗药方案的患者，可以考虑在添加拮抗剂的同时补充重组 LH 或适当补充 HMG[20]。

7. 黄体支持

垂体抑制作用可持续至黄体期，导致内膜发育落后，因此需给予黄体支持以提高妊娠率。

（三）GnRH 拮抗药相比 GnRH 激动药具有的优点

1. 卵巢刺激时间短，更为方便简单，患者易于接受。

2. 抑制作用起效快，无须垂体激发阶段。出现卵巢囊肿的可能性低。

3. 低雌激素的相关症状少。

4. 局部不良反应较少。

5. 2011 年的一篇 Cochrane 分析指出，两者在妊娠率及活产率方面无明显差异，但使用 GnRH 拮抗药的患者 OHSS 的发生率明显低于 GnRH 激动药[21]。

6. 该 Cochrane 同样指出两者体外受精 - 胚胎移植周期的临床结局具有可比性[21]。

7. 总治疗花费减少。

8. 抑制作用在停药后很快解除。

9. GnRH 用量减少。

10. 对子宫内膜的影响：2005 年 Simón 等观察到，拮抗药方案中子宫内膜的发育相比 GnRH 激动药更接近自然生理状态 [22]。

研究表明与 GnRH 激动药相比，在卵泡期后期添加 GnRH 拮抗药可降低血清 LH 水平，并提高胚胎质量。由于 IVF 治疗成功率无差异，而 OHSS 等并发症的发生风险降低，拮抗药方案应作为 IVF 治疗的首选 [23]。

（四）拮抗药的缺点

1. 无法合理安排促排卵开始的时间。

2. 在卵泡发育过程中，没有 GnRH-a 的激发作用。

3. 如果应用重组 FSH 这类促排卵药物，则需要更换 LH。

综上所述，GnRH 拮抗药在有效阻止 LH 峰提前出现的同时并不会明显抑制 FSH 或 LH 的分泌，可减少促性腺激素治疗的使用剂量和用药时间。其缺点包括：①由于需等待月经来潮，无法合理安排促排卵开始的时间；②在卵泡发育过程中，没有 GnRH-a 的激发作用；③如果需要使用重组 FSH，则需要更换 LH。

在 IVF 周期中使用 GnRH 拮抗药方案的建议 [24]

- 不必增加 GnRH 的起始剂量或在 GnRH 拮抗药启动时增加 Gn 的用量。
- OCP 预处理可帮助合理安排 IVF 周期的时间。
- 无须在 GnRH 拮抗药启动时添加 LH。
- 固定方案给药可能优于灵活方案。
- 单次给药和多次给药方案的效果相似。尽管单次给药方案操作简便，但可能导致 LH 过度抑制。

三、促性腺激素释放激素

促性腺激素释放激素主要用于 WHO 第一类无排卵患者，也可用于 PCOS 患者。其优点是无须频繁的卵泡监测，且 OHSS 和多胎妊娠的发生风险较低。通过患者一直佩戴的便携式可编程的微型泵，每 90min 给予 20μg 皮下注射或 5μg 静脉注射。如果每周监测的雌激素水平提示卵巢反应不佳，则进一步增加 5μg。黄体支持也可以通过此泵继续提供。不良事件主要是泵的故障和不良反应，例如血栓性静脉炎、蜂窝织炎、荨麻疹或变态反应。用于 WHO 第一类无排卵患者的排卵率为 90%，每个周期的受孕率为 20%～30%，在 12 个月后的累积妊娠率为 80%～90% [25]。在 PCOS 患者中，累积妊娠率为 30%～40%。20% 的患者出现流产，多胎妊娠率为 5%。

参考文献

[1] Anik ST, McRae G, Narenberg C, et al. Nasal absorption of naferelin acetate, the decapeptide (p-Nal{2}6) LHRH, in rhesus monkeys. J Pharm Sci. 1984;73:684–5.

[2] Albuquerque LE, Saconato H, Maciel MC. Depot versus daily administration of gonadotrophin releasing hormone agonist protocols for pituitary desensitization in assisted reproduction cycles. Cochrane Database Syst Rev. 2005 Jan 25;(1): CD002808.

[3] Akagbosu FT. The use of GnRH agonists in infertility. In Brinsden R (Ed). A textbook of In Vitro Fertilization and Assisted Reproduction (2nd edn): London: Parthenon Publishing; 1999. pp. 83–9.

[4] Bloch M, Azem F, Aharonov I, Ben Avi I, Yagil Y, Schreiber S, Amit A, Weizman A. GnRH-agonist induced depressive and anxiety symptoms during in vitro fertilization–embryo transfer cycles. Fertil Steril. 2011;95(1):307–9.

[5] Depenbusch M, Diedrich K, Griesinger G. Ovarian hyperresponse to luteal phase GnRH agonist administration. Arch Gynecol Obstet. 2010;281(6):1071–2.

[6] Humaidan P, Kol S, Papanikolaou EG. Copenhagen GnRH Agonist Triggering Workshop Group GnRH agonist for triggering of final oocyte maturation: time for a change of practice? Hum Reprod Update. 2011;17(4):510–24.

[7] Al-Inay H, Aboulghar M. GnRH antagonist in assisted reproduction: a Cochrane review. Hum Reprod Update. 2002;17(4):874–85.

[8] Wilcox J, Potter D, Moore M, Ferrande L, Kelly E. CAP IV Investigator Group Prospective, randomized trial comparing cetrorelix acetate and ganirelix acetate in a programmed, flexible protocol for premature luteinizing hormone surge prevention in assisted reproductive technologies. Fertil Steril. 2005;84(1):108–17.

[9] Al-Inany HG, Aboulghar M, Mansour R, Serour GI. Optimizing GnRH antagonist administration: meta-analysis of fixed vs flexible protocol. Reprod Biomed Online. 2005;10:567–70.

[10] Tarlatzis BC, Fauser BC, Kolibianakis EM, Diedrich K, Rombauts L, Devroey P. GnRH antagonists in ovarian stimulation for IVF. Hum Reprod Update. 2006;12:333–40.

[11] Out HJ, Rutherford A, Fleming R, Tay CC, Trew G, Ledger W, Cahill D. A randomized, double-blind, multicentre clinical trial comparing starting doses of 150 and 200 IU of recombinant FSH in women treated with the GnRH antagonist ganirelix for assisted reproduction. Hum Reprod. 2004;19:90–5.

[12] Propst AM, Bates GW, Robinson RD, Arthur NJ, Martin JE, Neal GS. A randomized controlled trial of increasing recombinant follicle–stimulating hormone after initiating agonadotropin–releasing hormone antagonist for in vitro fertilization–embryo transfer. Fertil Steril. 2006;86(1):58–63.

[13] Aboulghar MA, Mansour RT, Serour GI, Al-Inany HG, Amin YM, Aboulghar MM. Increasing the dose of human menopausal gonadotropins on day of GnRH antagonist administration: randomized controlled trial. Reprod Biomed Online. 2004;8:524–7.

[14] Griesinger G, Venetis CA, Marx T, Diedrich K, Tarlatzis BC, Kolibianakis EM. Oral contraceptive pill pretreatment in ovarian stimulation with GnRH antagonists for IVF: a systematic review and meta-analysis. Fertil Steril. 2008;90(4):1055–63.

[15] Bendikson K, Milki A, Speck-Zulak A, Westphal L. Comparison of GnRH antagonist cycles with and without oral contraceptive pill pretreatment in poor responders. Fertil Steril. 2003;80 (Suppl. 3):s188.

[16] Griesinger G, Schultze-Mosgau A, Dafopoulos K, Schroeder A, Schroer A, von Otte S, Hornung D, Diedrich K, Felberbaum R. Recombinant luteinizing hormone supplementation to recombinant follicle stimulating hormone induced ovarian hyperstimulation in the GnRH antagonist multiple-dose protocol. Hum Reprod. 2005a;20:1200–6.

[17] Aboulghar MA, Mansour RT, Serour GI, Al-Inany HG, Amin YM, Aboulghar MM. Increasing the dose of human menopausal gonadotropins on day of GnRH antagonist administration: randomized controlled trial. Reprod Biomed Online. 2004;8:524–7.

[18] Huirne JA, van Loenen AC, Schats R, et al. Dose-finding study of daily GnRH antagonist for the prevention of premature LH surges in IVF/ICSI patients: optimal changes in LH and progesterone for clinical pregnancy. Hum Reprod. 2005;20:359–67.

[19] De Placido G, Alviggi C, Perino A, et al. Recombinant human LH supplementation versus recombinant human FSH (rFSH) step-up protocol during controlled ovarian stimulation in normogonadotrophic women with initial inadequate ovarian response to rFSH. A multicentre, prospective, randomized controlled trial. Hum Reprod. 2005;20:390–6.

[20] Kol S. To add or not to add LH: consideration of LH concentration changes in individual patients Reprod

BioMed Online. 2005;11:664–6.

[21] Al–Inany HG, Youssef MAFM, Aboulghar M, Broekmans FJ, Sterrenburg MD, Smit JG, Abou–Setta AM. Gonadotrophinreleasing hormone antagonists for assisted reproductive technology. Cochrane Database of Systematic Reviews 2011, Issue 5. Art. No.: CD001750. DOI: 10.1002/14651858.CD001750.pub3

[22] Simon C, Oberye J, Bellver J, Vidal C, Bosch E, Horcajadas JA, Murphy C, Adams S, Riesewijk A, Mannaerts B, Pellicer A. Similar endometrial development in oocyte donors treated with either high– or standard–dose GnRH antagonist compared to treatment with a GnRH agonist or in natural cycles. Hum Reprod. 2005;20(12):3318–27.

[23] Xavier P, Gamboa C, Calejo L, Silva J, Stevenson D, Nunes A, et al. A randomised study of GnRH antagonist (cetrorelix) versus agonist (buserelin) for controlled ovarian stimulation: effect on safety and efficacy. Eur J Obstet Gynecol Reprod Biol. 2005;120:185–9.

[24] Tarlatzis BC, et al. GnRH antagonists in ovarian stimulation for IVF. Hum Reprod Update. 2006;12:333–40.

[25] Ghosh C, Buck G, Priore R, Wende JW, Severino M. Follicular response and pregnancy among infertile women undergoing ovulation induction and intrauterine insemination. Fertil Steril. 2003;80:328–35.

第6章

胚胎移植要点与注意事项
Embryo Transfer and Troubleshooting

Pankaj Talwar **著**

杜彦博 唐 蓉 **译**

一、概述

约 80% 辅助生殖中心 IVF 周期的所有步骤均可以成功进行至胚胎移植阶段[1]。ART 的最后一步——胚胎移植，是决定妊娠结局的关键步骤之一[2]。

二、影响胚胎移植的因素

多种因素影响胚胎移植的结局（表 6-1），这些因素可能涉及胚胎移植前、移植过程中和胚胎移植后。胚胎移植的每一个步骤都很重要，所有操作必须严格遵守实验室技术手册。

三、胚胎移植前需考虑的问题

胚胎移植通常在卵母细胞受精或 ICSI 后的 48～72h（4～8 细胞期）。胚胎移植前需考虑以下问题，如胚胎评级（分）后的筛选和移植管的选择、模拟移植和胚胎移植前的超声检查情况、患者是否放松，以及避免内膜损伤和临床医师的经验等。

1. 胚胎分级和选择相关问题

众多研究表明，胚胎的形态学特征可能作为评估胚胎质量的生物标志，用于优胚的选择，从而提高妊娠率，并有可能进一步减少移植胚胎的数目。最近的 Meta 分析表明，将取卵后第 2 天或第 3 天移植推迟至囊胚（取卵后第 5～6 天）可能有利于挑选更优质的胚胎，进而提高妊娠率[3]。胚胎质量可以通过多种方法评估。

(1) 形态学参数：现有的大多数评分系统都是基于以下的形态学参数。

- 卵裂期胚胎。
- 胚胎的碎片。
- 卵裂球的均匀性和数量。

一项较新的技术可以不增加胚胎暴露在培养箱外的时间，在不影响胚胎质量的

表 6-1　影响胚胎移植结局的因素

胚胎移植前需考虑的相关问题
- 胚胎的评级和胚胎选择
- 胚胎移植管的选择和胚胎移植结局
- 胚胎移植前消除患者紧张情绪
- 模拟移植及胚胎移植前超声检查的作用
- 避免内膜的损伤
- 临床医师的经验

胚胎移植过程中需要解决的相关问题
- 胚胎移植过程中患者的体位
- 轻柔和无创的操作
    - 移植过程中使用宫颈钳的影响
    - 子宫收缩对成功胚胎移植的影响
- 宫颈黏液的清除
- 移植过程中的超声引导
- 移植过程中胚胎移植培养液的类型
- 胚胎移植过程中的气泡技术
- 胚胎装载和移植之间的时间间隔
- 胚胎在宫腔内置入的位置
- 胚胎滞留在移植管内和二次移植

胚胎移植后需要解决的相关问题
- 胚胎移植后卧床休息
- 胚胎移植后的性生活
- 胚胎移植后的药物应用

情况下工作。并且可以提供多层次的胚胎图像数字记录和图像分析的软件程序。

(2) 胚胎代谢：微观方法用于评估胚胎代谢从而筛选最有发展潜能的优胚。

- 胚胎呼吸频率。
- 葡萄糖消耗。
- 一氧化氮水平。
- 氨基酸代谢速度。

这些技术都比较复杂，目前仍在研究试验阶段。

2. 移植管的选择和胚胎移植结局

理想的移植导管应该足够柔软，以避免任何宫颈管或子宫内膜损伤。并且它应该足够柔韧，以穿过宫颈管进入宫腔。同时头端应该光滑并且无创伤性。理想的移植管是同轴型的，外套管也应该比较柔韧，并且（移植管）可以轻松插入其内部。最近的一项 Meta 分析了 10 项研究发现使用软性导管移植的临床妊娠率比硬性导管显著提高[4]。

3. 消除患者紧张情绪

有人提出在移植过程中镇痛或者麻醉可能与妊娠率提高相关。有研究报道，移植过程中针灸和催眠可以提高胚胎着床率和妊娠率[5, 6]。我们常规在胚胎移植前 1h 给予 10mg 地西泮。

4. 移植前超声检查和模拟移植

移植前超声测量和评估宫颈曲度、宫颈和子宫长度、位置非常有必要[7]。近 30% 的患者超声引导下胚胎移植宫腔长度与模拟移植时比较相差 1cm，提示超声引导胚胎移植的益处。移植前应超声评估子宫内膜厚度和形态。> 8mm 具有三线征的子宫内膜往往有更高的妊娠机会。同样，3D 超声检测移植当天的子宫容积< 2.5ml 胚胎种植率降低[8]。显著增厚的子宫内膜也影响胚胎着床。

5. 避免子宫内膜损伤

因为子宫 – 宫颈角度导致的移植困难或者临床医师缺乏经验引起的内膜损伤可能会破坏子宫内膜，对子宫内膜容受性和胚胎着床产生负面影响[9]，这可能与以下因素有关。

- 宫腔出血。
- 子宫内膜的炎症改变。
- 移植管的阻塞，可能导致胚胎滞留在移植管内，导致二次移植。
- 诱发子宫收缩，导致胚胎排出宫腔。

胚胎移植前的充分临床评估可能可以避免这些损伤。

6. 临床医师的经验

影响妊娠结局的无创胚胎移植及避免诱发子宫收缩取决于临床医师的技术。因此临床医师的经验很可能会影响妊娠结局[10]。

四、胚胎移植过程中需要解决的相关问题

胚胎移植过程中需要解决的重要问题包括患者的体位、无创操作、宫颈黏液的清除、超声引导、胚胎移植培养液、胚胎装载和移植的时间间隔、胚胎移植的位置和胚胎滞留的处理原则。

1. 移植过程中患者的体位

胚胎移植的首选体位是截石位，膀胱应部分充盈。

2. 轻柔无创的操作

胚胎移植应该是无创、无痛、轻柔，以移植管头端无提示子宫内膜损伤的血液、黏液和子宫内膜细胞为特征。即使窥器插入阴道动作也需轻柔，以免引起子宫收缩。将近 30% 的胚胎移植可能是困难的，从而导致妊娠率的降低[11]。

(1) 胚胎移植过程中使用宫颈钳：在胚胎移植时推荐使用库斯科窥器，它可以使胚胎移植过程轻柔无创。研究发现在胚胎移植时使用宫颈钳钳夹宫颈增加催产素的释放和结合带的强烈收缩持续至胚胎移植结束，导致胚胎被排出宫腔[12]。

> 提示：宫颈钳应该只在移植管进宫腔时用于调整宫颈宫腔夹角，因为它可能引起子宫收缩和前列腺素释放。

(2) 子宫收缩在成功移植中的作用：因为胚胎移植可能引起宫腔顺行波，导致胚胎排出宫腔[13]。为了避免产生这种宫腔收缩，临床医师应该

- 避免使用宫颈钳。
- 应用同轴的软移植管。
- 避免接触宫底部。
- 移植过程中操作轻柔。

> 提示：如果移植过程中移植管头接触宫底部诱发宫缩，患者会出现耻骨上疼痛或沉重感。

3. 清除宫颈黏液

黏液栓可能导致以下情况。

(1) 沿着宫颈管形成类似蜘蛛网样的致密网络，导致胚胎无法自移植管推出。

(2) 黏液栓与胚胎黏附在一起，可能类似悠悠球一样把已推出的胚胎自宫腔拉出。

(3) 71% 的患者宫颈黏液检测阳性，49% 的患者移植管末端宫颈黏液检测阳性，这些患者的妊娠率均降低[14, 15]。

建议移植前清除宫颈黏液以避免发生上述并发症。

4. 胚胎移植时的超声引导

经腹的超声引导下胚胎移植可以让临床医师看到移植管的尖端并且确定胚胎移植的具体部位。同时可以保证移植后胚胎柱和气泡之间不移位。在困难移植中超声引导可以根据子宫宫颈角度可视化地调整移植管的角度以降低宫颈管及子宫内膜的损伤[16]。Buckett 的 Meta 分析指出与触诊相比，超声引导更有优势[17]。但是，最近的一项随机对照试验并未证实这一结论[18]。

5. 胚胎移植培养液特征

胚胎应该在生理浓度下的高蛋白含量培养液中转移，这与移植当天的子宫内环境相似。建议加入多种大分子，例如纤维蛋白密封剂和透明质酸（胚胎胶）以提

高胚胎种植率。临床随机对照研究发现移植前纤维蛋白胶预处理过的胚胎临床妊娠率、种植率和持续妊娠率显著提高[19]。我们取卵后第 2 天用 G_2（Vitrolife）/ISM_1（Medicult）/ 卵裂（Cook）预平衡培养液转移胚胎。

6. 胚胎移植过程中的气泡技术

胚胎在两个小空气柱中间的培养液中转移。气泡可以标记出移植管中胚胎的位置。在超声下气泡显示为高回声，而胚胎为低回声阴影。这使移植过程中夹在两个高回声区中间的胚胎更容易分辨。这样可以在移植管放置不当时保护胚胎，并防止胚胎在移植过程中受到黏液栓的粘连。

7. 胚胎装载和移植之间的时间间隔

在培养箱外，胚胎离开培养皿装载到移植管时，容易受到温度下降、湿度变化、pH 变化和气流的不利影响。研究发现，胚胎暴露在培养箱外的时间越长，妊娠率和胚胎种植率越低，当间隔时间 > 2min 时会导致不良预后。因此推荐胚胎装载到移植管的过程应尽快完成，当患者已经摆好体位，冲洗结束并且超声探头已经聚焦在宫腔内时进行胚胎装载[20]。

8. 宫腔中胚胎移植的部位

胚胎移植的理想部位一直备受争议，但是大部分的研究认为胚胎移植于宫腔中部的着床率较高。一项应用 3D 超声的研究发现胚胎移植在最佳着床位点（MIP）与较高的胚胎种植率和妊娠率相关[21]。MIP 是输卵管在宫腔内延伸形成的两条假想线的交点。

9. 胚胎滞留在移植管内和二次移植

有研究表明 3.9% 的困难移植是由胚胎滞留在移植管内造成的[22]。当移植困难和移植管头部被血液或黏液污染时，胚胎容易滞留在移植管内。滞留的胚胎可以立即或过一段时间后二次移植，不会对妊娠结局产生不利影响[23]。

五、移植后需解决的相关问题

1. 移植后卧床休息

最新的研究发现移植后卧床休息是不必要的。与卧床 1~2h 相比，移植后立即行走对妊娠率无不良影响[24]。

2. 移植后的性生活

大量研究表明移植后性生活不影响妊娠结局[25]。

3. 移植后的辅助用药

没有任何 RCT 推荐移植后常规应用小剂量阿司匹林、西地那非和抗生素。孕激素支持是有益的，但是在孕激素在排卵日添加和移植后添加对妊娠结局影响无差异[26]。非甾体抗炎药（NSAID）可抑制前列腺素的产生。移植前 1～2h 服用 10mg 的吡罗昔康可以明显改善着床率和妊娠率[27]。移植前 0.5～1h 给予地西泮抗焦虑对妊娠结局无影响。

六、胚胎移植的步骤

见图 6-1 至图 6-10。

（一）知情同意

告知患者胚胎的受精率、可用胚胎数目，以及选择移植胚胎的数目。我们通常移植两个卵裂期胚胎（4～6 细胞）或单囊胚。剩余胚胎进行评分，并通知患者后冷冻保存。所有的医患沟通均依照印度医学研究委员会（ICMR）指南，并且患者充分知情同意。

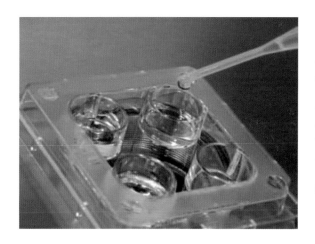

◀ 图 6-1 胚胎转移板的制备

使用 4 孔的 NUNC IVF 板；胚胎在 4～6 细胞或囊胚期转移；孔 1 中滴入 500μl 的 G_1 PIUS/universal/fertilization 培养液；孔 2、孔 3 和孔 4 中滴入相同体积的 cleavage media/blastocyst/embryo glue 培养液；培养液在使用前已经预平衡了至少 18～20h，并且胚胎转移板需在胚胎移植 30min 内准备好

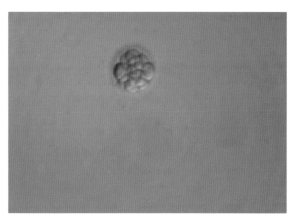

◀ 图 6-2 第 3 天，评分 1 级的 8 细胞胚胎

对于年轻的患者，我们倾向于单胚移植，冷冻多余胚胎；这个胚胎目前在卵裂培养液中，准备进行胚胎移植

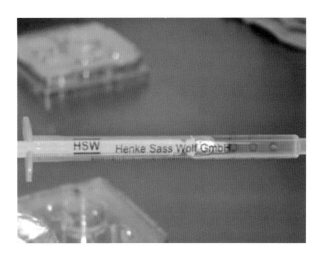

◀ 图 6-3　不带橡皮塞的 1ml 注射器用于胚胎转移

注射器的喷嘴连接胚胎移植导管；注射器中注入 500μl 的胚胎转移液——囊胚或胚胎胶用于冲洗移植管；确保注射器中不含有任何气泡；注射器在胚胎移植前 30min 准备好，并且置于培养箱中预平衡

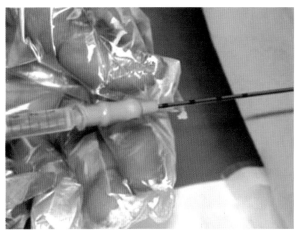

◀ 图 6-4　现在我们把 1ml 注射器与移植管的内芯连接

确保连接牢固，否则冲洗移植导管的关键时期可能会脱落

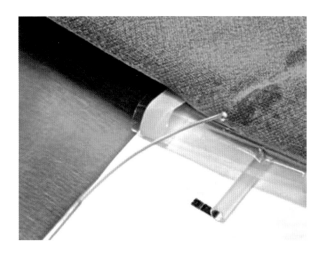

◀ 图 6-5　培养液冲洗移植管的柔软内芯

这样可以润洗一下转移胚胎的移植管的内壁，避免胚胎的环境突然变化；胚胎移植使用的注射器也用相同的培养液冲洗

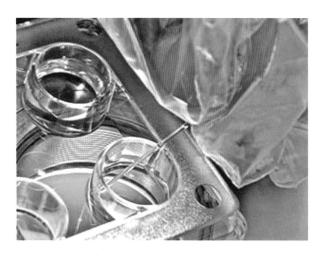

◀ 图 6-6 准备移植的胚胎从卵裂培养皿中转移至 4 孔板的孔 1 中冲洗和清除油剂；然后快速转移到孔 2 后转移至孔 3；这些 / 个胚胎置于孔 3 中，用低倍立体变焦显微镜观察；并用最少容积的培养液快速装载在移植管的内芯中

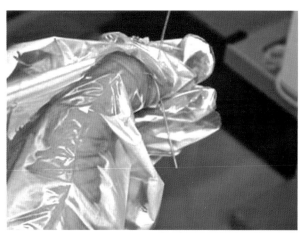

◀ 图 6-7 拿装有胚胎的移植管时需小心

需佩戴手套，并使移植管头保持水平；用手托着导管头端以免胚胎暴露在冷空气中

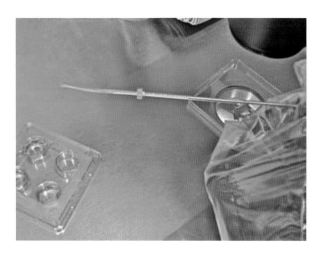

◀ 图 6-8 胚胎移植后，导管应该交还实验室人员

导管应该保持水平并用手托着导管头端；现在轻轻取下注射器，让导管中培养液流到干净温热的培养板中

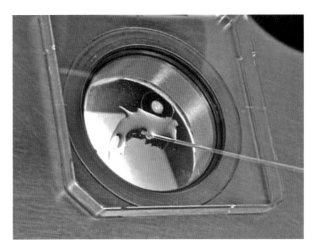

◀ 图 6-9　观察剩余的培养液中有无胚胎

导管头应该在培养皿中滚动以防胚胎黏附在导管头部；检查黏液栓上有无黏附的胚胎；如果发现滞留的胚胎，应该转移至卵裂培养液中平衡 15min 后再次移植

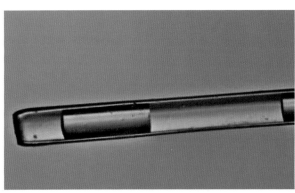

◀ 图 6-10　移植导管头端的特写镜头；转移培养液中有胚胎

（二）关于胚胎移植的胚胎学

一直在加热平台上进行无菌操作。所有一次性物品都应该贴上标签，并且因为胚胎暴露在外部二氧化碳环境中，动作要迅速。

1. 转移板的制备

转移板（4 孔，Falcon/Nunc）在胚胎移植 2h 前准备好。一定要记住的一点是，Medicult 培养液的 pH 最好为 5～5.5，Vitrolife/Cook 培养液的 pH 最好为 6。

> 注意事项：不要将不同厂家的培养液混合，因为不同厂家的培养液成分和 pH 不同。

(1) 孔 1：用 500μl 的 G_1（Vitrolife）/ 通用（Medicult）/ 卵裂（Cook）培养液预平衡。

(2) 孔 2、孔 3 和孔 4：用 400～500μl 的 G_2（Vitrolife）/ ISM_1（Medicult）/ 卵裂

（Cook）培养液预平衡。

2. 冲洗注射器的准备

建议使用不带橡胶塞的 1ml 注射器。用 500μl 的 G_2（Vitrolife）/ ISM（Medicult）/ 卵裂培养液（Cook）预平衡。注射器需要至少在胚胎移植前 2h 按照要求的 pH 准备，并置于培养箱中保存。

3. 胚胎的可视化和分级

胚胎首先置于单孔培养皿中在（20～30）× 的放大倍数下观察。胚胎聚焦在视野中后，放大倍数增加到（40～50）× 进行胚胎分级。

提示：虽然眼睛会有压力，但是在昏暗的光线下工作效果更好。

---

4. 转移胚胎从单孔培养皿到 4 孔培养皿

用 170μm 的 Cook flexipet（巴斯德管）把胚胎从单孔培养皿中转移至 4 孔板的孔 1 中，其中含有 G_1（Vitrolife）/ 通用 / 卵裂（Cook）培养液。

5. 胚胎转移至孔 2

在孔 1 中必须轻柔地冲洗胚胎以去除原培养液和油剂。在这一步，我们需要像胚胎分级时在低倍镜和暗光线下工作。孔 2 中含有更接近生理状态的培养液，并且将用来作为剩余胚胎保存的培养液。

注意事项：在转移至孔 2 前胚胎至少冲洗 3 次或 4 次，并且用最少量的培养液转移。

---

6. 选择移植的胚胎转移至孔 3

选择最优质的 2 枚胚胎转移至孔 3，胚胎装载在移植管中转移至孔 3，孔 3 中含有更接近子宫内环境的 G_2（Vitrolife）/ ISM_1（Medicult）/ 卵裂（Cook）培养液。

7. 冷冻胚胎

在孔 2 中平衡的剩余胚胎用于低温冷冻。

（三）预处理要求

在胚胎移植前需要做的准备如下。

1. 术前用药

移植前 1h 给予患者肌内注射 10mg 地西泮和 0.6mg 阿托品。如果患者情绪紧张，可以在全麻下行胚胎移植。

2. 饮水

建议患者饮水，充盈膀胱后通知护士。

3. 膀胱超声检查

在进入移植室前超声检查膀胱状态。我们倾向于让膀胱充盈至与子宫底部平齐，以在胚胎移植时获得更好的子宫声像。

(1) 记录：提前复习模拟移植时记录的子宫长度、位置和子宫宫颈角度的声像。

(2) 体位：患者采取截石位准备，像其他手术一样铺无菌洞巾。轻柔放入库斯科窥器暴露宫颈口，几乎不使用宫颈钳固定宫颈。

(3) 清除宫颈黏液：用组织培养液和无菌纱布清除宫颈黏液和阴道穹窿分泌物。纱布在阴道中停留 2min 再取出，这样可以黏住宫颈黏液栓并非常有效地把它带出阴道。在 5000 例以上的胚胎移植中，用温的生理盐水清理宫颈，可以获得与国际水平持平的妊娠率。

(4) 超声显示宫颈管和宫腔：超声重点显示宫颈管和宫腔角度和异常曲度是首要的。

(5) 插入移植管外套管：宫颈管内插入 Cook 导管外套管恰好到宫颈内口正上方。因为外套管比较坚硬，如果插入过深可能会损伤子宫内膜。

如果通过宫颈管有困难

- 因为外套管比较坚硬，如果外套管勉强通过宫颈内口进入宫腔可能会损伤子宫内膜，而且还会引起子宫收缩。
- 在轻柔的超声引导下将外套管插入至宫颈内口。
- 如果导管因为宫颈粘连不能插入宫颈内，建议全胚冷冻。进行宫颈扩张术和宫腔镜检查后移植冻胚。

(6) 将胚胎装载入内导管：（以上操作的）同时胚胎学家（实验室技术人员）牢牢固定预先装置好的注射器和柔软的 Cook 移植管内管连接，并用 G_2（Vitrolife）/ ISM_1（Medicult）/ 卵裂（Cook）培养液冲洗内管进行预平衡。这时将 4 孔板从培养箱中取出，用 170 flexipet（巴斯德管）收集孔 3 中的胚胎。导管头靠近胚胎，用 20μl 连续的培养液装载进入移植管，紧接着是一小段空气后吸入 10μl 的培养液。

提示：重要的是将胚胎尽量集中在一起，这样有助于用最小体积的培养液装载胚胎，这对移植后良好结局很重要。

(7) 将胚胎移植入宫腔：将头端含有胚胎的移植管（内管）送到移植室，插入已经进入宫颈管的外套管内。左手呈半握拳状"托"着移植管（内管）递给（右边）的移植医生，这样可尽量避免其暴露在气流和光线下。内管轻轻插入，穿过外管，到距离宫底部 1cm 左右的位置，轻轻推注射器释放胚胎。然后轻轻撤出外管和内管。内管头部始终保持在外套管内以防温度突然变化。

> 提示：一旦注射器被推注，需要保持一直按压维持压力，以防负压抽吸，并在撤出前旋转 360°，以释放可能黏着在头部的胚胎和黏液栓。

(8) 滞留胚胎检查：导管移植后立即交给实验室人员。实验室人员将注射器和导管内容物倒在无菌培养皿盖中。导管头部在盖子上轻轻滚动，并检查血液和黏液残留的胚胎。

(9) 滞留胚胎处理方案：如果胚胎未移植成功，需立即用 G_1（Vitrolife）/ 通用（Medicult）/ 卵裂（Cook）培养液冲洗滞留的胚胎，并转移至含有 G_2（Vitrolife）/ ISM_1（Medicult）/ 卵裂（Cook）培养液的新孔中预平衡，平衡大约 1h 后再次移植。

移植更少数目的胚胎尤其是单胚移植的发展趋势，推动着辅助生殖团队对妊娠结局决定性步骤——胚胎移植的方法进行持续改进。

参考文献

[1] Human Fertilisation and Embryology Authority, Fifth Annual Report. London: Human Fertilisation and Embryology Authority, 1996.

[2] Sallam HN. Embryo transfer: factors involved in optimizing the success. Curr Opin Obstet Gynecol. 2005;17:289–98.

[3] Blake DA, Farquhar CM, Johnson N, Proctor M. Cleavage stage versus blastocyst stage embryo transfer in assisted conception. Cochrane Database Syst Rev. 2007;4:CD002118.

[4] Abou–Setta AM, Al–Inany HG, Mansour RT, Serour GI, Aboulghar MA. Soft vs. firm embryo transfer catheters for assisted reproduction: a systematic review and meta–analysis. Hum Reprod. 2005;11:3114.

[5] Paulus WE, Zhang M, Strehler E, El–Danasouri I, Sterzik K. Influence of acupuncture on the pregnancy rate in patients who undergo assisted reproduction therapy. Fertil Steril. 2002;77:721–4.

[6] Levitas E, Parmet A, Lunenfeld E, Bentov Y, Burstein E, Friger M, Potashnik G. Impact of hypnosis during embryo transfer on the outcome of in vitro fertilization–embryo transfer: a case–control study. Fertil Steril. 2006;85:1404–8.

[7] Shamonki MI, Spandorfer SD, Rosenwaks Z. Ultrasoundguided embryo transfer and the accuracy of trial embryo transfer. Hum Reprod. 2005;3:709.

[8] Zollner U, Zollner KP, Specketer MT, et al. Endometrial volume as assessed by three–dimensional ultrasound is a predictor of pregnancy outcome after in vitro fertilization and embryo transfer. Fertil Steril 2003;80:1515–7.

[9] Poindexter AN 3rd, Thompson DJ, Gibbons WE, et al. Residual embryos in failed embryo transfer. Fertil Steril. 1986;46:262–7.

[10] Angelini A, Brusco GF, Barnocchi N, El–Danasouri I, Pacchiarotti A, Selman HA. Impact of physician performing embryo transfer on pregnancy rates in an assisted reproductive program. J Assist Reprod Genet. 2006;23:329–32.

[11] Mansour R, Aboulghar M, Serour G. Dummy embryo transfer: a technique that minimizes the problems of embryo transfer and improves the pregnancy rate in human *in vitro* fertilization. Fertil Steril. 1990;54:678–81.

[12] Kovacs GT. What factors are important for successful embryo transfer after *in vitro* fertilization? Hum Reprod. 1999;14:590.

[13] Fanchin R, Righini C, Olivennes F, et al. Uterine contractions at the time of embryo transfer alter pregnancy rates after *in-vitro* fertilization. Hum Reprod. 1998;13:1968–74.

[14] Egbase PE, Al–Sharhan M, Al–Othman S, Al–Mutawa M, Udo EE, Grudzinskas JG. Incidence of microbial growth from the tip of the embryo transfer catheter after embryo transfer in relation to clinical pregnancy rate following *in vitro* fertilization and embryo transfer. Hum Reprod. 1996;11:1687.

[15] Fanchin R, Harmas A, Benaoudia F, Lundkvist U, Olivennes F, Frydman R. Microbial flora of the cervix assessed at the time of embryo transfer adversely affects *in vitro* fertilization outcome. Fertil Steril 1998;70:866.

[16] Sallam HN, Agameya AF, Rahman AF, et al. Ultrasound measurement of the uterocervical angle before embryo transfer: a prospective controlled study. Hum Reprod. 2002;17:1767–72.

[17] Buckett WM. A meta–analysis of ultrasound–guided versus clinical touch embryo transfer. Fertil Steril. 2003;80:1037–41.

[18] Drakeley AJ, Jorgensen A, Sklavounos J, et al. A ran–domized controlled clinical trial of 2295 ultrasound–guided embryo transfers. Hum Reprod 2008;23:1101–6.

[19] Valojerdi MR, Karimian L, Yazdi PE, Gilani MA, Madani T, Baghestani AR. Efficacy of a human embryo transfer medium: a prospective, randomized clinical trial study. J Assist Reprod Genet. 2006; 23:207–12.

[20] Matorras R, Mendoza R, Exposito A, Rodriguez–Escudero FJ. Influence of the time interval between embryo catheter loading and discharging on the success of IVF. Hum Reprod. 2004;19:2027–30.

[21] Gergely RZ, DeUgarte CM, Danzer H, Surrey M, Hill D, DeCherney AH. Three dimensional/four dimensional ultrasound–guided embryo transfer using the maximal implantation potential point. Fertil Steril. 2005;84:500–3.

[22] Leeton HC, Seifer DB, Shelden RM. Impact of retained embryos on the outcome of assisted reproductive technologies. Fertil Steril. 2004;2:334.

[23] Lee HC, Seifer DB, Shelden RM. Impact of retained embryos on the outcome of assisted reproductive technologies. Fertil Steril. 2004;82:334–7.

[24] Bar–Hava I, Kerner R, Yoeli R, Ashknazi J, Shalev Y, Orvieto R. Immediate ambulation after embryo transfer: a prospective study. Fertil Steril. 2005;83:594.

[25] Tremellen KP, Valbuena D, Landeras J, et al. The effect of intercourse on pregnancy rates during assisted human reproduction. Hum Reprod. 2000;15:2653–8.

[26] Baruffi R, Mauri AL, Petersen CG, Felipe V, Franco JG Jr. Effects of vaginal progesterone administration staring on the day of oocytes retrieval on pregnancy rates. J Assist Reprod Genent. 2003;20:517.

[27] Moon HS, Park SH, Lee JO, Kim KS, Joo BS. Treatment with piroxicam before embryo transfer increases the pregnancy rate after *in vitro* fertilization and embryo transfer. Fertil Steril. 2004;8:816.

第7章

取卵要点及注意事项

Ovum Pickup and Troubleshooting

Pankaj Talwar　著

吕　鸿　盛　燕　译

一、概述

体外受精 – 胚胎移植过程的基本部分是用最小创伤方法获取成熟的卵丘 – 卵母细胞复合体，然后进行胚胎培养和移植。最初采用开腹取卵、腹腔镜下取卵和经腹超声引导下取卵，但由于其相关的并发症被迅速废弃 [1]。目前，经阴道超声引导下卵母细胞抽吸被广泛接受，已成为全世界辅助生殖技术中心广泛采用的取卵方式。

二、相关问题

取卵的时机、麻醉、探头和取卵针类型。

（一）时机

在注射 10 000U hCG 后大约 36h，即排卵前进行取卵（OPU）。研究显示注射 hCG 后 34h 和 38h 取卵在自发排卵率、获卵数、卵母细胞质量、胚胎质量、种植率和妊娠率方面没有显著差异 [2]。

（二）阴道准备

最初采用碘伏进行阴道准备，后来发现生理盐水组妊娠率更高（临床妊娠率17.2% vs. 30.3%）[3]，而且生理盐水组感染风险并无增加。如今，大多数 IVF 中心只使用 37℃的生理盐水进行取卵前阴道准备。

（三）麻醉 / 镇痛

麻醉 / 镇痛对提高患者舒适度、便于医生最大限度地取卵非常必要，而且对结局起着重要作用。全身麻醉、有或无局部麻醉的监测镇静，以及局部麻醉技术都已被使用和研究。必须采用作用时间短、不良反应小，不易渗入卵泡的麻醉药，以免损伤卵母细胞。麻醉药量小、暴露时间短是关键。大多数麻醉药是安全的。

注意：不建议使用抗精神病药麻醉，一氧化二氮和吸入剂的使用仍存在一些争议[4]。

（四）设备

任何带有阴道探头的高分辨率超声设备都可用来安全、准确地取卵。

1. 超声和探头

（1）频率：探头的频率应为5～7MHz以使设备具有足够的穿透深度和分辨率，从而准确显示子宫和卵巢。

（2）穿刺引导架：阴道探头上应装有紧密贴合的穿刺引导架，以使取卵针顺利通过针道。

（3）长度：探头应长且略弯（总长度40～50cm）便于临床医师操作，且操作时不会引起患者不适（图7-1）。

（4）形状：探头的形状应易于放入无菌探头套内，探头套市面上可买到，而且覆盖阴道探头后穿刺引导架仍可以牢牢固定。

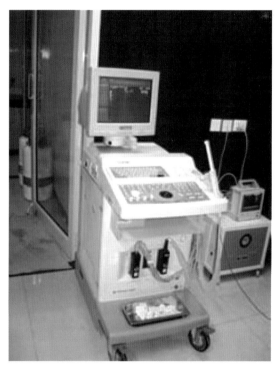

▲ 图7-1　带经阴超声探头的超声仪

探头和机器外部应在取卵日的早晨依次用70%酒精和生理盐水清洗

2. 抽吸装置

起初临床上将注射器连接到取卵针，手动抽吸卵泡液。这种方式产生的压力不均匀，易损害卵母细胞[5]。通过抽吸泵产生负压，可以标准化地控制压力，这可能是最安全、最好的方法。现在有几种配有脚踏开关控制的抽吸泵可专门用于卵母细胞抽吸（图7-2和图7-3）。有多种可精密调压的抽吸泵供选择。

注意：抽吸系统中的负压过高或压力不均匀可能对卵母细胞造成损伤。

抽吸压力：先前的研究表明，抽吸有3～4ml卵泡液的成熟卵泡时，负压在

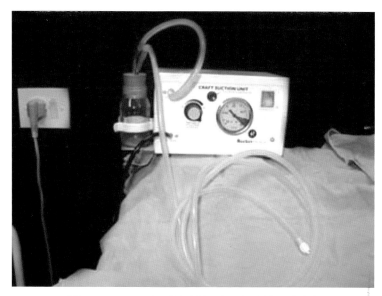

▲ 图 7-2　Rocket 负压吸引器，卵母细胞抽吸的真空源

它在预设的负压下提供顺滑、低容量的真空，从而安全、简单、低湍流地收集卵母细胞；使用气动控制脚踏开关，操作简单、安全；双真空负压吸引器配有高真空脚踏开关；其超静的隔膜泵，使其易于在手术室中使用，并且维护成本低；该泵可建立 0～400mmHg 的全可变真空，一次性缓冲系统为定期处理重复使用的缓冲瓶和软管提供经济的解决方案；笔者使用 90～100mmHg 的负压抽吸成熟卵母细胞

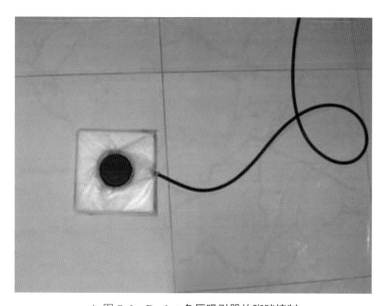

▲ 图 7-3　Rocket 负压吸引器的脚踏控制

90～120mmHg 不会损伤卵母细胞，适合取卵。然而，从直径为 5～8mm、卵泡液少的卵泡中抽吸未成熟卵母细胞所需的负压较小，范围为 40～60mmHg[6-7]。

3. 取卵针（图 7-4 至图 7-7）

取卵针在取卵过程中非常重要。目前有不同规格的取卵针，在选针的时候必须考虑诸多因素。

(1) 取卵针锐度：取卵针锋利程度是最重要的因素。锋利的针对卵巢皮质和卵泡的损伤更少，从而减少术后疼痛和卵巢表面出血（图 7-6）。

(2) 高回声针尖：针尖表面的刻痕非常重要，使得尖端在超声上呈现高回声。在取卵过程中，易于被超声探头识别，使我们能够了解针相对于卵泡、卵巢组织和盆腔脏器的位置（图 7-7）。

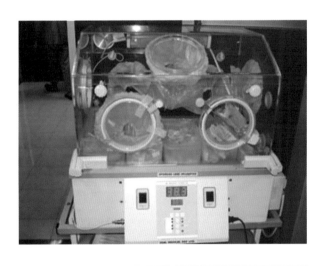

◀ 图 7-4　用于加热胚胎实验室一次性物品的小保温箱

该保温箱可确保在取卵前试管和培养皿处于 37℃

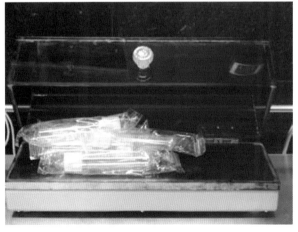

◀ 图 7-5　试管加热器

用于预热载玻片、培养皿、移液管等达到所需温度；阳极氧化铝加热板尺寸为 300mm（长）×100mm（宽）×40mm（高）；更大尺寸的加热板也可配有单独的数字温度控制器；温度范围是从环境温度到 110℃；在取卵前，将试管保存在此处；大概 2～3 个卵泡需要 1 支试管；仅打开所需数目的试管即可

(3) 直径：针的直径很重要，有两个原因。当仅用镇痛时，一根 18～20G 细针意味着疼痛较轻。然而，针尖内径过小可能损伤卵丘 – 卵母细胞复合体[8]。如果抽吸压力＜ 120mmHg，只要针内径为 0.8～1mm，卵丘 – 卵母细胞似乎就不受影响。笔者认为，外径为 18G、内径为 20G 的针是取卵的理想选择。

注意：针尖太细往往会导致穿刺线偏离，特别是当卵巢位于骨盆的上部且卵巢间质较厚时。如果负压过高，还可能损害卵母细胞。

(4) 针柄：取卵针远端的手柄形状适当，可以让取卵过程有良好的触感。

(5) 连接管：为了提高获卵率，以往的研究表明针和采集管间的吸引管非常重要。市售的取卵针带有的吸引管是无菌的，并且对小鼠胚胎进行了测试。只需连接到负压吸引器，就可以使用，而且是一次性的，确保无菌、对卵母细胞无毒。在过去的

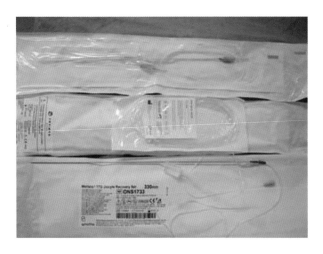

◀ 图 7-6 取卵针
这些针有锐利的、非损伤性的斜面，针尖有高回声标记便于超声识别，光滑的内腔和外表面，防止损伤卵母细胞，且便于刺破阴道壁和卵巢间质；严密接合的吸引管确保针和吸引管之间的管腔直径不会发生变化，液体流动不会产生湍流；符合人体工程学设计的手柄可旋转针尖"刮匙"卵泡壁，以提高获卵率；充分的清洗再加上通过内毒素（LAL）检测和小鼠胚胎检测充分验证的灭菌方法，可以确保无菌、无毒

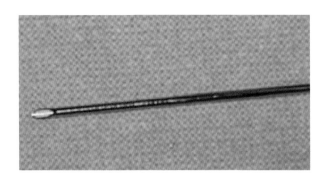

◀ 图 7-7 取卵针针尖
尖端的刻痕使其呈现回声

15 年里，笔者使用了这种卵泡抽吸装置，发现非常方便。

（五）温度控制

重要点是以最佳条件将卵母细胞转运到实验室。临床医师应注意卵母细胞在取卵时和取卵后经历突然的 pH 值和温度变化。文献报道，当卵泡液通过针和吸引管流入采集管时，温度下降 $7.7 \pm 1.3℃$，溶解氧含量增加 5%～2%vol，pH 增加 0.04 ± 0.01。他们的结论是这些变化可能危及卵母细胞的存活，应该努力将这些不利的变化减少到最低程度[9]。

建议

- 在连接到采集系统之前，采集管必须保存在试管加热器中。
- 收集到采集管中的液体不得超过合金块的水平（图 7-11）。
- 卵泡液应该立即送到胚胎实验室。

（六）卵泡冲洗

最初的随机试验表明，经阴道超声引导下卵母细胞采集时，卵泡冲洗与否，在获卵的数量、受精率或妊娠率方面无显著性差异[10]。此外，进行冲洗所花费的时间和所需的麻醉量明显增加。人们很快认识到通过抽吸，大多数卵母细胞可以被取到，下一个卵泡的卵泡液通常会将卵母细胞冲入收集管。这个技术被称为 ROC（卵母细胞快速采集）技术，在 IVF 过程中不冲洗卵泡并且有 80%～90% 的获卵率。如今，常规冲洗似乎是多余的步骤。但在取卵前冲洗针和采集管非常重要，以去除抽吸装置的无效腔。这样可以避免收集到的卵泡液产生泡沫。取卵后应用合适的培养基再次冲洗针和采集管。标准的针和采集管有近 1ml 的无效腔，吸入的卵泡液不超过这个量时无效腔会持续存在。值得注意的是，当我们进行 IVM 取卵时，由于 6～8mm 卵泡中含有 0.1～0.2ml 的卵泡液，我们必须清空多个卵泡才能清除无效腔并收集卵泡液。

建议：不冲洗卵泡，可通过旋转超声探头并保持抽吸，直到吸出最后一滴卵泡液，卵泡壁紧贴针尖，即可采集到卵母细胞。

三、取卵步骤

1. 初步检查

在开始收集卵母细胞之前，通过抽吸培养液对系统进行测试。这为收集卵泡液提供了一个液柱，从而促进层流（图 7-8 至图 7-16）。

2. 识别卵泡

经阴道超声可显示卵巢，应区分卵泡和其他看起来相似的盆腔解剖结构。排卵前的卵泡和髂血管都显示低回声（暗色），因此横截面上的髂血管可能与卵泡混淆。应该使卵巢位于血管相邻的平面上，纵切面观察血管。肠管回声观察几秒钟会发现其蠕动。腹腔包裹性积液、输卵管积水和持续性卵巢囊肿在既往的扫描中已被记录下来，不会引起任何混淆。

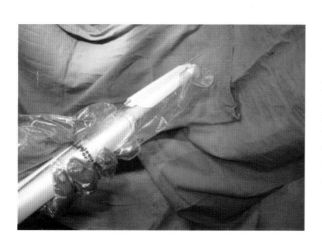

◀ 图 7-8　在经阴超声探头上安装的穿刺引导架和取卵针

穿刺引导架应牢牢固定，以便针在卵巢中始终沿着预期的路径前进。探头覆盖聚乙烯套，沿其长度方向设计有一焊接缝，以防意外断裂；每个探头套独立包装，放在带两个电缆夹的无菌包中。这些探头套是电子束灭菌的

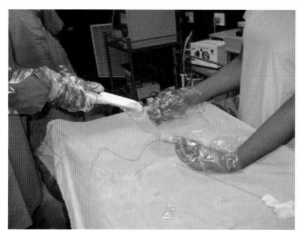

◀ 图 7-9　将含有 HEPES/MOPS 的培养液吸入针内，以冲洗针内部；这将保护卵母细胞免受温度和渗透压冲击

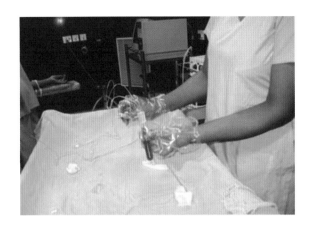

◀ 图 7-10　试管中收集的抽吸物

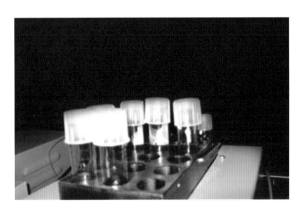

◀ 图 7-11　送到胚胎实验室之前，带卵泡液的试管应放在试管加热器中；应尽快完成此操作，以避免卵母细胞受到冲击；为使样本在转移过程中温度损失最小，用可拆卸、可蒸压的阳极化铝块加热各种尺寸的试管，这比脏乱的水浴更理想；75mm×50mm×50mm 的阳极氧化铝块配有数字显示和温度控制（从环境温度到 110℃，精度为 +/-0.2℃），可容纳特定的试管

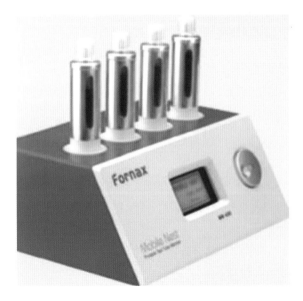

◀ 图 7-12　Fornax 试管加热器
四个便携式加热器的基站；加热器是一个带有锂离子充电电池的手持设备；它配有加热元件、数字传感器、单片机、非易失性存储器和 LED 指示灯；当放置在基站上时，它通过其触点连电；这些触点有助于基站和移动设备之间通讯，并为电池充电；当处于移动模式时，移动巢以 14bit 的精度连续监测温度，每秒校正数次；即使在变化的环境中，也会产生非常稳定的温度曲线；加热器持续记录电耗指标和温度异常；当加热器放入基站时，这些文件会下载到基站；通过监控和报告功能，用户可以确保可移动试管套在每一步都能准确工作；透明的窗口便于观察卵泡液

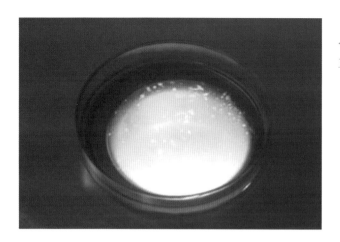

◀图 7-13　抽吸的卵泡液
正在寻找卵丘 - 卵母细胞复合体

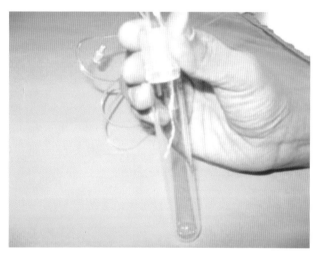

◀图 7-14　破裂的管子
压力泄漏导致无法抽吸卵泡液

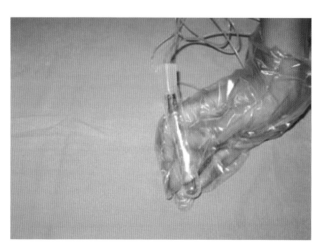

◀图 7-15　盖子松动
这会导致压力泄漏，并且无法抽
吸卵泡液；当我们注意到没有压
力时，必须检查盖子的连接，必
要时将其拧紧

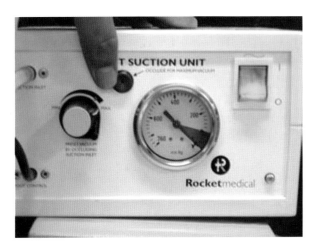

◀ 图 7-16　有时采卵针可能会被血块或组织堵塞

这通常发生在 PCOS 患者中，这时抽吸会停止；按下泵上的红色按钮，增加负压，从而消除堵塞

> 警告
> - 通过其最小的回声切面和 90° 旋转探头平面来区分髂血管和卵泡，从而避免穿刺髂血管。
> - 应避免穿刺畸胎瘤和子宫内膜异位囊肿，因为它们可能会溢出内容物，导致局部化学反应，还可能成为盆腔感染灶。

3. 针和吸引管准备

将穿刺针插入固定在阴道探头上的穿刺引导架中，探头覆盖无菌探头套。用含有 MOPS/HEPES 的培养液冲洗针，以清除无效腔。

4. 抽吸卵泡

将探头置入阴道，聚焦卵巢。确保卵泡和探头之间只有极少的组织。在卵巢粘连、卵泡无法接近的情况下，应避免穿过子宫腔。笔者的做法是从右卵巢开始，依次抽吸卵泡。最好保持针在卵巢内，尽量减少对卵巢被膜的损伤。当右卵巢内的所有卵泡被吸出后，退出针，探头在阴道内旋转并移动，以相似的方式抽吸左卵巢。引导线指向卵泡，针轻快地刺入最近的卵泡。在穿透之前，卵泡内的压力会因卵泡的大小、形状和位置而变化。内部压力随卵泡直径增大而增加。但是，由于针在穿刺时使卵泡表面变形产生压力，卵泡内的压力可能要更高些。针越钝，产生的压力越大。移动过程中保持负压，进行均匀一致地抽吸。保持针尖可见并位于卵泡中央。始终保持压力，卵泡在针尖周围塌陷，直到完全排空。

注意：穿刺针进入卵泡时保持负压吸引可确保即使液体溢出（这在使用钝头针时常会发生），溢出的液体也被吸出，卵母细胞不会丢失到腹腔中。如果穿刺针仍在卵泡内时解除压力（没有渗漏），穿刺针和吸引管内的压力就会下降，收集的卵泡液常会向卵泡中回流，这可能导致卵母细胞被吸回并可能丢失。回流量取决于进入系统的空气量，以及采集管在患者骨盆上方的高度。

5. 吸入压力

建议压力保持在 120mmHg 以下，速度越快，卵母细胞受损的概率越大。除了移动的速度，湍急的非层流会导致卵母细胞的卵丘团剥离或透明带破裂，从而损伤卵母细胞。人们认为，完整的卵丘可保护卵母细胞免受损伤。

四、取卵过程中的常见问题

（一）卵泡液抽吸失败

在取卵之前，必须用合适的（含 HEPES/MOPS）培养液冲洗针和吸引管，确保抽吸系统中没有空气，而且整个过程中卵泡液都是层流的。如果抽吸突然停止，应立即执行流程图 7-1 中的步骤。

（二）未获卵

有时，抽吸后未获得卵母细胞，这种情况下收集的液体是透明的，没有细胞（颗粒细胞和卵丘细胞）。这可能是由于两个原因。

• 空卵泡综合征：如果患者没有触发排卵而且通常妊娠试验检测阴性，会出现这种情况。如果试验结果为阴性，应放弃另一侧卵巢取卵，注射 hCG 36h 后重新安排取卵。

• 使用足量 hCG 仍未获卵：可能是由于卵泡生成存在内在缺陷，导致早期卵母细胞闭锁。如果这些女性在后续的 IVF 周期中再次出现空卵泡，将支持这一观点。

五、并发症

在 IVF 治疗中，尽管经阴取卵有很多优点，但穿刺针仍可能损伤盆腔脏器和结构，导致严重并发症。最常见的并发症是出血、创伤、盆腔结构损伤和盆腔感染。其他并发症包括附件扭转、子宫内膜异位囊肿破裂，甚至导致脊椎骨髓炎[11]（表 7-1）。

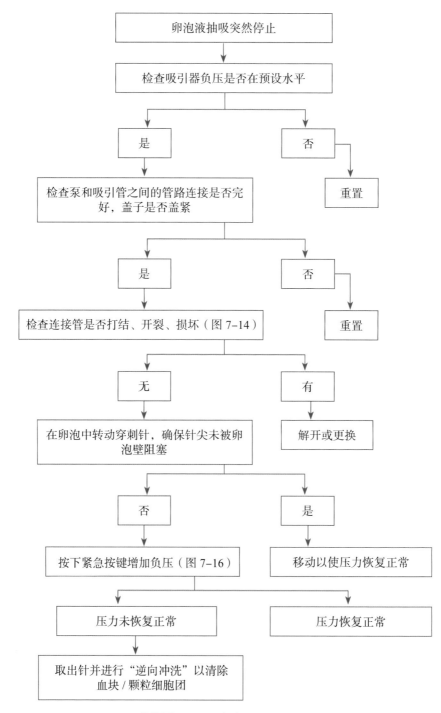

▲ 流程图 7-1　卵泡液抽吸失败的处理

表 7-1 卵母细胞采集术中并发症的诊断与治疗

	诊　断	治　疗
阴道出血	阴道穹窿出血是最常见的并发症，据报道发生率为 1.4%～18.4%[12]	这种出血通常在手术结束时会自行停止；有时需要确认出血点，必要时用海绵加压止血
盆腔出血	据报道，腹腔或腹膜后盆腔血管损伤导致出血发生率在 0%～1.3%；由于子宫直肠陷凹无游离液体，腹膜后出血难以诊断，而且可在取卵数小时后出现[13]	急性重度腹腔内出血通常在术后立即出现虚弱、头晕、呼吸困难、腹痛、心动过速、低血压等典型的严重失血症状时被发现；在这种情况下，需要连续测量血红蛋白浓度，尽早进行血流动力学监测
盆腔结构损伤	罕见；如果慢性盆腔炎或子宫内膜异位症导致肠道粘连，则可能发生	抗生素；可能需要腹腔镜探查和手术治疗
盆腔感染、输卵管卵巢或盆腔脓肿	据报道，经阴取卵术后盆腔感染发生率为 0.2%～0.5%	抗生素和治疗输卵管卵巢脓肿
急腹症	常见于卵巢组织损伤	使用止痛药，必要时观察血流动力学不稳定性特征
术后恶心呕吐	通常由于麻醉作用产生	静脉注射液体和恩丹西酮

六、学习曲线

建议在进行卵母细胞采集之前，进行结构化的培训。一种方法是，培训者穿刺抽吸一侧卵巢，收集卵母细胞后，受训者进行另一侧卵巢穿刺、抽吸。在指导下取卵 20～40 次，受训者才能被允许独立取卵。获卵率、取卵所需时间和并发症发生率可用于分析。

阴道超声引导下卵母细胞采集是一种安全的卵母细胞采集方法。它简单、风险小，而且并发症少。

参考文献

[1] Lapata A. Johnston IMH, Leeton JF, et al. Collection of human oocytes at laparoscopy and laparotomy. Fertil Steril. 1974;25:1030–4.

[2] Bjercke S, Tanbo T, Dale PO, et al. Comparison between two hCG to–oocyte aspiration intervals on the outcome of in vitro fertilization, J Assist Reprod Genet. 2000;17(6):319–22.

[3] Van Os HC, Roozenderg BJ, Janseen Caspers HAB, et al. Vaginal disinfection with povidone iodine and the outcome of in vitro fertilization. Hum Reprod. 1992;7(3):349–50.

[4] Coetsier T, Dhont M, De Sutter P, et al. Propofol anaesthesia for ultrasound–guided oocyte retrieval: accumulation of the anaesthetic agent in follicular

fluid. Hum Reprod. 1992;7:1422–4.

[5] Choen J, Avery S, Campbell S. Follicular aspiration using a syringe suction system may damage zona pellucida. J In Vitro Fertil Embryo Transf. 1986;4:224.

[6] Mikkelsen AL, Smith S, Lindenberg S. Possible factors affecting the development of oocytes in in vitro maturation. Hum Reprod. 2000;15(suppl 5):11.

[7] Papanikolaou EG, Platteau P, Albano C, et al. Immature oocyte in vitro maturation: clinical aspects. Reprod Biomed Online. 2005;10:587.

[8] Awonuga A, Waterstone J, Ovesanya O, et al. A prospective randomized study comparing needles of different diameters for transvaginal ultrasound–directed follicle aspiration. Fertil Steril 1996;65:109.

[9] Redding GP, Bronlund JE, Hart AL. The effects of IVF aspiration on the temperature, dissolved oxygen levels, and pH of follicular fluid. J Assist Reprod Genet. 2006;23:37–40.

[10] Kingsland CR, Taylor CT, Aziz N, Bickerton N. Is follicular flushing necessary for oocyte retrieval? A randomized trial. Hum Reprod. 1991;6:382.

[11] El–Shawarby S, Margara R, Trew G. A review of complications following trans–vaginal oocyte retrieval for in vitro fertilization. Hum Fertil (Camb). 2004;7:127.

[12] Tureck RW, Garcia CR, Blasco L, Perioperative complications arising after transvaginal oocyte retrieval. Obstet Gynecol. 1993;81:590.

[13] Azem F, Wolfey Y, Botchan A. Massive retroperitoneal bleeding: a complication of transvaginal ultrasonographyguided oocyte retrieval for in vitro fertilization–embryo transfer. Fertil Steril. 2000;74:405.

<table>
<tr><td>第
8
章</td><td><h1>胚胎选择</h1>
Embryo Selection

Ved Prakash　Pankaj Talwar　**著**
张京业　吴克良　**译**</td></tr>
</table>

一、概述

体外受精（IVF）是近几十年来不断发展的一种辅助生殖（AR）技术。尽管体外受精技术本身不断取得了进步，但体外培养的胚胎中仍只有少部分能够植入并成功妊娠，这可能是由配子的固有特性所决定的。理论上如果认为妊娠数与胚胎移植个数是成正比的话，那目前人类体外受精（IVF）的成功率仍然相对较低。移植单个胚胎的妊娠率较低，这导致了移植多个胚胎的需求增加，而最终增加了多胎妊娠的概率。为了增加胚胎着床的概率，一个患者通常会同时移植多个胚胎[1]。

随着辅助生殖技术的简化及在世界范围内的广泛应用，有关多胎妊娠的报道逐渐增加。多胎妊娠会给母亲和婴儿带来更大的问题，包括剖宫产、早产、低出生体重、新生儿死亡和残疾等的概率显著增加[2]。为了提高妊娠率同时降低多胎妊娠的发生，这就需要一种更有效且更严格的移植前胚胎选择方案[3]。为了在不显著降低妊娠率的情况下移植两枚甚至一枚胚胎，我们要做的是学习如何选择最佳的卵裂期胚胎和囊胚[4]。

尽管基于"组学"的相关技术的出现，可能最终会提高我们对体外胚胎的非有创性评估，但目前仍然没有常规适用的技术或分析设备来对这些概念进行评级。因此，全世界的生殖中心仍继续根据胚胎的发育速度和镜下观察的形态特征来选择移植胚胎。然而，不同生殖中心所采用的胚胎评级方案有许多不同之处，这使得不同中心间的比较即使不是不可能，也是极其困难的[5]。

在过去的 20 年里，人们做了大量的研究，试图将胚胎的形态学与着床率和妊娠结果联系起来。在生殖学专家提出的多种预后参数中，胚胎形态学的筛选有助于胚胎学家们挑选最佳胚胎进行移植（ET）[6]。

胚胎评分有多种不同的方式，每个生殖中心都有自己的评分体系。但由于目前所有的体系都是基于形态学评估的，所以大多数评估参数在不同中心之间是相通的，尽管对每个参数的侧重有所不同。

目前大多数 IVF 实验室的做法是在取卵后第 2 天或第 3 天对卵裂期胚胎进行评分，评估碎片的等级、胞质形态和每个胚胎的卵裂球数目。这些变量可以一起计算形成一个累积胚胎评分（cumulative embryo score，CES）= 等级 × 卵裂球数。此外，还要分析透明带的厚度、卵裂球是否存在多核现象、碎片的位置，以及卵裂球之间的相对大小关系。据报道，胚胎质量还与卵子和受精卵的形态有关，如细胞质、原核及极体的形态等[7]。

二、胚胎评估

随着胚胎培养技术的不断改进，ART 中心可以培养出更多高质量的胚胎，它们具有相同的细胞数和相似形态学评分。为避免多胎妊娠相关的不良妊娠结局，越来越多的生殖中心采用选择性单胚胎移植。因此，挑选具有高着床潜能的胚胎是辅助生殖领域最重要的挑战之一。此外，区分健康有活性的胚胎和活性差的胚胎非常重要，并且只冷冻保存前者。这个区分过程需要非常准确，以避免大量无用的冷冻保存，并提高 IVF 夫妇怀孕的机会。

胚胎学家们提出了多种方法来评估体外培养胚胎的活性。胚胎评估的一个限制因素是，它们既应该是非有创性的，也不应耗费时间。分裂期胚胎的挑选要以发育速度为指导，通常是根据第 2 天或第 3 天的胚胎形态进行的。最近有人提出了新的胚胎评估参数，如受精卵形态，来区分有良好着床潜能的胚胎。

将胚胎培养至囊胚期（第 5 天或第 6 天）是一种挑选高发育潜能胚胎的方法。胚胎基因组的激活是在 4 细胞期至 8 细胞期发生的，培养至囊胚期进行移植能够利用胚胎的自然选择筛选出更具发育潜力的胚胎。当胚胎在体外培养时，大约 50% 的胚胎会在 1 周内终止发育。造成早期胚胎损失率如此之高的原因还不完全清楚。可能与染色体异常、培养条件欠佳或卵母细胞成熟不足等有关。

尽管评估胚胎活性的最佳方法是评估胚胎的着床能力，但胚胎的着床能力受到子宫容受性的显著影响，而对体外培养的胚胎进行活性评估则不受子宫容受性的影响[8]。

三、受精评估

在受精后 18~20h，观察卵子是否成功受精。受精是指卵子细胞和精子细胞之间的融合，其结果是两者的单倍体遗传物质的融合，形成一个二倍体的受精卵。受精的标志包括第二极体的排出和双原核（2PN）的形成，一个包含男性染色体，另一个包含女性染色体。两个原核都向受精卵中心移动并结合形成一组新的染色体。

四、原核评分

受精评估是在受精 18h 后，通过单次细致观察来分析原核和原核内的核仁。霍夫曼对比模型（Hoffman contrast module）通常被用来对受精情况进行精确评分。正常情况下，受精卵应该形状规则，透明带完整，包含两个原核，两个极体，胞质清晰健康。有的胞质略呈颗粒状，也有的胞质为棕色或较暗且呈退变状。

受精卵的两个原核大小应该大致相同，若两个原核大小差异较大，则其可能有染色体异常风险 [9]。双原核期的评分要在单次观察中评估每个原核中核仁的大小、数量，以及是否线性排列（图 8-1 和图 8-2）[10]。

五、胚胎质量评估

每隔一段时间观察一次胚胎，以确保胚胎分裂以正确的速度进行。

受精后不同的时间段，胚胎发育的理想模式如下。

分 裂	所处阶段	受精后时间
第一次分裂	2 细胞且没有碎片	25 ～ 26h
第二次分裂	至少为 4 细胞，且碎片＜ 20%	42 ～ 44h
第三次分裂	至少为 8 细胞，且碎片＜ 20%	66 ～ 68h

胚胎发育 3d 后，难以再进行细胞计数。这个阶段的胚胎被称为桑葚胚。正常发育的胚胎会在受精 5～6d 到达囊胚期（图 8-3）。

各个实验室都已经发展了本实验室判断卵子和胚胎质量的评分方法。为了进一步提高妊娠率，有重要证据表明，形态学评分结合细胞数目是挑选胚胎的最佳策略 [11]。但仅根据形态学标准来评价胚胎的局限性是公认的，因为除非胚胎明显碎片化，否则总体形态学和胚胎着床之间的相关性是微弱和不准确的 [12]。

胚胎的形态是由多种因素决定的，包括卵裂球的数量和大小、碎片比例，以及卵裂球是否存在多核。有研究表明在经过 2d 的培养后，4 细胞是一个最理想的分裂期 [13, 14]。与处于其他分裂期且有碎片或多原核的胚胎相比，4 细胞且无碎片或多原核的胚胎具有更高的着床率。然而，有证据表明，在第 2 天和第 3 天根据形态学标准挑选胚胎不一定可靠，可能会将异常的或后期发育停滞的胚胎移植入患者体内 [15-18]。

根据以上标准，可将胚胎分为以下几类（图 8-3 和图 8-4）。

(1) Ⅰ级（良好）：Ⅰ级胚胎具有阶段特异性的细胞大小。这些胚胎有偶数个大小

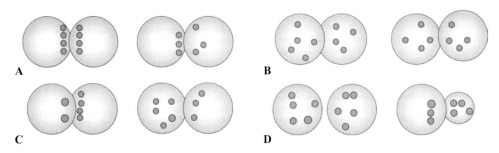

▲ 图 8-1　原核期评分

A. 核仁数目相同，且在原核交界处线性排列；B. 核仁数目相同，但排列分散；C. 核仁大小不同且数目不等；D. 原核大小不同，且核仁数目不同

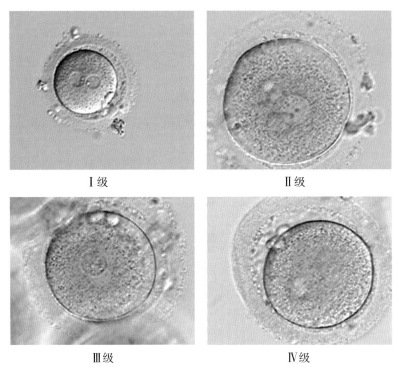

▲ 图 8-2　不同类型的原核评级

相同的卵裂球，且有完整的透明带。如果卵裂球的数量是奇数，因为其将继续分裂，那么Ⅰ级仍然适用。Ⅰ级胚胎没有或有很少的碎片（少于 10%），不存在多核。

(2) Ⅱ级（一般）：这类胚胎的大多数卵裂球具有阶段特异性的细胞大小，没有多核，没有不均匀或不规则的卵裂球。有碎片，但不超过体积的 25%。

参考文献

[1] Beuchat P, Thévenaz, Unser M, Ebner T, Senn A, Urner F, Germond M, Sorzano COS. Quantitative morphometrical characterization of human pronuclear zygotes. Human Reproduction. 2008;23(9):1983–92.

[2] Neuber E, Rinaudo P, Trimarchi JR, Sakkas D. Sequential assessment of individually cultured human embryos as an indicator of subsequent good quality blastocyst development. Human Reproduction. 2003;18(6):1307–12.

[3] Shoukir Y, Campana A, Farley T, Sakkas D. Early cleavage of in vitro fertilized human embryos to the 2–cell stage: a novel indicator of embryo quality and viability. Human Reproduction. 1997;12(7):1531± 6.

[4] Lundin K, Bergh C, Hardarson T. Early embryo cleavage is a strong indicator of embryo quality in Human IVF; Human Reproduction. 2001;16(12):2652–7.

[5] Alpha Scientists in Reproductive Medicine and ESHRE Special Interest Group of Embryology. The Istanbul consequences workshop on embryo assessment: proceeding of an expert meeting. Human Reproduction. 2011;26;(6):1270–83.

[6] Khalili MA, Razavi V, Mardanian F, Esfandiari N. The predictive value of pronuclear morphology screening on embryo development and pregnancy outcome in ART cycles. Middle East Fertility Society Journal. 2008;13:1.

[7] Lundin K, Bergh C, Hardarson T. Early embryo cleavage is a strong indicator of embryo quality in Human IVF; Human Reproduction. 2001;16(12):2652–7.

[8] Guerif F, Le Gouge A, Giraudeau B, Poindron J, Bidault R, Gasnier O, Royere D. Limited value of morphological assessment at days 1 and 2 to predict blastocyst development potential: A prospective study based on 4042 embryos. Human Reproduction 2007;22(7):1973± 81.

[9] Munne S, Cohen J. Chromosome abnormalities in human embryos. Hum Reprod Update. 1998;4:842–55.

[10] Scott L. Pronuclear scoring as a predictor of embryo development. Reprod Biomed Online. 2003;6:57–70.

[11] Cummins J, Breen T, Harrison K, et al. A formula for scoring human embryo growth rates in in vitro fertilization: its value in predicting pregnancy and in comparison with visual estimates of embryo quality. J In Vitro Fert Embryo Transf. 1986;3:284–95.

[12] Brian Dale; Kay Elder (Eds). Oocyte retrieval and embryo culture (Eds): In vitro fertilization, Reprinted Cambridge University Press 1999.pp.102–127

[13] Giorgetti C, Terriou P, Auquier P, Hans E, Spach JL, Salzmann J, Roulier R. Embryo score to predict implantation after in vitro fertilization: based on 957 single embryo transfers. Hum Reprod. 1995;10:101–5.

[14] Ziebe S, Petersen K, Lindernberg S, Andersen AG, Gabreilsen A, Andersen AN. Embryo morphology or cleavage stage: how to select the best embryos for transfer after in vitro fertilization. Hum Reprod. 1997;12:1545–9.

[15] Rijnders PM, Jansen CAM. The predictive value of day 3 embryo morphology regarding blastocyst formation, pregnancy and implantation rate after day 5 transfer following in vitro fertilization or intracytoplasmic sperm injection. Hum Reprod. 1998;13:2869–73.

[16] Graham J, Han T, Porter R, Levy M, Stillman R, Tucker M. Day 3 morphology is a poor predictor of blastocyst quality in extended culture. Fertil Steril. 2000;74:495–7.

[17] Milki AA, Hinckley MD, Gebhart J, Dasig D, Westphal LM, Behr B. Accuracy of day 3 criteria for selecting the best embryos. Fertil Steril. 2002;77:1191–5.

[18] Lens JW, Rijnders PM. The embryos. In Laboratory aspects of in vitro fertilization. Bras M, Lens JW, Piederiet MH, Rijnders PM, Verveld M, Zeilmaker GH (Eds). Publication NV Organon. 1996.pp.177–203.

[19] Gardner D, Schoolcraft W. In vitro culture of human blastocyst. In Jansen R, Mortimer D (Eds). Towards reproductive certainty: infertility and genetics beyond Carnforth. Parthenon Press; 1997.pp.378–88.

[20] Gardner DK, Lane M, Stevens J, Schlenker T, Schoolcraft WB. Blastocyst score affects implantation and pregnancy outcome: towards a single blastocyst transfer. Fertil Steril. 2000;73:1155–8.

第9章 体外受精和胚胎培养液

Culture Media in IVF and Embryo Culture

Pankaj Talwar 著

赵海滨 吴克良 译

一、概述

在辅助生殖技术中培养液是获得妊娠成功的基础（图 9-1）。使用商品化的培养液进行胚胎培养看起来是一个简单的过程，但在实际应用中，为了维持胚胎的发育潜能还需要严格的质量安全控制体系，如足够的培养腔室和最优化的培养环境。卵母细胞和胚胎对外界环境变化非常敏感，不能将其暴露在温度和 pH 变化较大的环境中。人类胚胎在 37℃和中性 pH 环境中增殖速度最快，培养液中应含有相同的平衡盐浓度以减少胚胎在不同培养液间相互转移时产生的渗透压和 pH 压力（图 9-1，表

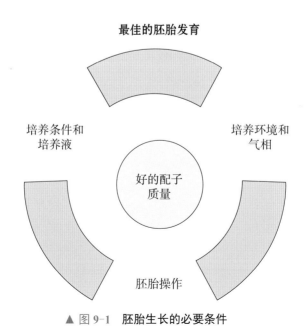

▲ 图 9-1 胚胎生长的必要条件

9–1）[1]。有研究表明在卵母细胞及原核形成期间受到的有害应激可能到囊胚期都不会有明显表现。笔者推测有些胚胎虽然形态正常，它们在细胞水平上可能已经受到某种程度的损伤，这种损伤可能要到囊胚期甚至种植期才会表现出来。

表 9–1　培养液的组分

• 水——99%	• 缓冲系统
• 丙酮酸、乳酸、葡萄糖	• 大分子
• 氨基酸	• 维生素
• 离子，钾、钠、钙	• 抗氧化药

二、基本概念

（一）培养液 pH（pHo）和细胞内 pH（pHi）

在开始认识培养液之前我们必须先理解培养液 pH（pHo）和细胞内 pH（pHi）两个概念。培养液的实际 pH（约为 7.4）略高于细胞内 pH（约为 7.2），它们之间存在一个较小的 pH 差。培养液中的一些组分如碳酸氢盐、L–型乳酸及氨基酸在产生这个 pH 差中起重要作用。乳酸有两种异构体，D–型和 L–型，只有 L–型具有生物活性，推荐用于培养液中。氨基酸提高了细胞内的缓冲能力，进一步将细胞内 pH 维持在 7.2 左右。

目前我们可以直接用 pH 计来测定 pHo，另外我们也可以用富赖特二氧化碳测定仪（Fyrite Kit）和红外传感器来测定培养箱内 CO_2 浓度来间接记录 pHo。在培养液中加入酚红可以目测出培养液的 pH 变化。笔者建议一旦 pH 测定值接近靶 pH，并且假定培养液的组分及 CO_2 浓度没有发生变化，就可以通过各种 CO_2 测定设备（Fyrite/ 手持数码检测仪）来精确监测并控制培养箱内 CO_2 浓度以将 pH 变化维持在 0.025～0.05 范围内。

（二）缓冲系统

缓冲系统在调节 pH 中起重要作用。缓冲系统是培养液的一个重要组分。在体内环境中卵母细胞在受精后 8～10h 胚胎转运前周围覆盖着一层卵丘细胞，因此它们不需要自我调节 pH。脱去卵丘细胞待行 ICSI 的卵母细胞及早期胚胎对 pH 变化格外敏感，培养液中必须添加氨基酸以缓冲调节 pHi。培养液的缓冲系统有以下几种：① HEPES 缓冲系统（2-hydroxyethyl，HEPES）；② MOPS 缓冲系统（3-morpholine propyl sulfonic acid）；③磷酸盐缓冲系统；④碳酸盐缓冲系统。

不同的缓冲系统存在不同的用途，含碳酸盐缓冲系统的培养液在使用前需要在 CO_2 培养箱中平衡，而含 HEPES 和 MOPS 缓冲系统的培养液则可以避免对 CO_2 的依赖，仅需要将培养液升温至 37℃ 即可使用。

1. 碳酸氢钠缓冲系统

碳酸氢盐是细胞生存和胚胎发育所必需的生理缓冲系统。CO_2 是该缓冲系统的一部分，在缓冲系统中发生以下反应

$$CO_2 + H_2O \rightleftharpoons H_2CO_3 \rightleftharpoons H^+ + HCO_3^-$$

在卵母细胞和胚胎发育过程中仅需要少量的碳酸氢盐。海拔高度位于海平面附近的 IVF 实验室为了将含碳酸氢盐缓冲系统的培养液 pH 控制在 7.3～7.4 需要将培养箱 CO_2 浓度设定在 5%～6%。对于高海拔实验室，建议海拔高度每提高 1000m 将培养箱 CO_2 浓度增加 0.6% 左右。另外，为了维持以碳酸氢盐为缓冲系统培养液 pH 的稳定，应尽量缩短配子和胚胎在培养箱外的操作时间以防止 CO_2 的挥发导致的 pH 升高。

2. HEPES 缓冲系统

HEPES 是一种广泛应用于细胞培养的含正负电荷的有机缓冲液。它不受细胞新陈代谢产生 CO_2 的影响将 pH 维持在生理 pH 范围内。因为含 HEPES 缓冲系统的培养液可以在 37℃ 保温台上的空气环境中将 pH 维持在 7.3～7.5，所以它可以将配子和胚胎的体外操作时间延长至 15～20min。

3. 磷酸盐缓冲液

卵裂期胚胎的玻璃化冷冻液中含有磷酸盐缓冲液，能在室温下将冷冻液的 pH 维持在 7.2～7.4。

4. MOPS 缓冲液

MOPS 是一种适用于多物种的、出色的、含正负电荷的有机缓冲液，其 pH 调节阈值为 6.5～8.0，能将 pH 维持在生理 pH 附近。G-MOPS™ 和 G-MOPS™ PLUS 都是以 MOPS 作为缓冲系统的培养液，它们可以避免对 CO_2 的依赖性在 37℃ 温台上的空气环境中将配子的培养箱外操作时间维持在 10～15min。

> 注意：含 MOPS 的培养液不能在含 CO_2 的培养箱内平衡，也不可加盖在 CO_2 培养箱内平衡好的石蜡油，因为这样会导致培养液的 pH 下降至目标值以下[2]。

（三）水的质量

制备培养液需要高质量的超纯水，这种超纯水是经 0.2μm 的滤膜过滤制备出来

的，对工艺水平要求很高，其制备的超纯水要求电导率大于 18.2 兆欧并且要求总有机碳的含量极低。

三、序贯培养液生理学

胚胎在不同发育阶段所处的代谢微环境不同，因此对营养物质有不同的需求。囊胚分化所需的条件与早期胚胎生长所需要的条件也不尽相同。胚胎在体内的发育是一个动态变化的过程，最开始其代谢活动相对较弱，经过 2~3d 的培养后对营养物质的需求量激增，新陈代谢和生物合成也加快，在短短几天内由一个未分化的单细胞转变为含有 250~300 个细胞的生命体。众所周知 M II 期的卵母细胞和合子的耗氧量低，它们偏好丙酮酸作为能量来源，对葡萄糖的需求量较少。当胚胎发育到含有内细胞团和滋养层细胞的囊胚后，其生物合成和耗氧量升高，此时可以利用葡萄糖维持日益旺盛的代谢活动；与此同时伴随着蛋白质合成需求的增加，也需要更多的必需氨基酸和非必需氨基酸。序贯培养液正符合配子和胚胎在不同发育阶段对营养物质不同需求的要求，便应运诞生了（图 9-2 和图 9-3）。

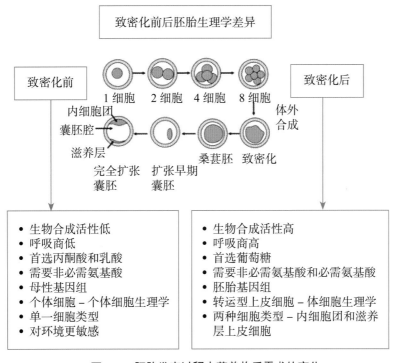

▲ 图 9-2　胚胎发育过程中营养物质需求的变化

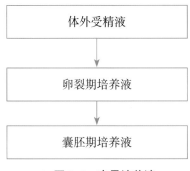

▲ 图 9-3　序贯培养液

（一）IVF 受精液的生理功能

在传统 IVF 中受精液为从取卵手术获取的卵冠丘复合物（oocyte corona cumulus complex，OCCC）提供了生长环境。

1. 碳水化合物和能量

(1) 受精液中含有葡萄糖，葡萄糖由卵丘细胞通过糖酵解转变为丙酮酸从而合成三磷酸腺苷（triphosadenine，ATP）。ATP 通过卵母细胞表面的微绒毛直接流入卵母细胞胞质内，卵母细胞利用 ATP 完成第一次减数分裂等待受精，为受精作准备。

(2) 新鲜排出的卵母细胞和从取卵手术中收集的卵母细胞均不能进行葡萄糖代谢。在体内卵丘细胞为卵母细胞提供丙酮酸作为能量来源。在体外卵丘细胞从受精液中摄取葡萄糖进行糖代谢产生丙酮酸供卵母细胞使用。

2. 蛋白质、核酸、膜脂和维生素

(1) 卵母细胞通过分解其储备在胞质内的营养物质进行代谢活动。

(2) 受精液中含有非必需氨基酸以满足代谢需求。

(3) 白蛋白的浓度应尽可能低，以防止其分解成铵给卵母细胞造成毒性作用，同时又足以给卵母细胞提供各种生长因子和结合蛋白。

(4) 泛酸（维生素 B_5）是受精液中添加的一种维生素，它能够促进辅酶 A 和胞质内磷脂的合成，而后者是构建细胞膜所必需的物质。

（二）卵裂期培养液的生理功能

脱去卵丘细胞的卵母细胞，包括待行 ICSI 的卵母细胞及 IVF 短时受精后确认完受精情况的卵母细胞均应转入卵裂期培养液。这一时期的配子 / 胚胎的新陈代谢方式以分解代谢为主。

1. 碳水化合物

(1) 丙酮酸为首选的能量来源，葡萄糖的需求量很低。

(2) 磷酸盐的浓度也很低。

(3) 伴随着合子分裂为 2 细胞和 4 细胞，然后在第 3 天又分裂为 8 细胞，其合成代谢水平也开始升高。这时就需要少量的葡萄糖经过戊糖磷酸途径产生烟酰胺腺嘌呤二核苷酸（nicotinamide adenine dinucleotide phosphate，NADPH）以满足生物合成反应的需求。

(4) 泛酸的添加有助于胚胎完成重要的第三次分裂进入 8 细胞阶段。

2. 蛋白质、核酸、膜脂和维生素

由于需要构建新的细胞膜和细胞核，胚胎的生物合成反应加快，此时培养液中就需要加入少量的必需氨基酸以满足蛋白质合成的需求。

（三）囊胚期培养液的生理功能

伴随着胚胎进入囊胚阶段，其细胞数也大量增加，为了满足快速分化的需求，胚胎的生物合成和能量代谢也需要加快和转变。合子基因组复制加快，控制氧化还原反应的压力变得非常重要，这时就需要稳定的线粒体和大量 NADPH 组建重要的电子库。另外，低氧环境有利于胚胎通过糖酵解途径快速合成 ATP。

1. 碳水化合物

(1) 糖酵解需要更多的葡萄糖。

(2) 当 ATP 充足时丙酮酸会转变成乳酸，因此乳酸的需求量变小。

2. 蛋白质、核酸、膜脂和维生素

(1) 合子基因组开始复制和转录，产生新的 DNA、RNA 和酶。

(2) 培养液中含有充足的必需氨基酸和非必需氨基酸，细胞核内的补救合成途径已不能满足胚胎对 DNA、RNA 合成的需求，需要重新合成嘌呤和嘧啶。

四、辅助生殖技术中覆盖油层的作用

在培养液上面覆盖油层是必要的，它有以下优点。

1. 防止培养液中水分的蒸发。

2. 减少因 CO_2 的挥发导致的 pH 变化。在培养液上面覆盖油层能降低 CO_2 的挥发速度，防止因 CO_2 的挥发导致培养液 pH 的上升。

3. 油层可以吸收胚胎毒素。

4. 油层可以作为一种防护屏障。

在培养液上面覆盖油层之前，要注意液态石蜡油在使用前也需要和培养液一起平衡，如果周期数较少，油的需求量不大，建议购买小瓶包装的石蜡油以节省成本。

五、培养液的质量控制方法

所有的培养液都是在经过生产实践认证的符合 ISO 标准的生产设施中生产的，并且培养液在生产过程中和出厂前都要进行独立的质量控制检查。每月两次生产确保新鲜培养液的持续供应。

培养液生产商用以下质量控制方法来进行培养液的质量安全控制。

（一）pH、渗透压和黏度测试

根据培养液的性质和预期用途需要对所有培养液进行 pH、渗透压和黏度测试，并使其验收范围尽可能小（表 9-2）。

表 9-2　IVF 培养液的通用标准

项　目	标　准
pH	7.3 ~ 7.5
渗透压	285 ~ 295mOsm/kg
鼠胚试验	> 80%
内毒素	< 0.4EU/ml
保质期	8 周
无菌保证水平	10^{-3}

（二）小鼠胚胎生物检测

小鼠胚胎生物检测（mouse embryo assay，MEA）是一种功能性测试方法，所有的耗材、培养液、覆盖用油，以及关键的仪器设备都需要进行该检测。培养液的安全性和有效性是通过观察培养胚胎的细胞数来评价的，这些胚胎需要在规定的时间内发育到特定的发育阶段，并且具有足够的细胞数量，因为研究表明囊胚的细胞数量与它们随后迁移到子宫后的生存能力有关[2-4]。

1 细胞期和 2 细胞期的小鼠胚胎分别在试验培养液和对照培养液中培养 72h（2 细胞）和 96h（1 细胞）后观察囊胚形成情况，美国食品及药品监督管理局（US Food and Drug Administration，FDA）要求扩张囊胚形成率达到 70%。在小鼠胚胎生物检测试验中，1 细胞期小鼠胚胎的敏感性高于 2 细胞期胚胎[5]。

（三）内毒素测定

要求所有原材料和生产出的每一批次产品都不含内毒素。经过验证的细菌内毒素测定试验是目前使用的内毒素测定试验方法中最灵敏的，最小灵敏度为 0.005EU 或 U/ml。要求检测产品的内毒素水平应尽可能低（＜ 125U/ml）。

（四）无菌试验

由于培养液对高温敏感，不能进行高温高压灭菌，只能通过膜过滤来进行灭菌。培养液的试验周期为 2 周，油的试验周期为 3 周。分别在第 7 天和第 14 天后采用微生物学方法检查每批培养液的微生物含量，要求无菌保证水平（sterility assurance level，SAL）达到 10^{-3}。

（五）杂交瘤细胞测试

杂交瘤细胞测试拥有相关专利，要求在无蛋白的条件下进行测试。由于缺乏结合蛋白，细胞会对有毒物质格外敏感。在试验培养液中培养杂交瘤细胞，4d 后其细胞数至少增加 10 倍。对于一些关键的原材料在进货前都要进行杂交瘤细胞测试。

（六）精子存活试验

这项测试的目的是证明培养液中不含降低精子活力的物质。精子在培养液中需要培养长达 18h，该试验是基于计算机自动精液分析（computer automated semen analysis，CASA）来测定精子的路径速度、平均前进速度、轨迹速度及节拍频率的。

（七）精子固定试验

将正常活力的精子与培养液混合，测试标准为悬浮在培养液中精子的路径速度、平均前进速度及轨迹速度必须小于 30μm/s。

（八）功能性测试

这一测试的目的是检测精子缓慢剂（Sperm Slow™）的功能。将正常活力的精子与 Sperm Slow™ 混合以测试其降低精子运动速度的能力。这种降速对于 ICSI 中捕获精子进行制动是必需的。

六、培养液和实验室仪器设备操作概要

（一）操作概要

1. 实验室设备
操作前提前开机，并定期检查和维护所有的仪器设备。

2. 培养箱操作
建议平衡培养液和培养胚胎使用不同的培养箱以减少培养箱开关门的次数。与单室培养箱相比多室培养箱能更好地保持温度和 CO_2 浓度，建议使用多室培养箱进

行胚胎培养。尽可能使用台式培养箱以加快培养液的平衡速度和为胚胎培养创造一个较好的培养环境，尽量缩短配子（尤其是卵母细胞）和胚胎在培养箱外的操作时间。

(1) 培养箱内 CO_2 和 O_2 浓度：由于大多数培养液中含有 HCO_3^-，在 5%～6% 的 CO_2 培养箱中平衡时 pH 可以维持在 7.2～7.4。在设定培养箱 CO_2 浓度时必须注意打开和关闭培养箱的次数越多，培养箱中实际 CO_2 浓度越低，所需的平衡时间越长。建议使用单独的培养箱进行培养液平衡和胚胎培养，当工作量增加时将 CO_2 的浓度调至 6%。笔者强烈建议海拔高度位于海平面左右的实验室使用 6% 的 CO_2 浓度来改善平衡时间以确保胚胎培养处于最佳 pH 值。输卵管内的 O_2 浓度比大气中低 40% 或更多，子宫内的 O_2 浓度甚至更低。笔者建议使用含 5% O_2 浓度的三气进行胚胎培养，因为在这种环境下胚胎的发育明显更好。

(2) CO_2 浓度测量：培养箱内的 CO_2 浓度可以用 Fyrite 试剂盒进行测定，这种测定方法的精确度为 1%。Fyrite 试剂盒中含有氢氧化钾溶液，该溶液可以吸收培养箱内的 CO_2，将被吸收的 CO_2 体积记录下来并计算出 CO_2 所占气体的百分比。使用该试剂盒时需注意该试剂盒的使用次数为 300 次左右，使用 300 次后需要更换氢氧化钾溶液以免该溶液饱和。更好的一种测定方法是使用手持数码红外测量系统进行 CO_2 浓度的测量，该设备的精确度可达 0.2%。

> 注意：含 HEPES 缓冲系统的培养液不应放在含 CO_2 的培养箱中，因为 CO_2 会影响 HEPES 的缓冲能力。

3. 空气净化

推荐使用活性炭过滤器来净化进入实验室的外部空气，另外含高效微粒过滤器的层流设备也是不可或缺的。

4. 无菌条件

用 milli-Q 超纯水擦拭物品表面并定期用 75% 酒精进行清洁。实验员在进行操作时需要戴无毒手套，并且所有操作都是在操作台内层流下进行。

5. 一次性用品

在所有操作中只使用经过严格质量控制且质量合格的产品（建议使用经过 MEA 测试的产品）并且保存各项操作流程的日志。

6. 温度维持

培养皿离开培养箱的时间越长，温度下降越快。建议使用加热台／垫来进行温度维持，例如在显微镜载物台上加装热台可以在一定程度上弥补温度的损失。另外在使用前至少 30min 打开温台电源，以确保温台升温至合适的温度。还需要注意的是空调出风口和门不应该面对层流和培养箱，环境温度最好保持在 24℃。

7. 湿度

渗透压变化是一个缓慢的过程，将培养液保持在正确的湿度环境下并覆盖液态石蜡油很重要。

（二）配制培养液和打开培养液瓶盖时的注意事项

见图 9-4～图 9-15。

1. 在进行任何操作前洗手并消毒。

2. 在处理血液、卵泡液和精液等体液时，应采取必要的防护措施。

3. 所有的操作都应该在一个干净的，专门的工作环境中进行。打开培养液产品时需要将操作台内的层流打开并保持操作台面清洁。

4. 在将瓶装培养液放入医用冰箱前建议使用无绒布和酒精擦拭以确保包装瓶表面清洁。

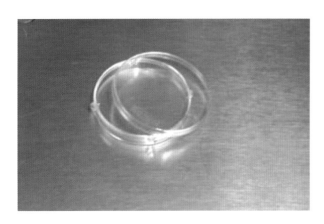

◄ 图 9-4 皿盖的正确放置
培养皿的盖子应该放在皿的基盘上以避免污染盖子的边缘

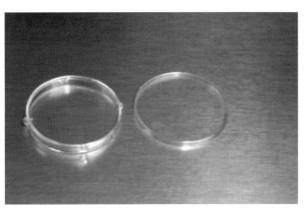

◄ 图 9-5 皿盖错误摆放方式
将皿盖直接放在工作站的台面上可能会导致盖子的边缘被污染进而影响 IVF 结局

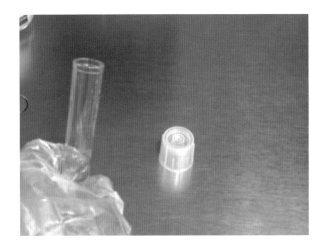

◀ 图 9-6 试管帽错误摆放方式
这种摆放方式可能造成管帽边缘被污染进而引起交叉污染

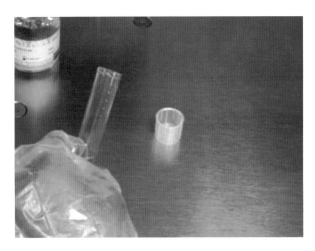

◀ 图 9-7 试管帽正确摆放方式

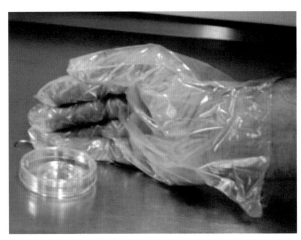

◀ 图 9-8 操作时要戴无粉、无臭、无乳胶手套

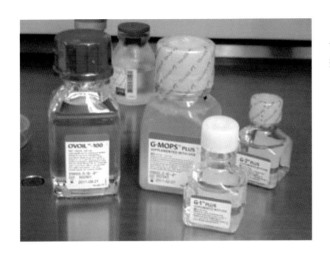

◀ 图 9-9　**Vitrolife 系列培养液**
瓶盖为螺纹设计方便操作

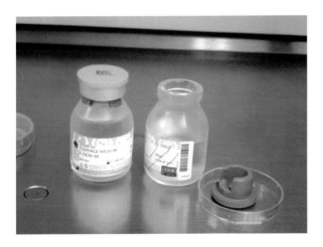

◀ 图 9-10　**Cook 卵裂期培养液瓶盖正确摆放方式**
Cook 卵裂期培养液用的是橡胶塞，开瓶后应将其放在无菌的皿盖上，以避免污染

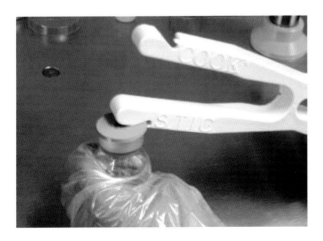

◀ 图 9-11　**Cook 培养液瓶盖封口的打开方式**
在打开 Cook 培养液瓶盖封口时需要使用专门设计的开瓶器，以避免手指接触到橡胶塞的边缘引起污染

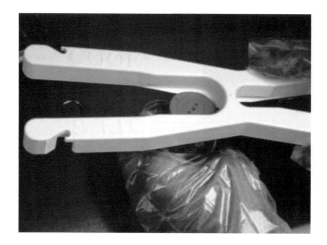

◀ 图 9-12　Cook 培养液橡胶塞的打开方式

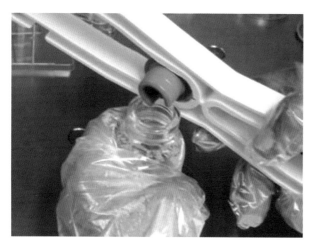

◀ 图 9-13　从 Cook 培养液瓶口取下橡胶塞避免污染的安全方法

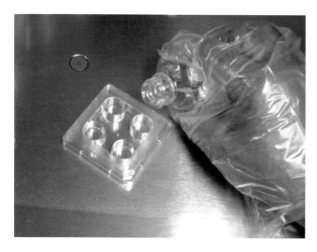

◀ 图 9-14　从培养液瓶中取出培养液的错误方式
培养液不能从瓶口直接倒出以避免瓶口污染

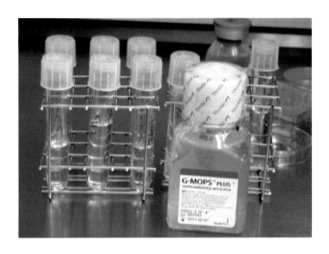

培养液可以被分装到小管中；以碳酸氢盐为缓冲系统的培养液应在 CO_2 培养箱内平衡并将瓶盖拧松，而以 MOPS 或 HEPES 为缓冲系统的培养液应拧紧瓶盖放在无 CO_2 的培养箱内平衡

5. 准确识别产品并检查产品有效期。如果密封包装有明显篡改的痕迹则丢弃。

6. 取下培养液瓶盖，将瓶盖面朝下置于无菌培养皿中。

7. 用无菌无毒移液管进行液体转移，转移出所需体积的液体后立即盖上瓶盖并拧紧。

8. 不要接触瓶盖的内侧。

9. 将培养液在低温的条件下存放。

10. 从医用冰箱取出培养液后立即开始配制。

11. 配制液体完成后尽快将培养液放回冰箱，勿在室温下长时间放置。

12. 切勿将瓶内的液体直接倒出以免造成培养液的污染。

注意：含碳酸氢盐的培养液应在 CO_2 培养箱内平衡并将瓶盖拧松，而含 MOPS 或 HEPES 的培养液应拧紧瓶盖放置在不含 CO_2 的培养箱内平衡。

七、培养液配制和预平衡

1. 所有培养液应在前一天晚上准备好并放在培养箱中预平衡。平衡时间在保证 CO_2 达到平衡条件的前提下尽可能缩短。在实际操作中，无论盖油与否培养皿至少在培养箱内平衡 2h。对于 60ml 或 120ml 大容量液体的平衡，原则上液面高度每增加 1cm 平衡时间延长 1h。

> 注意：平衡时间不宜超过 16h（"过夜"），因为平衡时间过长培养液中的氨基酸会发生降解，另外长时间平衡培养液中的人血清白蛋白和维生素也会发生分解。

2. 在准备培养皿时，首先将患者的病历号和姓名标注在皿上，然后使用无菌吸管加入培养液并覆盖液体石蜡油。

3. 胚胎培养液可以加在四孔皿、单孔皿或者在 30mm 或 60mm 培养皿中做成 10~100μl 液滴，并覆盖液态石蜡油。

4. 在制备培养液微滴时需注意做完微滴后应立即盖油以免液体蒸发。

5. 为了保持最佳的培养条件建议每 48h 更换一次培养液。

八、培养液的存储

商品化的培养液中含有许多不稳定的成分，不宜在室温及光照条件下长期存放。培养液中最易降解的两种成分是氨基酸和维生素。谷氨酰胺是最不稳定的氨基酸，在所有氨基酸中产生铵的量最多。高浓度的铵会通过改变基因印记损害胚胎在体外培养期间及胚胎植入后的发育。我们必须了解该如何解决这一问题（表 9-3）。建议在使用含氨基酸的培养液时，在保证培养液充分平衡的前提下平衡时间和培养时间应尽可能缩短。幸运的是，谷氨酰胺可以被丙氨酰谷氨酰胺取代，后者是一种在 37℃下稳定的二肽，可以在很大程度上减少铵的产生。另外，维生素对光敏感，因此在做培养微滴时应尽量在光线暗的环境下。

表 9-3　防止氨基酸分解成铵阻碍胚胎生长的预防措施

- 开瓶后的培养液放在 2~8℃的冰箱内，并在 7d 内用完
- 培养液标签上应注明开瓶日期
- 建议前一天下午准备好用于平衡的培养皿以将培养液成分的热降解降至最低
- 每 48h 更换一次培养液
- 用稳定性更好的丙氨酰谷氨酰胺代替最不稳定的谷氨酰胺

九、保质期和包装

1. 不同的培养液有不同的保质期。大多数培养液的保质期为 8 周。少数不含 HSA 或其他生物材料的培养液保质期最长可达 52 周。

2. 建议将培养液分装成小包装供每天使用。

> 注意：培养液一旦开瓶后，确保在 7d 内用完，如果有剩余则丢弃。

十、培养液总结

培养液是获得体外受精成功最重要的因素之一。理解其背后的工作原理有助于我们正确操作培养液以获得良好的体外受精结局。

1. 配子处理和受精的关键因素是温度、pH 和渗透压。

2. 温度在体外下降得很快，并且与培养皿在培养箱外停留的时间和台面是否被加热密切相关。

3. 渗透压的变化取决于培养液的体积、湿度，以及有无油层覆盖。渗透压的变化是一个缓慢的过程，通常不容易被检测到。培养液应放在湿度正常的培养箱内并覆盖油层以减缓渗透压的变化。

4. 培养液的 pH 变化很快，和温度一样也与培养皿在培养箱外停留的时间和台面是否被加热密切相关。

5. 操作时确保所有台面都是加热的，所有接触到卵母细胞的材料都是无菌的、无毒的和经过鼠胚试验证明培养质量良好的。

十一、辅助生殖技术相关耗材

这是一个塑料用品的时代。数据显示 20 世纪初期塑料用品才开始被广泛使用，其年产量曲线在 1950 年之前几乎是持平的，但在 20 世纪 70 年代年产量开始飙升，如今年产量已接近 2.5 亿吨。虽然每年生产的塑料制品中仅有一小部分被应用在实验室中，但如今在实验室中塑料制品随处可见。

大多数一次性细胞培养皿和培养板都是用聚苯乙烯材料制作的，因为它的一些特性可以很好地满足细胞培养的要求。聚苯乙烯在生物学上是惰性的，并且它具有极好的光学清晰度，以及它的硬度和韧性足以承受在培养箱和其他细胞培养装置中的日常使用。然而，未经处理的聚苯乙烯表面是疏水的，细胞很难贴附在其表面上生长。为了解决这一问题，通常用羟基、酮、醛、羧基或者胺对其进行改性，引入负电荷或正电荷以增加其表面的亲水性。由于聚苯乙烯的热变形温度较低（64～80℃），蒸压灭菌会导致聚苯乙烯材料制品熔化，因此实验室中使用的聚苯乙烯制品均为一次性耗材。从细胞培养到酶联免疫吸附试验，聚苯乙烯制品都是理想的选择。

现代实验室中常用的塑料如下。

(1) 聚丙烯（Polypropylene，PP）。

(2) 聚苯乙烯（Polystyrene，PS）。

(3) 聚乙烯（Polyethylene，PE）。

(4) 丙烯基弹性体（Polybutadiethylene，PBE）。

十二、耗材质量控制测试方法

1. 灭菌保证水平

灭菌保证水平是微生物学的一个术语，用来描述经过灭菌过程后物品存在未灭菌的概率。例如，医疗设备制造商承诺产品的灭菌保证水平为 10^{-6}，即 100 万个产品仅有一个未达到灭菌效果。灭菌保证水平也用来描述灭菌过程的杀灭效果，一个非常高效的灭菌过程有一个非常高的灭菌保证水平。

在微生物学中，不可能证明所有的微生物都被杀灭了，因为存在以下两种情况：①微生物可能存在，但由于它们未在最适环境中培养而无法被检测到；②可能存在尚未被发现的微生物。因此灭菌保证水平只能用于描述某一灭菌过程杀灭所有微生物的可能性。

在数学上，灭菌保证水平指的是概率，通常是非常小的数字，用负指数表示。表示灭菌效果的 SAL 通常是一个较大的数字，因此用正指数表示更为恰当。SAL可以用来描述灭菌过程中被杀灭的微生物种群数量，每减少一个 log 表示微生物种群减少 90%。如果减少 6 个 log 表示微生物种群数量从 100 万减少到理论上非常接近 0 的数量。对一些关键的植入医疗设备通常采用过度消杀循环来提供最大的无菌保证。

2. 非热解性

非热解性是一个重要的方面，实验室中的塑料用品不应该对热和火有反应。

3. 美国药典六级认证和洗脱测试

所有产品要有相关的证书以证明产品质量。实验室使用的塑料用品要通过美国药典的适用性测试。其中第六类检测是专门针对医学实验室器具的检测，它包括使用回收提取介质中的一种或多种进行毒性、皮肤内及全身注射试验。美国药典四级和六级测试也适用于植入医疗用品的测试。

4. 鼠胚试验

对照组和实验组中充分扩张囊胚形成率 > 80% 是一个比较理想的结果。胚胎毒性测试是一个强制测试，所有产品只有通过测试后才能被销售。

5. 人类精子活力生物学测定试验（human sperm motility bioassay testing, HSSA-test）

该检测要求样品制备 24h 后，被检测样品的人类精子活力应不小于 70% 且对照组样品精子活力至少为初始上游活力的 50%。HSSA-test 是一种放行测试，只有通过该测试产品才可以被销售。

6. 鲎变形细胞溶解物测试（limulus amebocyte lysate test, LAL-test）

鲎变形细胞溶解物是鲎血细胞（变形虫细胞）的水提取物。鲎试剂可以与细菌内毒素或革兰阴性菌的膜成分脂多糖发生反应。该反应是 LAL-test 的基础，用于细菌内毒素的检测和定量。Fred Bang 在 1956 年报道革兰阴性细菌即使被杀死，也会使马蹄蟹（鲎）的血液变成半固体。后来人们发现动物的血细胞中含有一种叫凝血因子的物质，当遇到细菌内毒素时，凝血因子就被释放到细胞外，由此产生的凝血被认为可以抑制动物半封闭循环系统中的细菌感染。

在 1970 年，美国 FDA 批准 LAL-test 用于检测与血液接触的药物、产品和设备。在此之前，为了这一目的，人们在兔子身上进行了速度慢得多、费用也高得多的试验。

血从马蹄蟹的心包中取出来然后放到水中，用离心分离法将血细胞从血清中分离出来，再将其放入蒸馏水中使其膨胀爆裂。细胞内的化学物质（溶解产物）就被释放出来，最后进行纯化和冻干。为了检测样品中的内毒素，将其与溶解物和水混合，如果发生凝血则证明存在内毒素[2]。

有三种基本的 LAL-test：凝胶凝块法、比浊法和显色法。LAL-test 的主要应用是测试肠外药物以及接触血液或脑脊液的医疗设备。在美国，FDA 已经发布了 LAL-test 作为此类产品内毒素测试的验证指南。

LAL 级联反应也被（1, 3）-β-D-葡聚糖触发。细菌内毒素和（1, 3）-β-D-葡聚糖被认为是病原体相关的分子模式，也是在哺乳动物中引起炎症反应的物质。

7. 气味检测

来自聚苯乙烯和其他塑料散发的气味不应该对胚胎和精子的存活有任何影响，这已经通过 MEA 和 HSSA 测试验证，如下所述。

8. 鼠胚试验验收标准

≥ 80% 的胚胎在受精后 96h 内发育成囊胚。

十三、耗材的种类

辅助生殖技术实验室常用的耗材有皮氏培养皿、移液管、冷冻管、离心管、培养皿及四孔皿等（图 9-16 至图 9-31）。

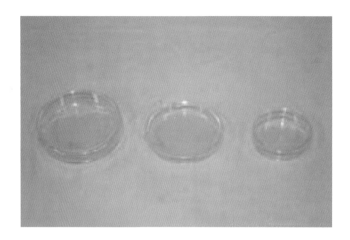

◀ 图 9-16　用于体外受精、培养和 ICSI 的各种规格的皿
根据医疗器械指令 93/42/EEC 进行 CE 认证标识，并按照 FDA 对试管婴儿产品的要求生产

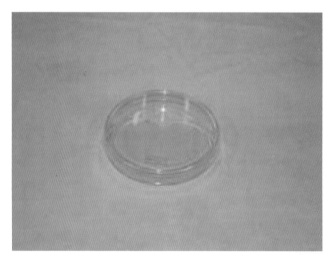

◀　图 9-17　35mm×10mm IVF 级受精和微滴培养板
常用作 OCC 受精和微滴培养，也可用于从人卵泡液中提取 OCC、睾丸精子抽吸术（testicular sperm extraction, TESE）样本采集，以及用培养液冲洗 OCC 以洗去多余的红细胞；由于这类培养皿的表面积较大，培养液非常容易蒸发引起渗透压和 pH 的变化，因此必须在培养液上面加盖一层石蜡油；另外覆盖油层还可以减少污染的概率和降低液滴温度的流失

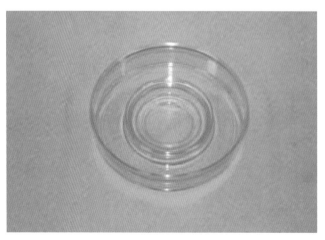

◀ 图 9-18　Falcon 单孔皿
用于胚胎培养和群体受精，也用于在含碳酸氢盐的培养液中漂洗 OCC 和卵母细胞短时间的培养；井孔的体积为 1ml 建议覆盖油层

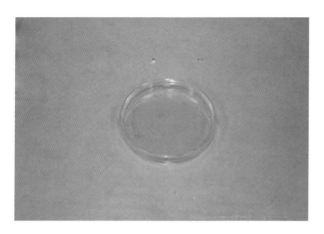

◀图 9-19 **Falcon ICSI 受精皿**

该皿的边缘经过特殊处理，可以紧密地嵌入显微操作台内，使 ICSI 操作更容易；始终用油层覆盖 ICSI 液滴以避免发生污染和减少 pH 和温度的变化

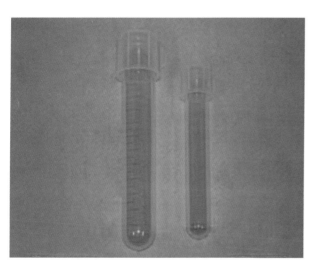

◀图 9-20 **17mm×100mm Falcon 聚苯乙烯体外受精试管**

圆底，有 14ml 和 5ml 两种规格，额定相对离心力（relative centrifugal force，RCF）为 1400g；主要用于取卵、液囊抽吸、储存和配制培养液，以及精液样本的制备

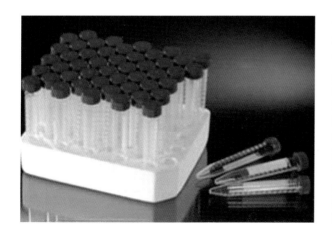

◀图 9-21 **体外受精锥形离心管**

在试管的锥形截面上沿着管体标有体积刻度；这类试管符合美国药物局第六类标准；试管帽和管身白色磨砂区域为样本识别提供书写表面；这类试管由聚丁二烯苯乙烯材料制成具有优异的光学清晰度且经过防漏密封处理，能承受额定 3000g 的 RCF，可耐 90℃的高温，不发热；另一种聚丙烯材料的试管具有良好的耐化学性，可承受高达 125℃的高温，不含 RNA 酶和 DNA 酶

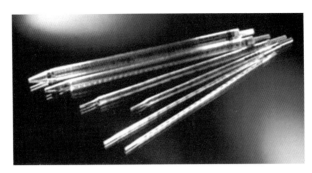

▲ 图 9-22　一次性使用的聚苯乙烯吸量管

这种吸量管有以下特点：体积准确、一次性使用、顶部有棉塞、经过消毒处理及有彩色编码包装以便于分类和选择正确的体积规格；这些吸量管被单独包装在可轻易剥离的纸袋中，并且管身标有黑色的刻度非常方便识别

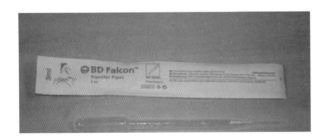

▲ 图 9-23　**3ml Falcon 聚丙烯吸量管**

由单层聚丙烯材料制成，单独包装；挤一次最多可以吸入 3ml 的液体；该吸量管的末端很细可以很容易做出大小均一的液滴，另外管身上标有 1ml 和 2ml 的刻度；常用作 OCC 的处理、培养液的配制，以及精子样本的制备

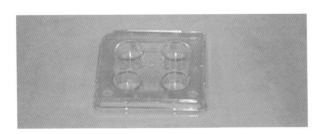

▲ 图 9-24　**聚苯乙烯材料四孔皿**

这种四孔皿经过真空气体等离子体处理，可以在皿孔内加入 0.5ml 培养液并盖油也可以在皿底表面做成微滴并盖油，该皿尤其适用于 IVF 授精和胚胎转移；一些用户在使用中可能遇到这样一种情况，在皿底表面做出来的微滴非常扁平，这是由于该四孔皿表面经过亲水性处理；NUNC 公司生产了两种类型的四孔皿，一种是疏水性的四孔皿，另一种是经过处理的亲水性四孔皿（nunclon delta），遇到这一问题的用户可以选用前者

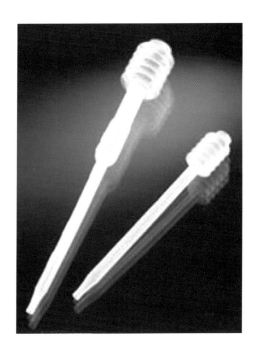

◀ 图 9-25 塑料吸量管

由聚丙烯材料制成，有 1.5ml 和 5ml 两种规格，操作方便，吸力强用于半定量液体的转移

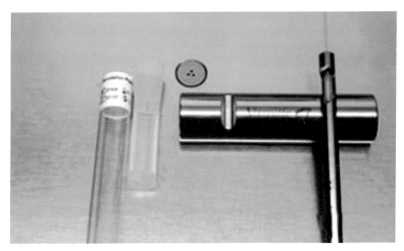

▲ 图 9-26 Swemed 玻璃针管和持针器

剥离针管是用来脱掉卵母细胞表面的卵丘细胞层；转移针管是用于卵母细胞、早期胚胎和囊胚的操作和转移，也可以用于 IVF 受精检查；这类针管均为单独包装，根据管径大小分类有 130μm、140μm、170μm、200μm、275μm、300μm 和 600μm 几种规格；其中 170μm 针管非常适合 IVF 短时受精后脱掉卵母细胞表面的卵丘细胞层后检查第二极体是否排出以确定是否受精；如果卵丘细胞把卵母细胞包裹得较紧密，建议使用 140μm 针管进行操作；另外 170μm 针管也适用于将合子和卵裂期胚胎转移至培养液微滴进行培养，以及卵裂期胚胎玻璃化冷冻过程中的胚胎转移操作；300μm 针管更适合转移囊胚；600μm 针管常用于 OCC 处理和操作

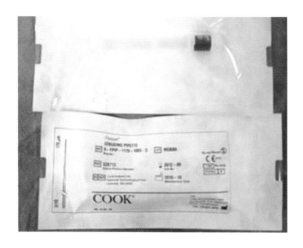

◀ **图 9-27　各种规格的 Cook 转移针管**

主要用于 ICSI 前脱去卵母细胞周围的卵丘细胞、IVF 中检查受精，以及卵母细胞、卵裂期胚胎、囊胚和卵裂球的转移操作；这类针管由聚碳酸酯材料制成，有一定的柔韧性，这种设计方便持针器可以被重复使用；另外该针管经过灭菌处理，一般每瓶 10 支按瓶出售，也提供 5 支装的盒装和 50 支装的盒装

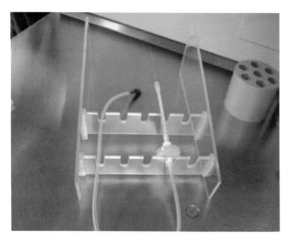

◀ **图 9-28　完成组装的口吸管**

用于卵母细胞和胚胎的操作；红色吸嘴和 0.2μm 的白色滤器比较容易识别

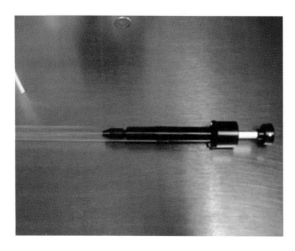

◀ **图 9-29　微量吸管及手柄**

可以从 midatlantic diagnostics、cook medical 或者 Swemed 公司买到；微量吸管和手柄配套使用，用于配子和胚胎的处理；吸液量可以设定在 0.25 ～ 3.0μl 范围内，为卵母细胞、胚胎和卵裂球的精细控制提供可能；它可以用于 ICSI 前脱去卵母细胞周围的卵丘细胞，以及在常规 IVF 短时受精后脱去卵丘细胞以观察是否排出第二极体，另外也可以轻松地实现卵母细胞和胚胎在不同培养液之间的转移；独特的包装可以很好地保持无菌性；手柄柱体部分采用铝制材料加工而成，柱塞采用优质的不锈钢材料制成，非常容易保持清洁卫生

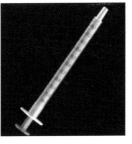

◀图 9-30　无菌两件式注射器，不含橡胶塞

该注射器由两部分组成（外套管和内栓）常用于胚胎移植和减胎操作

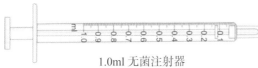

1.0ml 无菌注射器

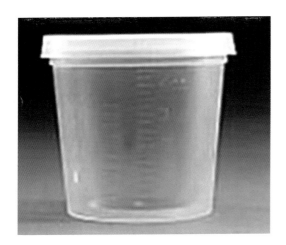

◀图 9-31　4.5oz（110ml）带盖的无菌样本容器

由聚丙烯材料制成，用料安全且为一次性使用耗材；模制刻度，便与测量；刻度有盎司和毫升两种单位，最低为 0.5oz 和 20ml，最高为 4.5oz 和 110ml，增量分别为 0.25oz 和 10ml；在室温下对常用的实验室试剂具有惰性和化学抗性，并且经过伽马辐照灭菌

参考文献

[1] IVF Manual. Recommended use of G5 Series™ Eds Gardner DK. Edition 2, May 2008.

[2] Gardner DK, Reed L, Linck D, Sheehan C, Lane M. Quality control in human *in vitro* fertilization. Semin Reprod Med. 2005;23(4):319–24.

[3] Gardner DK, Lane M, Embryo culture systems. Handbook of *in Vitro* Fertilisation (Second edn.), Eds. Trounson AO and Gardner DK, CRC Press, Boca Raton. 1990;205–64.

[4] Davidson A, Vermesh M, Lobo RA, Paulson RJ. Mouse embryo culture as quality control for human *in vitro* fertilisation: the one-cell versus the two-cell model. Fertil. Steril. 1998;49: 516–21.

[5] Lane M, Gardner DK. Differential regulation of mouse embryo development and viability by amino acids. Reprod Fertil. 1997;109: 153–64.

第 10 章

男科学及其他
Andrology and Beyond

Pankaj Talwar　Kuldeep Jain　著
白　刚　陈子江　译

一、体外受精的精液准备

（一）简介

精子准备的目的是去除精浆、死精子和其他细胞，并选择最好的精子。

精子准备方法的选择是根据患者病史、既往精液分析结果及现有精液标本检测结果而定的。同时还需要考虑受精方式是选择 IVF 还是单精子卵细胞胞质内注射（ICSI），因为 IVF 需要更多的精子。

活动精子在用于宫腔内人工授精（IUI）、IVF 和 ICSI 治疗之前，需要通过不同的步骤将其从精浆、死精子及其他细胞中分离出来。

精子的制备方法主要是根据精子的活力选择精子，理想的情况下只选择活精子，或者根据精子密度选择成熟的精子。如果精子总数和活动率足够好，上游法比较适合。如果精液质量较差，并包含大量其他细胞，优选密度梯度离心法。在获取精子总数方面，采用密度梯度离心法要比上游法更有效。然而，在大多数情况下，通过上游法制备的精子，其活动率可能更高 [1]。

最初建议的精子分离方法是先进行 1 次或 2 次清洗，然后将精子再制成悬液或者让精子从团粒中游出。之后，人们不断地开发出了更复杂的方法，以获得足够数量活动的且功能完整的精子用于 IVF。其研究目的是为了找到一种通用方法——适用于所有类型的精液样品，它既可以改善精子功能，又能减少活性氧的有害影响。

（二）精子制备的要点 [2, 3]

1. 精子制备工作应在清洁无菌工作区进行，处理精液标本时，应佩戴无毒、无粉的手套和防护眼镜。

2. 所有标本应收集在合适的无菌、无毒培养皿中，建议在制备前 1h 内收集精液标本并保护其免受冷热刺激。

3. 应当遵循包括对患者全面识别在内的所有实验室流程。

4. 射出精液的前面部分包含大部分精子（精子高浓度），后面部分则主要由精囊分泌的精囊液（精子低浓度）组成。因此，将第一滴射出的精液完整收集在用于收集精子的试管中是极其重要的。

5. 从精液射出到开始制备精子不应超过 60min。

6. 正常的精液标本会在射精后 60min 内液化。

7. 在精浆中精子孵育时间过长会减少活动精子的回收率，并使精子无法向具备受精能力的方向转变。

8. 建议不要离心精液原液，因为它可能会使具有潜在毒性的圆形有核细胞和死精子聚集在活动精子周围。

9. 对于黏稠的精液标本，在精子制备之前需将精子制备培养基与精液标本混合。

（三）命名法——精液变量（WHO）

下面列举了我们在准备样品时使用的常用术语[2]。

1. 世界卫生组织（WHO）2010 版参数

参　数	参考下限
精液量（ml）	1.5（1.4～1.7）
精子总数（10^6/ 射精量）	39（33～46）
精子浓度（10^6/ml）	15（12～16）
总活力（PR + NP，%）	40（38～42）
前向运动（PR，%）	32（31～34）
存活率（活精子，%）	58（55～63）
精子形态（正常比例，%）	4（3～4）
其他共识阈值	
pH	≥ 7.2
过氧化物酶阳性白细胞（10^6/ml）	＜ 1.0
MAR 试验（附着珠上的活动精子，%）	＜ 50
免疫珠试验（附着珠上的活动精子，%）	＜ 50
精浆锌（μmol/ 射精量）	≥ 2.4
精浆果糖（μmol/ 射精量）	≥ 13
精浆中性葡萄糖苷酶（mU/ 射精量）	≥ 20

2. WHO 报告的比较分析：WHO 1999 版与 2010 版数值分析

精液量：WHO 1999 版手册规定正常为 2ml 或更多，而 WHO 2010 版手册规定每次射精量超过 1.5ml 即在正常范围内。

精子总数 / 射精量：WHO 1999 版手册规定 4000 万 / 射精量，WHO 2010 版手册规定 3900 万 / 射精量。

精子浓度 /ml：WHO 1999 版手册规定 2000 万 / ml，WHO 2010 版手册规定 1500 万 / ml。

总活力：WHO 1999 版手册规定 50% 或更高，WHO 2010 版手册规定 40%。

前向运动：WHO 1999 版手册规定 25% 或更高，WHO 2010 版手册规定 32%。

精子形态(正常比例,%)：WHO 1999 版手册规定 15%，WHO 2010 版手册规定 4%。

精子存活率（活精子比例，% ）：WHO 1999 版手册规定 50% 或更多，不包括不活动精子的活性染色，WHO 2010 版手册规定 58%。

白细胞计数：WHO 1999 版手册及 2010 版手册均规定少于 100 万。

pH：均规定 7.2 或以上。

综上所述，我们可以说，WHO 手册中的参数如精子总数 / 射精、pH、精子存活率和白细胞计数 / 射精均相同。

精子浓度 1500 万 /ml、总活力 40% 被认为正常，这清楚地表明，该标准比 WHO 1991 版手册降低。

主要差异是正常形态精子比例从 WHO 1999 版手册的 15% 下降到 WHO 2010 版的 4%。

这清楚表明，WHO 2010 版手册标准降低了大多数精液参数的正常值。

3. 优点

根据 WHO 2010 版手册，精液参数正常的男性数量将明显增加，这对于试图自然受孕或借助辅助生殖技术的夫妇显然是一个令人鼓舞的消息。

关注重点已从过去精液量和精子计数的旧的量化标准转移到更具体的标准上，例如形态学、前向运动精子和精子存活率。

降低了普通人群中男性不育症的发生率。

减轻男性不育症患者遭受的巨大心理创伤，或许能使其更好地承受治疗所带来的痛苦。

减轻不育症夫妇的经济负担。

由于减少了男性不育症患者的确诊数量，避免了患者服药导致的不良反应。

4. 缺点

WHO 参数对生育指标的限制非常低。第 5 版中涉及的百分比看起来很有说服力，但临床上的疑虑依然存在形态学作为一个重要参数已发生改变。

相关研究已在欧洲国家，澳大利亚和美国进行，但大多数亚非国家的代表性不足。

第三世界国家没有像欧洲一样的男科设施，也没有合格的人员在质量控制实验室中进行检测。考虑到精子形态的诊断价值在不孕症中的重要性，这有可能会改变诊断结果。

5. 困惑

精子形态：精子形态是进行 ICSI 治疗的重要因素。4% 正常形态精子的患者，如果不进行 ICSI 助孕，会让他们在思想上对结局产生恐惧心理。

活动力：从 50% 降至 40% 同样引起困惑，如果精子计数为 1500 万且活动力仅为 40%，我们就难以抉择是进行正常的受精，还是优先选择 ICSI。

简而言之，新版精液参数必须谨慎对待，直到我们胚胎学家使用多年，并确信结果不会下降。

总之，WHO 2010 版标准在 ART 中心全面使用前需要在临床工作中再次评估。

6. 展望

近年来，精液参数标准正变得宽松。引起不育的内在因素比量化因素更受到重视。我们将很快能够以较低的精液参数实现在体内和体外受精，从而增加受精的机会，男性不育症的发病率也会在某种程度上降低。

（四）精液制备技术

1. 上游法及洗涤

(1) 此方法常用于精子数量 / 活动力正常的精液标本，并根据活动力选择精子，理想情况下仅选择活精子。

(2) 应使用无菌技术，并在精液采集后 1h 内进行处理。

(3) 等待约 20min 使精液液化，如果精液不液化，你可能需要通过 23 号针头或无毒无菌窄管巴氏移液管对它进行抽吸。

(4) 在显微镜下对精子样本进行评估，以确认处理精子的最佳方法。

(5) 初始上游时需要使用清洗液 / 精子制备液（MediCult）、配子缓冲液（Cook）和精子洗涤液(Vitrolife)。使用前需将(精子制备 / 精子洗涤液)加热至 37℃，并在 6% CO_2 培养箱中至少平衡 4h。其他培养基仅需加热，因为它们是以 HEPES 为基质调配的（ cook ）。

(6) 在含有 0.5ml 平衡的清洗液 / 精子制备液（MediCult）、配子缓冲液（Cook）和精子洗涤液（Vitrolife）的圆底 5ml 小管的底部，轻轻加入完全液化的 300μl 精液。

(7) 将试管放在试管架上，使试管与水平方向成 60°。将试管架放在 CO_2 培养箱中，在 37℃下孵育 30～60min，以使精子从液化的精液中游出。培养基浑浊度增加可以证实精子已成功进入覆盖的培养基里。如果培养基清晰，则需要更多的时间让精子有机会从精子沉淀颗粒中游出。

(8) 20～60min 后移出试管架，吸出精液标本上方的培养基（约 250μl 上游液）到新管。

(9) 加入 4ml 平衡的通用培养基（MediCult）、受精培养基（Cook）、G–IVF^{TM} PLUS（Vitrolife）到吸出的新管上游液样本中，600g（译者注：国内经验 300～500g）下离心 10min。

(10) 去除上清液，用少量平衡的通用培养基（MediCult）、受精培养基（Cook）、G–IVF^{TM} PLUS（Vitrolife）等将精子沉淀颗粒重悬。

(11) 计数精子并计算浓度。

(12) 根据需要进行调整。保存在 37℃的 6% CO_2 培养箱中，备用。

这种常规洗涤和上游法的原理是基于精子从细胞团粒向覆盖介质的主动运动。通常情况下，孵育时间为 60min。这种技术在没有污染死精或不活动精子、非生殖细胞和碎片的情况下，能回收很高百分比（＞90%）的活动精子。该技术的效率取决于细胞颗粒的表面积和射出精液最初的精子活动力。活动精子的产量受到颗粒形成学说的限制，即颗粒中的许多细胞层可能不允许颗粒较低水平的健康活动精子到达培养基层的界面。此外，据报道，经过上游法后，正常染色质浓缩的精子百分比会显著下降。

2. 密度梯度离心法

典型的密度梯度离心法包括连续[4]或不连续[5]梯度。在连续梯度法中，从梯度的顶部到底部密度逐渐增加，而不连续梯度法的各层之间有明确的边界。将精液置于密度培养基的顶部，然后离心 15～30min。在这个过程中，所有细胞都会接触到精液沉淀物，活动力强和活动的精子能活跃地沿着沉降梯度的方向移动，比活动缓慢和（或）不活动的细胞更快地穿透边界。因此，我们发现高度活跃的精子细胞在底部的软团粒中聚集。该方法适用于所有精子样本的处理而不管其质量如何。

胶体梯度是一种在等渗平衡盐溶液中稳定的溶液，它是由 SupraSperm（MediCult）、精子梯度（K–SISG）（Cook）、Sperm Grad^{TM}（Vitrolife）共价结合的胶体二氧化硅粒子组成。通过配制制备不同的稀释剂，可以获得不同密度的溶液。将这些不同密度的溶液小心地分层放置在离心管中会产生密度梯度。具有不同浮力密度的细胞和其他颗粒将沉降，直到达到更高密度的溶液为止。离心可以加速这个沉降。我们通常使用 90% 和 45%Sperm Grad^{TM} 两步梯度。DNA 紧密排列的成熟精子因密度高于 90% Sperm Grad^{TM}，会通过该层并在试管底部沉积，而其他细胞，包括未成熟精子和死亡精子，会停留在 90% 或 45% 界面处。Sperm Grad™ 可在 G–IVF™ PLUS 中稀释成 90% 和 45% 的梯度。使用前，G–IVF™ PLUS 必须在 37℃ 以上和 6% CO_2 的条件下平衡。操作完成后，将沉淀物最终悬浮在通用培养基（MediCult）、受精培养基（Cook）、G–IVF™ PLUS（Vitrolife）中。

　　3. 通过双密度梯度培养基（Vitrolife）制备精子的步骤

　　(1) 将 Sperm Grad™ 与辅助 G–IVF™ PLUS 混合在不同的试管中，可获得 90% 和 45% 的原液。9.0ml Sperm Grad™ 与 1.0ml 辅助 G–IVF™ 混合可制成 90% 的原液；4.5ml Sperm Grad™ 与 5.5ml 辅助 G–IVF™ 混合可制成 45% 的原液。将溶液充分混合，然后储存在无菌无毒试管或无菌组织培养瓶中。贴标签并冷藏至使用。

　　(2) 始终使用无菌无毒移液器来分装各个精子制备所需的量。原液应标注日期，并留有建议使用的时间范围。使用前，将溶液升温至环境温度，并在 6% CO_2 中达到平衡，以达到正确的 pH。

　　(3) 密度梯度应分层放置在 2～4 个标有患者身份证明的无菌和冲洗后的锥形无毒离心管中（取决于精液标本的量）。

　　(4) 首先用移液管将 90% 溶液 1.5ml 加入试管内，然后在上面缓慢加入 45% 溶液 1.5ml。最后，将 1.0ml 的精液轻轻置于顶部。

　　(5) 组成 2～4 个梯度管，在梯度表面最多可以加入 2ml 精液。

　　(6) 如果精液标本质量正常，可减少加入的精液量。加入过多的精液会导致分离不良。

　　(7) 然后将试管以 300～600g 离心力离心 10～20min。

　　(8) 移去顶部两层，注意不要在管壁上留下任何残留物。

　　(9) 将含有尽可能少的 90% 溶液的精子团粒转移到装有 5ml 平衡的辅助 G–IVF PLUS 的无菌锥形冲洗管中，以 300～600g 离心力离心 10min。

　　(10) 吸出并丢弃上清液，然后再次洗涤。在第二次洗涤后，混合团粒并重新悬浮于 1ml 平衡的辅助 G–IVF™ PLUS 中。

　　(11) 用平衡的辅助 G–IVF™ PLUS 溶液，稀释洗涤后的标本，使最终浓度达到每毫升含 75 000～200 000 条活动精子。

　　(12) 将平衡的精子悬液，添加到含有卵子的平衡的培养皿中。建议受精量为 0.5～1.0ml，不要覆盖矿物油。如果使用矿物油覆盖，建议液滴体积至少为 100μl。

　　密度梯度法的优势在于，与传统的上游法或玻璃棉过滤法相比，可以回收更高比例的形态正常精子。该方法可从精子密度很低的精液中获取精子，精子也可以被很好地分离出来，同时精液标本中的圆形细胞和死亡的精子被大量清除，活性氧显著减少。

该技术还可收集到具有更好的 DNA 质量和染色质包裹[6, 7]的精子类群。此外，初步报告表明，已知被性传播病毒污染的标本可以用密度梯度离心法有效地清除，分离出来的精子能预防疾病的横向传播[8]，且风险极低。

密度梯度离心法的一个缺点是，密度梯度介质比任何一种上游法技术都贵一点，且梯度组成成分可能有产生内毒素的潜在风险。

4. 双洗涤及上游法

此方法通常用于精子数量 / 活动力正常的精液样本，并根据活动力来选择精子，理想情况下仅选择活精子。

(1) 精液标本液化后，将其与 4ml 冲洗培养基（MediCult）、配子缓冲液（Cook）、精子冲洗液（Vitrolife）混合。

(2) 将标本和培养基混合物转移到 15ml 的圆形锥形管中（Falcon），并将标本以 1500 转 / 分钟，离心 10min。此步骤可确保将样品与培养基混合，并分离出死精子、白细胞和碎片。

(3) 弃去上清液，将沉淀物重悬于 2ml 通用培养基（MediCult）、受精培养基（Cook）或精子冲洗培养基（Vitrolife）中。将颗粒轻轻地与上述培养基充分混合，然后转移到 5ml 离心管中。

(4) 将样品在离心机中以 1500 转 / 分钟，离心 5min。

(5) 丢弃上清液，将约 700μl 的通用培养基（MediCult）、受精培养基（Cook）、G–IVF™ PLUS（Vitrolife）覆盖在团粒上。

(6) 将 5ml 试管（Falcon）放在试管架上，并以一定角度在 37℃的 CO_2 培养箱中放置 20min，为最终上游做准备。要想让精子从完整的精子沉淀颗粒中上游出来，需要调整好离心速度，最终使精子沉淀颗粒被松散地压实。如果我们获得的沉淀颗粒过于紧实，则精子有可能不能从中游出，从而导致产量下降。可以通过轻轻地缓慢倾斜试管并观察精子沉淀颗粒是否倾斜来验证颗粒的一致性。如果我们不得不重悬精子沉淀颗粒，则需要格外小心，以确保当用培养基覆盖未压实的精子沉淀颗粒时，不会发生混合。

(7) 请记住松开瓶盖，以使标本易于平衡（CO_2 交换才能发生）

(8) 20min 后移出上游物，并放入新的 5ml 试管中至少平衡 15min。精子游出的效率不仅取决于射精后精子的初始活动力，还取决于精子沉淀颗粒的大小、压实程度和暴露的表面积。

(9) 同时进行精液计数，在移去最终上游物后的 2h 内进行受精。

(10) 笔者一直喜欢这项技术，它也一直给我们带来良好的结果，且容易实施和复制。

这种方法的优点是，最简单且最经济，可以回收高比例的活动精子，并去除了其他细胞和碎片。此法还可以显著改善精子顶体反应率、低渗膨胀试验（HOS）和细胞核成熟度。

洗涤后精子颗粒上游法的一个缺点是活动精子的总回收率低。位于团粒底部的活动精子可能永远无法到达与培养基的交界面。而未压实的松软精子团粒又有可能导致不动精子、白细胞、鳞状上皮细胞或非细胞碎片混在上游物中。这种技术还可以导致由受损精子产生的活性氧突然暴增。研究发现，活性氧会损害同一悬浮液中正常精子的功能，并导致已经受损的精子与卵母细胞结合能力进一步受损。

（五）特殊情况

1. 梗阻性无精子症：附睾精子和睾丸精子

(1) 附睾精子：附睾精子可通过使用 21 号蝶形针通过显微镜下附睾抽吸取精术（MESA）或经皮附睾穿刺抽吸取精术（PESA）获得 [6]。

● 如果获得大量精子，可以通过上游法或浮力密度梯度法处理，最好是密度梯度法。

● 如果仅发现少量精子，样本可用新鲜培养基洗涤和离心，然后用最少量的培养基重悬。

在 ICSI 注射皿矿物油的底下加入一滴液体，用注射吸管吸取处理后的精子。

(2) 睾丸精子：睾丸精子可用蝶形针通过睾丸切开活检取精术（TESE）或睾丸穿刺抽吸取精术（TESA）获得。

将获得的标本在两张载玻片之间或用细剪刀或细针压碎 [8, 9]。

进一步处理与附睾精子类似，具体方法取决于获得的精子数量。如果未见活动精子，则将精子悬浮在新鲜液滴中，并在倒置显微镜的相差光学下观察偶尔抽动的尾巴，收集精子，用于 ICSI。或者，把精子放入低渗溶液中，观察提示生存能力的尾巴卷曲情况。在用于 ICSI 之前，这些精子要在新鲜的培养基中拾取和洗涤。

2. 逆行射精

对于逆行射精者，需在操作前 48～72h 用碱化剂碱化尿液。射精前，膀胱插入导尿管并排空。将大约 20ml 培养基注入膀胱。射精后，立即排空膀胱并离心样品。将团粒重悬于新鲜培养基中，并按照 IVF 或 ICSI 要求进行浮力梯度处理。

勃起功能障碍：对于有明显的勃起功能障碍患者，使用西地那非和禁欲可能会有所帮助。对于严重的患者，可以使用振动刺激。对于非常严重者，或脊髓损伤者，可在全身麻醉下通过电刺激射精获得精液标本。

（六）离心基础

影响离心分离结果的两个重要因素是精液制备过程中的温度和离心速度。不幸的是，所有当地可用的离心机都没有温度控制或重力调节[9]。

1. 重力

精确的重力提示可以使精子受到精准的重力作用，形成理想的精子沉淀颗粒。目前在 RPM（每分钟离心转数）的离心机上没有显示每天离心速度的功能，因为这些数字对于任何想要重复该方法的人来说用处不大（取决于转子半径）。通过使用由印度 Shivani 科技公司生产的 spermfuge 离心机，在屏幕上进行重力选择，可以消除现有对 RPM 的依赖。

可用以下公式计算离心机的重力

$$g = 1.118 \times r \times rpm^2$$

$$rpm = \sqrt[2]{g/(1.118 \times r)}$$

其中，r 为离心半径（单位：mm），rpm 为每分钟转数（r）除以 1000。

示例 1

$$r = 100mm, \ rpm = 1800r/min$$

$$g = 1.118 \times 100 \times 3.24 = 362g$$

示例 2

$$R = 100mm, \ g = 350g,$$

$$rpm = \sqrt[2]{350/(1.118 \times 100)} = 1.77rpm = 1770r/min$$

小贴士　离心标本和处理团粒时应注意

- 用装有相同体积水的试管平衡离心机。
- 请勿离心超过 20min，因为异常精子也可能积聚在底部，降低活动精子的百分比。
- 从离心机上取下离心管时，不要破坏螺旋。
- 不要打乱团粒，如果团粒被打乱，请重新离心数分钟，直到团粒重新形成。
- 如果精子计数少，则可能没有明显的团粒。在这种情况下，移去除 0.8ml 培养基之外的其他东西。

---

2. 温度

在整个精子制备过程中保持这一临界温度，有助于精子维持其最大活力和增强前向线性运动。

Spermfuge 是一种简易离心机，通过控制 / 保持温度等主要参数来提高男方精液标本的总活动精子的回收率，从而提高 ART 结果。该仪器经过专门设计，可在离心前、离心后和离心中调节并维持内部腔室的临界温度。这两个最重要的参数可作为衡量精子理想清洗效果的标准。

Spermfuge 的设计综合考虑了细胞生理需求、运动动力学，以及众多男性科学家、胚胎学家和其他人类生殖领域专家的理想期望值、意见、想法和主张等。

Spermfuge 带有温控室（室温达 42℃）、根据对照进行编程的微处理器、多个试管项选择、精确的重力选择、独立的离心和（或）加热选择，以及其他的附加优点等，使其成为理想的 ART 实验室使用的仪器。

（七）精子活动力及功能的改善

许多化学物质和化学合成的药物，例如孕酮，腺苷类似物等已经被用来刺激人类的精子功能。咖啡因、己酮可可碱和 2-脱氧腺苷等就是这样的物质，它们被用来刺激精子的运动。最新的刺激精子方法包括碳酸氢盐，金属螯合剂或血小板活化因子（PAF）。下面讨论的这些方法很少用于改善精子。

1. 己酮可可碱

己酮可可碱是磷酸二酯酶的非特异性抑制药，对精子的活动力和运动特性，如精子速度或快速运动具有刺激作用。其刺激作用是通过抑制 cAMP 磷酸二酯酶分解 cAMP 而增加细胞内 cAMP 水平。据报道，己酮可可碱还可以通过增加 cAMP 的水平来提高精子的顶体反应[10]。

己酮可可碱用于辅助生殖治疗的结果是不确定的。这取决于以下条件，尤其是有关精子电容状态的刺激时间和培养基中己酮可可碱的浓度，过度刺激会导致顶体反应过早。因此，己酮可可碱在 ART 中没有常规使用。己酮可可碱在行 IVF/ICSI 治疗的附睾和睾丸精子制备过程中，有被使用增加的趋势。

与附睾或精液中获取的精子相比，从睾丸中获取的精子在生理上是不成熟的。己酮可可碱治疗不活动或活动力很弱的新鲜冷冻的睾丸精子后，精子可经常出现模拟某种形式的运动方式，从原地打转到非前向性运动等。这可以帮助我们为 ICSI 挑选精子。这两种特性的结合，使得 DNA 不会更容易受到活性氧的伤害。

2. 血小板活化因子

血小板活化因子（PAF）是一种生物活性磷脂，被认为是调节包括人类在内的许多不同物种的精子功能的细胞介质。据报道，PAF 对精子活力、获能、顶体反应和与卵母细胞融合有积极作用[11, 12]。PAF 对精子功能的积极作用使其能应用于辅助生殖。Roudebush 等[13] 报道使用含 PAF 的培养基，制备正常男性精液的精子，能显著提高 IUI 的妊娠率。

3. 低渗膨胀试验（HOS）

精子活力是精子生存能力的重要指标，尤其是在进行 ICSI。当睾丸 / 附睾 / 射出的精子不活动时，对其活性的评估就变得至关重要。低渗膨胀试验是一个简单的活性测试，其原理在于，半通透性完整的且具有生理功能的质膜在低渗条件下能使水内流，从而导致细胞体积扩大膨胀[14]。

当为 ICSI 准备培养皿时，一小滴（5μl）的 HOS 溶液可放置在 PVP 液滴附近，同时额外的 2 滴培养基也放在旁边。将少量精子悬液加入其中额外的 1 滴培养基中。精子被制动后，用 ICSI 微量移液器将其提取并加入 HOS 溶液中。一旦与低渗培养基接触，一些精子的尾巴就会开始卷曲或肿胀。尾巴肿胀或卷曲表明细胞是存活的。然后用 ICSI 微量移液器将精子提出，放入另一滴额外的培养基中，以洗去微吸管和精子中过量的低渗培养基。然后将精子置于 PVP 液滴中进行 ICSI。

（八）理想的精子分离技术应符合以下要求

- 快速，易于操作且经济。
- 尽可能分离出多的活动精子。
- 不会造成精子细胞膜的损伤。
- 清除死亡的精子和其他细胞，包括白细胞和细菌。
- 清除且不会产生有毒物质如活性氧（ROS）。

到目前为止，我们还没有任何理想的精子制备方法，我们必须根据精液标本从各种可用方法中选择可行的方法。

适宜的精子制备技术的选择和应用可能是影响 IVF 所用精子质量的主要因素。不育 / 生育力低下男性射出的精液通常具有产生 ROS 的潜力，目前已知 ROS 会损害精子功能并破坏其 DNA。因此，当务之急是实验室技术人员必须选择一种能够直接将功能和活动力好的精子与所有剩余物质分离出来的方法。密度梯度离心法是制备精子的理想且最有效的方法。

因此，根据最初的精子参数，直接从精液中游出精子，能安全有效地用于准备精液样标。我们必须谨记，IVF 的最终结果取决于精液制备的质量，因此这一关键步骤不应被忽略。

小贴士
- 为了获得适合 IVF 和 ICSI 的精子标本，需要一种灵活的方法。
- 精子制备前详细的评估非常重要，这有助于确定采用哪种方法。
- 特别是在前期精液报道不一致的情况下，可以在实际操作前进行预试验，以选择适当的精液准备方法。

- 可以通过间隔一段时间获取第二份精液标本，再将两份标本混合，解决两个精液样本差异较大的问题。
- 如果已经采用了合适的方法，仍不能获得满意的精子回收效果，应毫不犹豫地考虑转为 ICSI。

§ 附录：精液制备

方法（图 10-1A 至 E）

(1) 制粒和上游法：该方法适用于精液参数正常、精液量少或黏稠的标本。所有准备工作必须在 37℃的层流状态下进行，并要注意无菌操作。精液液化后要进行初始精液分析，然后按照以下步骤开始操作。

- 将等体积（1.5～2ml）的精液与预热的 HEPES 缓冲 HTF 培养基在 5ml 圆底 Falcon 试管中混合。如果精液量大，则应使用更多的试管。
- 以 1500r/min，离心 10min。

操作技巧——如果团粒太紧，轻轻摇动。

- 小心去除上清液，不要影响团粒。
- 将 1ml 新鲜的 HTF 培养基轻轻覆盖在团粒上，且不要弄坏分界面。

小贴士
- 根据初始标本的活动力调整时间。
- 保持试管倾斜 45°～60°，能在团粒上方形成更大的培养基表面积，可更好地回收活动精子。

- 松开瓶盖，在 CO_2 培养箱中孵育 30～45min。
- 小心地将上清液从所有管子中取出，置于一个清洁的 5ml 圆底的离心管中。
- 1400r/min，离心 10min。
- 去除上清液，在底部留 3ml。
- 轻轻摇动。评估精子数量和活动力。
- 试管瓶盖松开，置于 CO_2 培养箱中保存，直至受精。

(2) 两步梯度法（80/40）：可以稀释 100% 梯度液，制备 80% 的梯度液和 40% 的

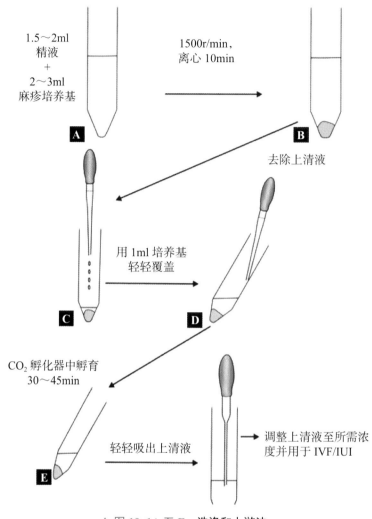

1.5～2ml
精液
＋
2～3ml
麻疹培养基

A

1500r/min，
离心 10min

B

去除上清液

用 1ml 培养基
轻轻覆盖

C

D

CO_2 孵化器中孵育
30～45min

E

轻轻吸出上清液

调整上清液至所需浓
度并用于 IVF/IUI

▲ 图 10-1A 至 E　洗涤和上游法

梯度液，或使用已制备好的溶液。

80%：8ml 梯度溶液 +2ml 培养基（图 10-2）。

40%：4ml 梯度溶液 +6ml 培养基。

● 在锥形试管中吸取 80% 梯度液 2ml，然后加入 40% 梯度液 2ml。在上面加入 1.5～2ml 液化的精液标本。

小贴士：体积可根据精液质量调整。

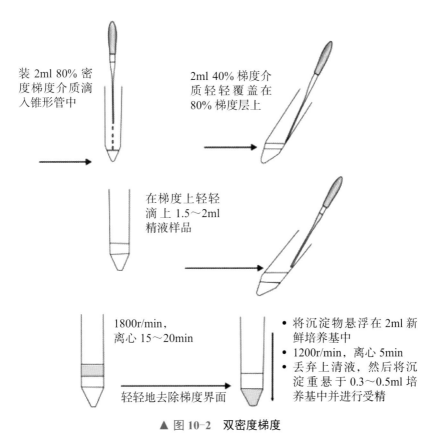

装 2ml 80% 密度梯度介质滴入锥形管中

2ml 40% 梯度介质轻轻覆盖在 80% 梯度层上

在梯度上轻轻滴上 1.5～2ml 精液样品

1800r/min，离心 15～20min

轻轻地去除梯度界面

• 将沉淀物悬浮在 2ml 新鲜培养基中
• 1200r/min，离心 5min
• 丢弃上清液，然后将沉淀重悬于 0.3～0.5ml 培养基中并进行受精

▲ 图 10-2　双密度梯度

根据精液质量以 1800r/min，离心 15～20min。

• 细胞碎片和不活动 / 异常精子聚集在分界面处，活动精子沉积在颗粒底部。
• 轻轻回收团粒，然后将团粒重悬于 1ml 新鲜培养基中。
• 重悬的团粒以 1200r/min，离心 5min。
• 去除上清液。
• 将沉淀重悬于 0.3ml 培养基中，备用。

二、卵母细胞评估

成熟的卵母细胞是人体内最大的细胞，直径为 100～120μm，被胶状的糖蛋白透明带和几层形成卵丘复合体的滤泡细胞包围。雌配子受精时携带有 23 条染色体。排卵前卵母细胞是卵巢刺激后从多个卵泡募集的卵母细胞，已经进入减数分裂成熟的最后阶段，涵盖从生发小泡破裂（GVBD），中期Ⅰ（M_I）到中期Ⅱ（M_{II}）卵母细胞等多个阶段[1, 2]。卵母细胞在透明带（ZP）内也发生了明显的形态和生化变化，从而增加了对精子结合和渗透的接受能力。GVBD 预示着减数分裂的重新开始，并启动卵丘在成熟过程中的扩张。这通常在 hCG 给药后立即发生，或在体外受精（IVF）或单精子卵细胞胞质内注射（ICSI）之前的培养基中发生。在 IVF，这一过程可能在用漂洗过的精子进行受精之后完成。

ICSI 前卵母细胞被剥除卵丘细胞之后，有可能能准确地鉴别出成熟中期 2 的卵母细胞，即在卵母细胞的动物极处出现第一个极体（表 10-1 和表 10-2）。

三、ART 受精步骤

（一）简介

体外受精是指卵母细胞和精子在培养基中进行受精，受精发生需要孵育数小时。随后，受精卵被脱颗粒、清洗，并在另一个培养皿中培养。

（二）受精时间

卵母细胞受精最好在取卵后 2～4h 内进行。这个时间段不仅对于卵母细胞的稳定及其与体外环境中的平衡是至关重要的，而且还有利于少数未成熟卵母细胞向中期第 2 阶段发育的最终成熟。

表 10-1　卵母细胞成熟度

成熟阶段	形态描述	临床意义
完全成熟的卵母细胞	卵丘扩大，围绕透明带的 CR 呈放射状。 PVS 里的第一极体（PB1）位于动物极处。 卵质清晰，均质，细胞器分布均匀。 PB1 下面可见一个桶状的无星纺锤体。 卵膜下有 1～3 层 CG。	M₂ 卵母细胞在自然周期的第 14 天左右排卵
成熟的中期 1 卵母细胞	无极体 无生发泡 扩大的卵丘和冠细胞 具有同源染色体的 1 个中期 1 纺锤体 卵膜下有 1～2 层 CG	这个阶段是短暂的，没有间歇期
1 期未成熟卵母细胞	无极体（LM），1 个 GV 或核仁密集的细胞核致密，未膨胀的卵丘和放射冠 卵膜下 CG 有一层不连续层 内有能分泌 CG 的高尔基体膜的无颗粒皮质	即将成熟的卵母细胞的一极有一个位置异常的 GV
GVBD 期间未成熟的卵母细胞	消失的 GV 或细胞核 核膜破裂 染色体凝聚 形成带有微管的纺锤体 CR 细胞和卵母细胞之间细胞连接的解偶联	这个阶段预示着减数分裂在 GV 阶段停止后重新开始

表 10-2　卵丘－卵母细胞复合体分级

卵母细胞－卵丘复合体（COCs）	卵丘形态
卵丘质量（CM）	• 3 层或更少的卵丘细胞（CM_0） • 超过 3 层但少于 10 层的卵丘细胞（CM_1） • 10 层或更多层的卵丘细胞（CM_2）
卵丘扩张（CE）	• 紧实，致密的细胞（CE_0） • 细胞适度扩张（CE_1） • 细胞充分扩张（CE_2）
卵丘细胞与卵母细胞之间的接触关系（CO）	• 裸露（CO_0） • 部分裸露（CO_1） • 完全封闭（CO_2） • 完全封闭且部分形成卵泡壁（CO_3）

> 注意：避免延迟受精。因为精子总是游动并代谢葡萄糖，释放出活性氧和有毒代谢产物，降低受精率。这样就会引起精子质量随着时间的延长而呈指数下降。

（三）精子浓度

在没有其他主要男性因素干扰的前提下，受精过程中每个卵母细胞的最佳精子浓度为 80 000～100 000 个前向运动精子。

（四）精子制备及受精培养基

用于精子制备和受精的培养基应富含葡萄糖，精子可将其作为主要的能量来源。葡萄糖能改善了精子的功能和运动能力，并参与了精卵融合。

表 10-3 列出了笔者所在中心用于上游法和受精的各种商品培养基。

表 10-3　体外受精培养基

商业公司	精子洗涤培养基	最终上游的培养基	受精 / 受精培养基
Vitrolife	Sperm rinse	G-IVF PLUS	G-IVF PLUS
Cook	配子缓冲液 / 悉尼 IVF 精子培养基	悉尼 IVF 受精培养基 / 悉尼 IVF 精子培养基	悉尼 IVF 受精培养基
MediCult	冲洗培养基	通用 IVF 培养基	通用 IVF 培养基

MediCult（冲洗培养基）公司和悉尼 Cook（配子缓冲液）公司生产的是以 HEPES 为基质的培养基，因此不需要 CO_2 平衡。而其他所有的本流程所涉及的培养基在使用前都必须在 CO_2 条件下至少平衡 6h（表 10-3）。

1. 受精和胚胎培养流程（图 10-3A、B）

配子和胚胎的受精和培养基本上有两种培养系统可供选择[1]。

(1) 带或不带矿物油的大容量井孔培养皿（0.5~1.0ml）（图 10-3）。

(2) 矿物油底下的小体积液滴（50~100μl）。

在矿物油覆盖的培养基的微滴中培养胚胎是一种受欢迎且有效的胚胎培养方法。随着囊胚的发育，孵育体积的缩小能显著增加胚胎的活力。目前已知，胚胎能分泌自分泌因子和趋化因子，在大孔培养皿内孵育胚胎能稀释胚胎发育中所产生的自分泌因子。人们已经注意到，当胚胎成组生长（达到 8~10 个）和微滴数量减少（每个 20~30μl）时，会增加卵裂率和囊胚形成。

2. 受精方法

(1) 受精

理想情况下，受精应在环境可控的室内进行。但是如果没有，就应该使用加热操作台，并在立体变焦显微镜下进行受精。

受精通常在 hCG 日后 38~40h，即获卵后 3~4h 进行。预计平均受精率为 70%。如未达到，则胚胎学家应调整并审查所有实验室操作流程。

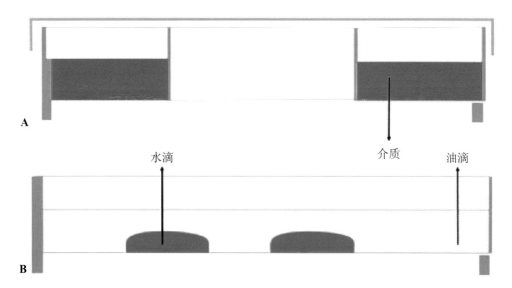

▲ 图 10-3　**A. 0.5~1ml 带有或不带有液体石蜡覆盖层的培养孔；B. 10~100μl 用液体石蜡覆盖的微滴**

- 精子制备：精子制备应准确计数，活动精子浓度应为（8～10）×10^6/ml。按照这种方法，上游出小体积的受精量进行受精，并能使最终反应体积的变化最小化。

- 受精：用 20～200µl 移液管枪和一次性无菌尖吸头将计算好的精子悬浮液，加入卵母细胞中，使每个含有卵母细胞的受精孔/IVF 板中都加入了需要的活动精子数。

计算受精体积，以便达到最终精子浓度（通常达到 100 000/卵）。虽然一些研究认为可以使用更高浓度的精子[18]，但这么做却能避免多精入卵。使用相差光学显微镜可以轻松观察受精后的精子。

受精时应与卵子隔开，这样精子才能逐渐游向被化学趋势因子吸引的卵子上。

---

(2) 孵化

将培养皿放回培养箱中，直到完成受精并检查确认（受精后 16～18h）或达到较短的孵化时间（最少 2h）。

根据培养基体积、培养皿用量、胚胎学家的个人选择或孵化器大小等，有多种受精方法可供选择。

- 35mm 板：笔者所在中心使用 35mm IVF 板受精 6～8 个卵。将卵母细胞－卵丘复合体（oocyte cumulus complexes，OCC）放入 2ml 碳酸氢盐培养基中，并覆盖 1.5ml 矿物油。在 CO_2 条件下稳定 2h 后加入精液标本。操作者在直视下加入 2～3 滴精液标本。确保最终游离的精子浓度为（15～20）×10^6/ml。

- 单孔板：如果最终游离出的精子少，如（8～10）×10^6，在矿物油下的单孔培养皿中进行 OCC 受精（最多 6 个卵）。将 6 枚卵子放在矿物油下的 500µl 碳酸氢盐培养基中。加入 2～3 滴上游出的精子在培养基中受精。在这种情况下，卵子剥离必须迅速进行，因为与 35mm 板相比，单个孔的空间有限，卵子常聚集在一起，有时很难剥离。

- 微滴法：受精可以通过液滴受精的方法进行。在 35mm 或 60mm 的平板中滴入 100～150µl 的液滴（数量为 8～10），然后用矿物油覆盖，在 CO_2 培养箱中平衡 4～6h。每个微滴放一个卵母细胞复合物，并将板上平衡 1h。这种精液受精，只需要在微滴中加入数微升的精子就可以完成[17]。

- 四孔板：很少有胚胎学家在四孔板内进行受精。将 4～6 个 OCC 加到一个含有 400µl 碳酸氢盐培养基的孔中，并用矿物油覆盖。在必要的稀释之后，按照要求的浓度，只需数微升即可受精。

3. 矿物油覆盖的作用

矿物油覆盖培养基比较麻烦，但具有许多其他优点。

(1) 防止培养基在培养箱中蒸发，从而减少渗透压升高的不良影响。

(2) 减少因培养箱外操作胚胎板，以及剥离和观察过程中引起的 pH 变化。

(3) 在矿物油滴和表面之间创造一个通气但不通透的窗口，可以捕捉空气中的有害颗粒和挥发性有机化合物。

选择石蜡油是因其黏度高，纯度高。

建议

- 理想情况下，应将油储存在黑暗的玻璃瓶中，因为油会从塑料容器中浸出苯乙烯。
- 使用 0.22μm 孔径的无菌过滤器过滤灭菌的医用级轻质石蜡油。开放式系统的缺点是需要更多的培养基，一旦将培养皿从培养箱中取出，温度和 pH 都会快速变化。

开放式系统的缺点是需要更多的培养基，一旦将培养皿从培养箱中取出，温度和 pH 就会迅速变化。

预防措施：注意，虽然矿物油能减慢培养基的放气时间，但也会导致再放气时比较慢。

使用矿物油后，温度和 pH 的变化不会很快发生，但是矿物油的缺点是必须对它进行胚胎毒性检测、洗涤和过滤，以确保它是无毒的。

四、剥离（脱颗粒）

人工授精后 16～20h 应检查受精卵情况。脱颗粒应在温暖的室内环境及立体变焦显微镜下进行。通过在受精板上用 170μl 微量移液器抽吸受精卵，直至清除 OCC 周围的卵丘细胞，完成脱颗粒过程。由于卵母细胞在培养箱外，操作应尽快进行。避免使用口吸吸引器，以免造成污染。由于卵子有可能在移液管道中被吸出并丢失，压力不稳定的口吸吸引器很少被使用。

在世界范围内使用的脱颗粒方法有 2 种，选择哪一种方法完全是个人选择的问题。一种是常规方法，精子接触卵母细胞的标准时间为 16～18h，它已成为多年来实验室操作的标准。第二种方法是 2h（译者注：国内经验 5h）的短时受精。最近的证据表明，过量精子暴露所产生的反应性活性氧类物质可能不利于随后的胚胎发育。该技术的原理是卵母细胞 – 卵丘复合体在加入精子的数分钟内受精。如果延长精子与卵母细胞的接触时间，大量的精子会包裹在卵母细胞外，并沿着卵母细胞复合体形成精子壳，释放的活性氧可能会影响卵母细胞的代谢。长时间的受精过程也会在受精板上产生很多碎片，导致 18h 后难以剥离。

这也是为什么不建议在培养皿中每个卵添加超过 100 000 个精子的原因。而且还可以避免多精入卵。现已证实，短至 1h 的受精时间不会对受精率造成不利影响。最近一项研究表明，30s 的超短时间的暴露比常规方法更好[15]。

然而，有些研究不赞成短时孵化[16]。

短时脱颗粒法

如果采用短时受精，那么精子和卵母细胞在孵育 2h 后应被轻轻地剥离，并移到新的培养板中。孵育 14~16h 后，再次被剥离。这个技术的主要缺点是使受精卵反复暴露在空气条件下。胚胎人员应尽快完成这个过程，避免因追求彻底而去完全剥离复合物。笔者所在中心遵循以下操作步骤。

步骤 1　准备培养皿：与标准方法相同。

步骤 2　人工授精：必须轻轻混合制备好的精液样本，以使整个卵丘块表面都暴露于精子。

步骤 3　孵育：将培养皿放回培养箱中，直至达到较短的孵化时间（最少 2h）。

步骤 4　早期剥离：在最初的受精板中进行剥离。经过 2h 的孵化，精子能使已经用 300μm Cook 细柔管（flexipet）剥离过的卵丘细胞松弛下来。

注意：只需要剥去尽可能多的容易剥离的卵丘，而不是完全将卵母细胞脱颗粒。

步骤 5　洗涤 OCC：用操作前 6h 准备好的 500μl G–IVF Plus 培养基 / 悉尼受精培养基 / 通用培养基等洗涤单孔板中部分剥离的复合体，并覆盖矿物油，平衡过夜。

步骤 6　在培养皿中孵化：将受精卵置于 35mm 的离心管中，用覆盖有矿物油的 6~8 滴、80~100μl G–IVF Plus/ 悉尼受精 / 通用培养基培养，并在 CO_2 条件下平衡过夜[19]。

步骤 7　剥离：与标准方法相同。

步骤 8　受精评估：与标准方法相同。

步骤 9　清洗剥离的卵母细胞：与标准方法相同。

步骤 10　转移到培养皿：与标准方法相同。

注意
- 使用大小尺寸合适的可拉伸的细管（flexipet）操作卵子，避免损伤透明带。
- 操作始终在矿物油覆盖下进行，便于长时间保持 pH 和温度。
- 切勿一次剥离 6 个以上的卵母细胞，以免卵子长时间暴露于空气中。

五、受精评估

见图 10-4 至图 10-18。

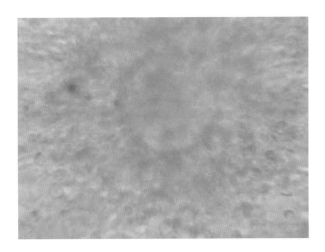

◀ 图 10-4　刚吸出的卵母细胞－卵丘复合体
中心可见卵母细胞，颗粒细胞充分膨胀

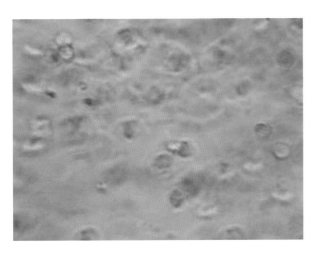

◀ 图 10-5　300× 放大倍率下扩展良好的颗粒细胞复合体

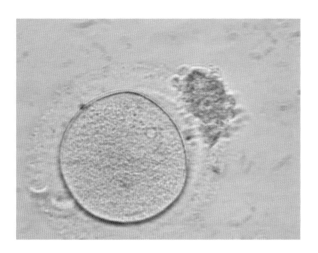

◀ 图 10-6　ICSI 剥离后的胚泡；在 1 点钟位置的黑暗区域

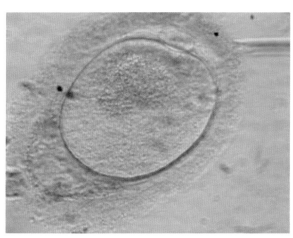

◀ 图 10-7　ICSI 操作中可见具有明确极体的椭圆形细胞；极体位于 1 点钟位置

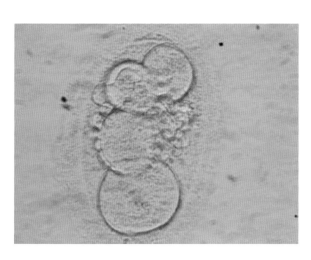

◀ 图 10-8　经过常规 ICSI 操作和剥离后，具有 4 个卵裂球的椭圆形胚胎；卵裂球的形状和数量不规则，可见 20% ～ 30% 的碎片

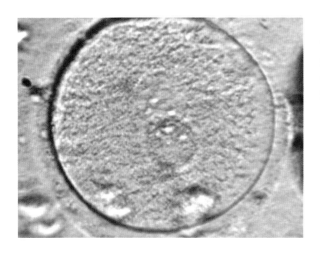

◀ 图 10-9 　 PN 阶段

在受精卵中央可见两个原核；极体位于 5 点钟位置；NPB 排列方式相反

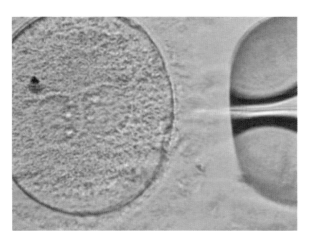

◀ 图 10-10 　 PN 阶段

PN 在受精卵的中心对齐良好；在 3 点钟位置可见极体；NPBs 以并列的方式对齐良好；沿着 PN 的边缘未见线粒体

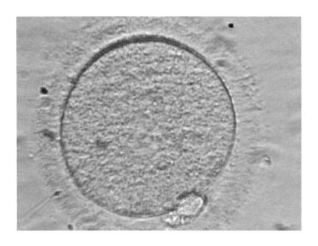

◀ 图 10-11 　 剥离后的受精卵

在 5 点钟位置可见两个极体；中心位置可见疑似 PN；该受精卵已退化

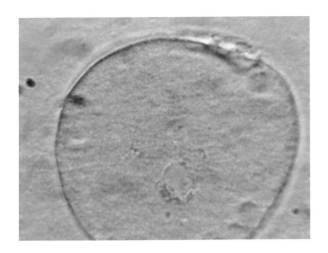

◀ 图 10-12 中间有卵泡的 2 期卵母细胞；1 点钟位置可见极体

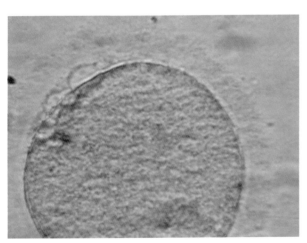

◀ 图 10-13 11 点钟位置可见极体碎裂的受精卵母细胞

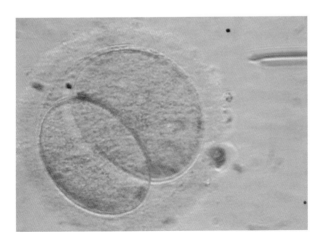

◀ 图 10-14 无极体的 2 细胞胚胎；卵子具有孤雌激活作用，随后被捕获

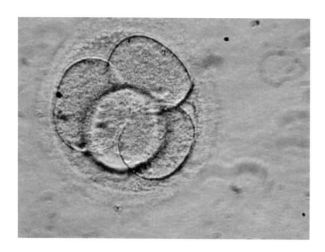

◀ 图 10-15　一个 1 级，4 细胞胚胎；无碎片的规则卵裂球

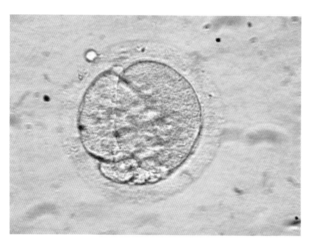

◀ 图 10-16　48h，2 细胞胚胎

卵裂球大小不等；碎片大小不等，在 5 点钟位置聚集

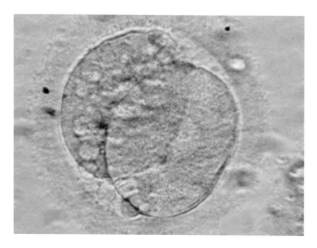

◀ 图 10-17　可见 20% 碎片的 2 细胞胚胎

碎片具有相似的形状和大小，排列规则

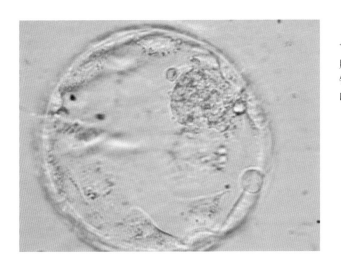

◀图 10-18　扩张良好的囊胚

腔体扩张良好；ICM 位于 2 点钟位置，发育不良；可见规则的滋养外胚层

应每天进行一次胚胎评估，最好在同一时间（早晨）进行，以便记录发育速度。

胚胎处理小贴士

- 移液器吸头尺寸：使用的移液器的吸头直径要比胚胎直径略大，这是很重要的，以免损伤胚胎，如对于第 1~3 天的胚胎，吸头直径 150~200μm 就足够了。使用适当大小的吸头可以使随每个胚胎移动的培养基体积最小化，通常应小于 1μl。
- 培养皿的孵化：培养皿必须在培养箱中至少通气 4h（培养基在矿物油下达到正确 pH 的最短测量时间）。

（一）第 1 天受精评估

见表 10-4。

受精的评估是通过观察剥离后的原核来完成的。

使用可拉伸的细管（flexipet）操作合子，并在立体变焦显微镜的最大放大倍数下观察（约 40×）。调整光照以实现最大对比度。在配备 Nomarski 或 Hoffman 光学元件的倒置显微镜上以更高的放大倍率（至少 200×）记录下

- 前核。
- 极体。
- 生发小泡出现。

如果使用较低的放大倍数，则很难准确评估受精。

合子评分分组：在孵化前对所有合子进行评分、分组，并在平衡的裂解培养基中进行培养。仅考虑对来源于正常受精卵（2PN）的胚胎进行胚胎培养和移植。

> **注意**：未受精或退变的卵母细胞、只有 1PN 的卵母细胞和超过 2PN 的卵母细胞应从培养物中去除。

表 10-4 PN 分级 –Scott 等开发的原核评分系统

Z	形态描述	临床意义
Z_1	相同的原核 核仁大小数目相同（3 ～ 7 个） 所有核仁在原核的前核交汇处对齐排列	Z_1 和 Z_2 认 为 是形态正常的合子
Z_2	相同的原核 核仁的大小数目相同（3 ～ 7 个） 核仁在原核中分散排列	
Z_3	相同的原核 核仁的数目相同，大小相同或不同（3 ～ 7 个） 核仁在一个原核的前核相交处对齐排列，在另一个原核分散排列	
Z_4	核仁不等或分离或不在原核中心	

PN. 原核

1. 洗涤剥离的卵母细胞

一般来说，合子需在单孔或四孔培养皿中用 500μl 已经预热且平衡的 G_1 PLUS 培养基洗涤，然后再用 50μl 的微滴液将其转移，以避免细胞污染。操作前 6h 需准备好培养皿。洗涤过程包括在最小体积的培养基中拾取胚胎 2 次或 3 次，并在 100μl 液滴内移动胚胎数次，然后将其转移到微滴中。

2. 转移到培养皿中

将受精卵母细胞转移到新的培养皿中。每 50 微升平衡的添加 G_1 PLUS 的培养基液滴中最多可放 5 个 PN。根据营养需要，每滴可培养的最大胚胎数为 5 个。培养 5 个以上的胚胎可能会耗尽微滴中营养池中的营养。作为预防措施，如果患者胚胎数超过 10 个，准备两个培养皿，并立即将培养皿放回培养箱。

（二）第 2 天胚胎评估

见表 10-5。

1. 受精检查后约 24h（受精后 40min 至 48h）再次评估胚胎，用于

- 胚胎移植。
- 剩余胚胎的冷冻保存。
- 进一步培养。

如有需要，胚胎可以重新分组。

2. 通常，对于第 2 天和第 3 天的移植，胚胎只需要在 G_1 / 裂解 / 通用培养基中培养。如果培养需要延长至第 4 天或第 5 天，那么胚胎必须在第 3 天放置在平衡的 G_2 / 胚泡培养基中。

> 注意：更彻底地清洗将减少培养基从旧培养皿转移到新培养皿的风险。

表 10-5 胚胎分级

胚胎分裂的等级	形态描述	临床意义
1	大小相同的卵裂球，无细胞质碎片	1 级和 2 级具有更大的临床妊娠潜力
2	大小相同且胞质碎片较小的卵裂球（< 10%）	
3	大小相同或不同的卵裂球，并有明显的碎片（> 10%）	
4	几乎没有任何大小的卵裂球，碎片严重（> 50%）	

3. 最高的评分具有以下特点

- 4 细胞期，卵裂球对称排列。
- 卵裂球"填满"透明带。
- 同等大小的卵裂球，胞质膜均匀，每个卵裂球有一个细胞核。
- 未见多核细胞。
- 无碎片或最多可见 20% 的碎片。
- 正常均匀的透明带。

4. 将培养皿置于加热台，检查 2PN 胚胎的分裂阶段。用可拉伸的细管（flexipet）操作胚胎，并在立体变焦显微镜下以最大放大倍数观察。

5. 根据卵裂球的数量、细胞质碎裂程度和卵裂率的变化规律对胚胎进行评估。胚胎应处于 4 细胞发育阶段。

6. 选择移植的胚胎被放入新鲜的平衡培养基（卵裂培养基）、G_2 PLUS/ISM 培养基中。

胚胎冷冻保存：剩余的胚胎可以用卵裂期胚胎冷冻保存试剂盒，进行冷冻保存。

胚胎培养到第 3 天：如果胚胎需要培养到第 3 天，可以将它们放在同一培养基中，或转移到新平衡的 G_2 PLUS/ISM 裂解培养基中孵化一整夜。

（三）第 3 天的胚胎评估

受精后 66～74h，胚胎应再次被评估，是否胚胎移植、冷冻保存或继续培养（至第 5±6 天）。第 3 天的胚胎应处在 6～8 细胞发育阶段。胚胎评估依据

- 卵裂球数量。
- 细胞质碎裂程度。
- 卵裂率。

胚胎移植：被选择移植的胚胎，应放在配有平衡的 EmbryoGlue® 培养基或平衡的 G_2 PLUS（Vitrolife）/卵裂（Cook）/ISM_1（MediCult）培养基的新培养皿中。

胚胎冷冻保存：剩余的胚胎可以用卵裂期胚胎冷冻保存试剂盒冷冻保存。

胚胎培养到第 5 天：如果要将胚胎培养至第 5 天，需将所有分裂的胚胎放入新平衡的胚泡培养基中洗涤。胚胎可以被转移到预先平衡的培养基，再进一步培养至囊胚阶段。[G_2 PLUS（Vitrolife）/ 胚泡（Cook）/ 胚泡（MediCult）]

囊胚培养不能改善第 2 天和第 3 天不良胚胎的胚胎质量，但在移植时能帮助选择胚胎，这在单胚胎移植的情况下尤其有益。

（四）第 5 天胚胎评估（胚泡培养）

见表 10-6 至表 10-8。

在第 5 天，应评估胚胎，并选择 1 个或 2 个评分最高的囊胚移植。将选定的囊胚转移到 G_2 PLUS（Vitrolife）或同等培养基中，取出时保持温度 37℃，同时在移植之前在 6% CO_2 条件下放置 10～30min。

注意：囊胚操作需使用孔径为 275～300μm 的毛细小管。

表 10-6 囊胚分级：空腔

级 别	分 期	形态描述
0	桑葚胚或更早阶段	未见囊腔
1	早期囊胚	囊胚腔不到胚胎体积的一半
2	囊胚	囊胚腔超过胚胎体积的一半
3	全囊胚	囊胚腔充满胚胎

（续表）

级　别	分　期	形态描述
4	扩张的囊胚	透明带变薄，体积增大
5	孵化中的囊胚	滋养外胚层开始通过透明带向外脱离形成类似疝囊的外凸起
6	已孵化的囊胚泡	囊胚泡已经完全脱离了透明带

表 10-7　囊胚分级：体细胞标准，囊胚在第 3～6 阶段的分级

	内部细胞团（ICM）	滋养外胚层分级
A	紧密结合的少量细胞	大量细胞形成紧密的上皮细胞
B	几个细胞松散地组合在一起	少量细胞
C	极少量的细胞	很少的细胞形成一个松散的上皮细胞

未移植的优质剩余囊胚可以进行冷冻保存。

注意：如果胚胎在第 5 天尚未形成囊胚，应在一滴新配置的平衡的已添加 G_2 PLUS（Vitrolife）的培养基中培养 24h，并在第 6 天进行评估。

表 10-8　正常胚胎和囊胚的形态特征

正常卵裂期胚胎	第 5～6 天正常囊胚	第 6～7 天正在孵化的囊胚
圆形等大小的卵裂球，细胞分裂时除外	明确的滋养细胞，ICM 和囊胚腔	一个完全扩张的滋养层和囊胚腔
具有轮廓清晰或细胞膜的卵裂球	形态明确、结构紧凑、含有具有许多细胞和细胞连接的 ICM	一层薄弱的透明带
细胞核集中、单核或中期的细胞	滋养细胞形成一个连续的、细胞相连的扁平上皮扩张时，表现为一个大的充满液体的囊胚腔	早期孵化的证据—滋养层出现在一极
无碎片或少量碎片（10%）	囊胚腔和 PVS 中可见少量卵裂期碎片	在孵化点处可见饱满的"透明带破碎细胞"（滋养细胞）

六、结论

显然，卵母细胞和胚胎的分类是基于形态学特征的。但是，仅仅通过形态学进

行评估和分类可能是主观的，也不能预示之后的培养成功。在过去的 10 年里，除了形态学标准外，评价系统已有所发展，卵裂率也被包括进去，用来预测胚胎的存活和随后的着床。最近，卵泡液和培养基成分的预后价值正在被评估，胚胎质量有可能被更好地预测。

现行的分类系统在不同诊所之间存在有很大差异。准确的、标准化的卵母细胞和胚胎分类方法可以增进胚胎学家之间的相互交流。通过增加我们对影响胚前属性的特异性了解，可以提高 ART 操作的质量和结果。

参考文献

[1] IVF Manual. Recommended use of G5 Series™ by Gardner. Edition 2, May 2008.

[2] Tips and Tricks Media for Assisted Reproduction 2007. Mùlle haven 12, DK–4040 Jyllinge, Denmark.

[3] A complete guide to cook culture media Copyright May 2004. William A. Cook Australia PTY LTD.

[4] Bolton VN, Braude PR. Preparation of human spermatozoa for in vitro fertilization by isopycnic centrifugation on selfgenerating density gradients. Arch Androl. 1984;13:167–176.

[5] Pousette A, Akerlöf E, Rosenborg L, Fredricsson B. Increase in progressive motility and improved morphology of human spermatozoa following their migration through Percoll gradients. Int J Androl. 1986; 9:1–13.

[6] Tomlinson MJ, Moffatt O, Manicardi GC, Bizzaro D, Afnan M, Sakkas D. Interrelationships between seminal parameters and sperm nuclear DNA damage before and after density gradient centrifugation: implications for assisted conception. Hum Reprod. 2001;16:2160.

[7] Morrell JM, Moffatt O, Sakkas D, et al. Reduced senescence and retained nuclear DNA integrity in human spermatozoa prepared by density gradient centrifugation. J Assist Reprod Genet. 2004;21:217.

[8] Politch JA, Xu C, Tucker L, Anderson DJ. Separation of human immunodeficiency virus type 1 from motile sperm by the double tube gradient method versus other methods. Fertil Steril. 2004;81:440.

[9] Jeulin C, Serres C, Jouannet P. The effects of centrifugation, various synthetic media and temperature on the motility and vitality Reprod Nutr Dev. 1982; 22(1A):81–91

[10] Tesarik J, Mendoza C, Carrera A. Effects of phosphodiesterase inhibitors caffeine and pentoxifylline on spontaneous and stimulus–induced acrosome reaction in human sperm. Fertil Steril. 1992;58:1185.

[11] Sengoku K, Tamate K, Takaoka Y, Ishikawa M. Effects of platelet–activating factor on human sperm function. Hum Reprod. 1993;8:1443.

[12] Krausz C, Gervasi G, Forti G, Baldi E. Effect of plateletactivating factor on motility and acrosome reaction of human spermatozoa. Hum Reprod. 1994;9:471.

[13] Roudebush WE, Telede AA, Kert HI, Mitchell–Leef D, Elsner CW, Massey JB. Platelet–activating factor significantly enhances intrauterine insemination pregnancy rates in nonmale factor infertility. Fertil Steril. 2004;81:52.

[14] WHO Laboratory Manual for the Examination of Human Semen and Sperm± Cervical Mucus Interaction (4th edn.) Cambridge: Cambridge University Press. 1999.p.1:29.

[15] Bungum M, Bungum L, Humaidan P.A prospective study, using sibling oocytes, examining the effect of 30 seconds versus 90 minutes gamete co–incubation in IVF. Hum Reprod. 2006;21(2):518–23.

[16] Barraud–Lange V, Sifer C, Pocaté K, Ziyyat A, Martin–Pont B, Porcher R, Hugues JN, Wolf P. Short gamete co–incubation during in vitro fertilization decreases the fertilization rate and does not improve embryo quality: a prospective auto controlled study. J Assist Reprod Genet. 2008;25(7):305–10.

[17] Fiorentino A, Magli MC, Fortini D, Feliciani E, Ferraretti AP, Dale B, Gianaroli L. Sperm:oocyte ratios in an in vitro fertilization (IVF) program. J Assist Reprod Genet. 1994;11(2):97–103.

[18] Uhler ML, Buyalos RP. The effect of varying inseminating sperm concentration in male factor and non–male factor infertility during in vitro fertilization. Int J Fertil Menopausal Stud. 1995; 40(6):322–8.

[19] IVF Manual. Recommended use of G5 Series™ by Gardner. Edition 2, May 2008.

第11章 卵细胞质内单精子注射及相关问题

Intracytoplasm Sperm Injection and Troubleshooting

Pankaj Talwar　著

陶文荣　吴克良　译

一、概述

卵细胞质内单精子注射（ICSI）操作过程将单个精子直接置于脱颗粒的成熟卵母细胞的胞质中，精子无须再穿过透明带和胞膜。ICSI 技术可以不受精子数量影响提高受精率和妊娠率，从而成为颇具吸引力的显微操作技术。

二、ICSI 适应证

1. 少精症。

2. 需要通过手术从睾丸或附睾取出精子的男性。

3. 获卵率低的患者也可以行 ICSI，因为脱颗粒后便于观察卵母细胞的成熟度并具有预后意义。

4. 种植前遗传学诊断（PGD）。

5. 反复试管授精失败。

三、ICSI 培养液

（一）ICSI 所需培养液类型

1. ICSI 处理液：一种含抗生素，蛋白质和能量来源的缓冲系统。可以使用受精液、MOPS/HEPES 平衡液。

2. 脱颗粒处理液：与 ICSI 处理液相似，但需以所需浓度加入透明质酸酶。用于 ICSI 前脱去卵母细胞外周颗粒细胞。

3. PVP 用于减慢精子活动速度，有助于 ICSI 的顺利进行。成分为聚乙烯吡咯烷酮，具有黏稠的特点。

4. 用于培养注射后卵母细胞的胚胎培养液。

（二）培养液处理方式

1. 这些培养液最好保存在 4～8℃的冰箱中，并按照制造商的建议在有效期内按需分装。

2. 使用前，将所有培养液在培养箱中预热至 37℃。分装的小剂量培养液一经加热不可再次冷藏。

3. 除 PVP 和透明质酸酶处理液外，所有用于胚胎培养的培养液均应在 CO_2 环境中平衡过夜。

注意：除了 Cook 的透明质酸酶需要在 CO_2 环境中过夜平衡外，大多数制造商不建议用二氧化碳平衡 PVP 和透明质酸酶处理液。

四、显微操作针

见图 11-1 至图 11-3。

显微操作针的两种类型

1. 显微固定针

2. 显微注射针

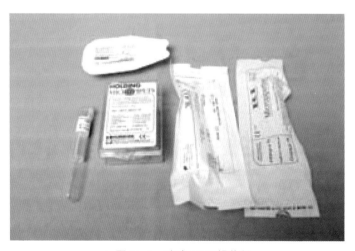

▲ 图 11-1 玻璃 ICSI 操作针

无菌包装的商业成品针；尖端弯曲一定角度以使显微操作针可以水平固定；目前可供选择的操作针角度有 20°、30° 和 35°；注射针的外径（OD）为 7μm，内径（ID）为 5μm；固定针需火焰抛光界面，用于固定卵母细胞；其表面光滑，内径 20μm，外径 110μm，可在 ICSI 过程中稳固地吸持卵母细胞

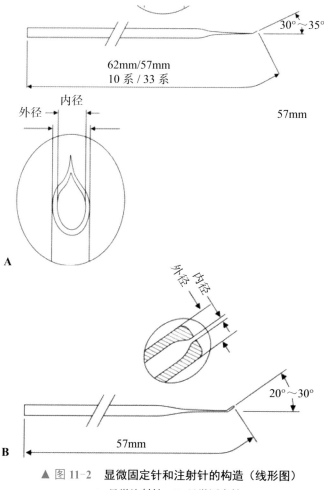

▲ 图 11-2　显微固定针和注射针的构造（线形图）
A. 显微注射针；B. 显微固定针

　　用于固定在显微操作仪上的固定针和注射针均由硼硅酸盐玻璃毛细管制成。注射针有一个尖端，用于非创伤性地将精子注射到卵母细胞中。固定针和注射针在靠近尖端 1mm 处均有一个 35° 的弯曲，以使注射过程中能够将尖端水平放置在 Falcon ICSI 培养皿中。

五、ICSI 操作皿的准备

　　见图 11-4 至图 11-9。

　　● 准备时间：显微注射操作皿需在卵母细胞脱颗粒之前准备好。放入培养箱平衡至少 30min，因为将操作皿中培养液滴预热至所需温度至关重要。

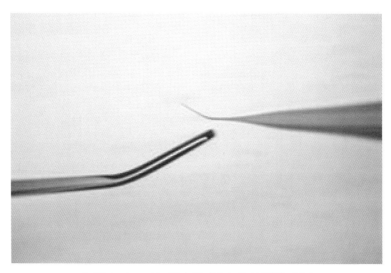

▲ 图 11-3　ICSI 固定针（左）和注射针（右）

图中的弯折角度清晰可见；将显微操作针安装到持针器上并连接到万向节后，即可检查并调整它们的对齐方式；肉眼可以非常准确地调整好固定针，但如需达到精确调整需要借助倒置显微镜；注射针肉眼难以分辨的角度需在显微镜下进行调整

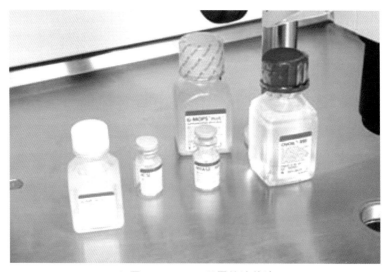

▲ 图 11-4　ICSI 所需的培养液

笔者用 Vitrolife 一系列培养液，包括 G-IVF PLUS、MOPS PLUS、OVOIL、ICSI（聚乙烯吡咯烷酮 -PVP）和透明质酸酶

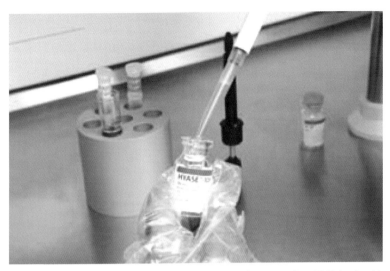

▲ 图 11-5 **HYASE**™（透明质酸酶）用于去除卵母细胞周围的卵丘颗粒细胞；**HYASE**™ 是 **10** 倍浓缩后的产品，应用 **MOPS**™ **PLUS** 以 **1**∶**10** 的比例进行稀释；暴露于 **HYASE**™ 的时间超过 **30s** 可能会由于透明带的过度消化而损伤卵母细胞

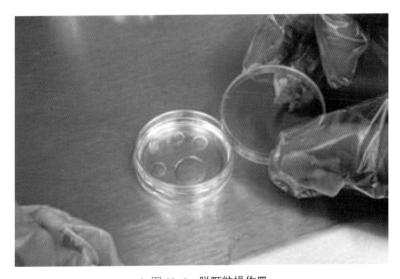

▲ 图 11-6 **脱颗粒操作皿**

在操作皿 6 点钟位置加入 100μl 的透明质酸酶；制作 4～5 个 G-IVF 培养液液滴以冲洗卵母细胞；暴露于透明质酸酶的时间过长或操作幅度过大不够轻柔，以及暴露于亚生理状态 pH 和温度下都可能会损伤卵母细胞；脱颗粒吸管的内径应略大于卵母细胞的直径（130～175μm）

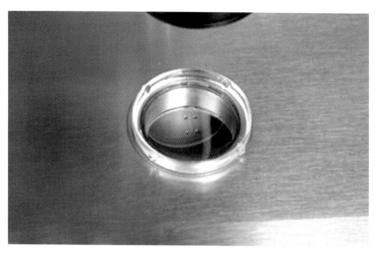

▲ 图 11-7　**PVP 操作皿**

使用 Falcon Petri Dish（1006）培养皿；较细的中心条带由 PVP 制成；4 滴 10μl 的
G-MOPS 液滴用于卵母细胞注射，然后将这些液滴立即用矿物油覆盖；聚乙烯吡咯
烷酮（PVP）由于其黏性大而通常用于 ICSI；PVP 可以减慢精子的运动速度，使其
更容易被"抓住"，PVP 还可以通过减慢注射的速度来控制注射过程，这有助于稳定
显微注射过程并使注射到卵母细胞中的液体量最小化；建议不要加太多矿物油，因
为这可能会导致矿物油溢出从而使培养皿的底面和侧面甚至显微镜操作温台被油覆
盖；最后将 ICSI 培养皿置于 37℃的培养箱中放置 30min 以平衡温度

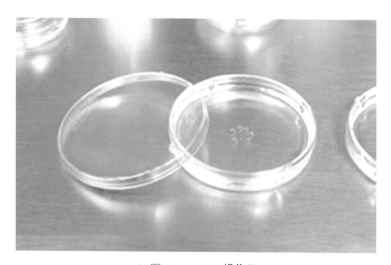

▲ 图 11-8　**PVP 操作皿**

G-MOPS 液滴及被其包围的 PVP 中央液滴用于显微注射；PVP 非常黏稠，很
难用较细的吸管吸取，可以使用口径 140μm 的吸管或无毒无菌的移液枪头制作
PVP 液滴或中心条带

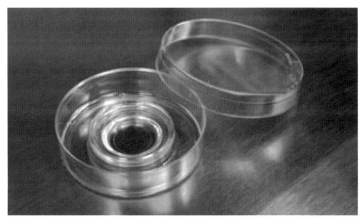

▲ 图 11-9 单孔培养皿

将 500μl G-IVF Plus 加入到内孔，并用等量的油覆盖；将注射后的卵母细胞置于该培养皿中以进一步评估和培养；在外孔的 11 点钟位置制成 100μl 液滴，以冲洗显微注射后的卵母细胞，然后将它们放入内孔的 G-IVF 培养液中

• 准备显微注射液滴：对于 ICSI 操作，将操作培养液及 PVP 在显微操作皿（Falcon 1006 ICSI 皿）皿底制备成小液滴（10～15μl），并立即加入预热至 37℃的矿物油至液滴完全被覆盖。然后将这些培养皿置于培养箱中进行平衡。

注意：准备显微注射操作皿时最重要的考虑因素是培养液滴应小一些，以使其黏附在皿底部更加稳定，并被矿物油完全覆盖。

• 脱颗粒操作皿（图 11-6）：用透明质酸酶和 ICSI 培养液制作脱颗粒操作皿可以使用 35mm 操作皿，也可以使用单孔培养皿。

注意事项
• 必须对每个操作液滴进行标记和编号，以便在显微镜下操作时不会造成混淆。
• 每个液滴之间的距离应足够大，以免彼此聚结。
• 为避免矿物油在操作时溢出操作皿壁，操作液滴应制作小一些，以便容易被完全覆盖。

(1) 选择缓冲培养液：用于显微注射液滴的缓冲培养液的选择取决于 ICSI 操作人员的经验。

①如果操作人员经验丰富，则可以在碳酸氢盐缓冲液液滴中进行操作。使用这种缓冲液，操作人员在缓冲液 pH 改变之前有 5～10min 进行微量注射。

②如果操作人员由于经验不足而需要更多操作时间，则可以使用 MOPS/HEPES 缓冲液。操作人员可一次注射 4～6 个已脱颗粒卵母细胞，有 15～20min 操作时间。

(2) PVP 液滴的位置：用于制动精子的 PVP 液滴对于显微操作过程来说至关重要，应简洁、快速地进行寻找并制动精子。PVP 液滴可制作为一条纵向条带居中放置，缓冲液的小液滴围绕 PVP 液滴近距离排列。

精子贮藏液滴：当精液样本为精子数量稀少或通过手术获取的精子时，可在显微注射皿中制成较大体积的缓冲液（20μl）液滴作为精子贮藏滴。从该精子贮藏滴中吸取精子，并在注射前移至 PVP 滴中进行制动。

(3) 需要准备的培养皿数量：如果要注射 5 个以上的成熟卵母细胞，则必须准备两个显微注射皿，这样在用一个皿进行显微注射时，另一个可以在培养箱内保温。

(4) 移液管：最好使用 Cook/Swemed/Midatlantic 140μm 吸液管制作注射用缓冲液滴。可以使用 falcon 聚苯乙烯吸液管（3ml）分装黏稠的 PVP，小型微量移液管吸头也可用于该操作。这样可以更好的控制 PVP 液滴或制动条带的液体量。

(5) 矿物油覆盖层：将已预热的矿物油加入到液滴上面，直到液滴完全被覆盖。可以在体式显微镜下检查液滴和矿物油之间的界面来确认覆盖效果。

六、卵母细胞脱颗粒

透明质酸酶用于去除卵母细胞周围的卵丘颗粒细胞，以便在精子注射时通过卵母细胞的极体位置来调整卵母细胞使其处于最佳位置。

脱颗粒步骤操作要点

见图 11-10 至图 11-12。

1. 脱颗粒的时间　卵母细胞取出后 1～2h 后进行脱颗粒，卵丘颗粒细胞脱去后可直接进行 ICSI。

2. 透明质酸的预处理　将单孔培养皿中的 400μl 浓度为 80U/ml 透明质酸预热至 37℃。

3. 移液管　在开始操作之前将 140/170μm 的移液管预热并准备就绪。

4. 制作透明质酸酶（液滴）及涮洗液滴　制作一个体积为 100μl 的透明质酸酶溶液的液滴。用碳酸氢盐培养液制成 3～4 个涮洗液滴。

5. 卵母细胞转移至透明质酸酶液滴　使用适当的移液管，将 1～5 个卵丘复合体（COC）转移至透明质酸酶中放置 20s，然后使用末端逐渐变细的移液管（口径

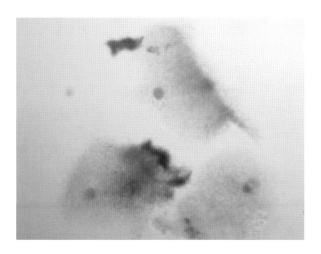

◀ 图 11-10　刚刚获取的卵母细胞 - 卵丘复合体

卵母细胞在培养箱中平衡 2h 后才能进行脱颗粒操作

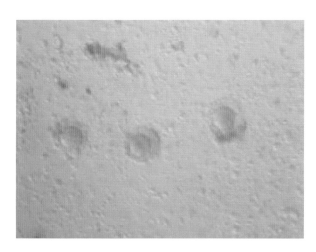

◀ 图 11-11　用于 ICSI 的卵母细胞需要去除其卵丘颗粒细胞，此过程称为脱颗粒；该过程可以在多孔皿中无矿物油覆盖的大体积培养液中进行也可以在有矿物油覆盖下的小液滴中进行；HYASE™（透明质酸酶）用于促进卵冠丘颗粒细胞的分散

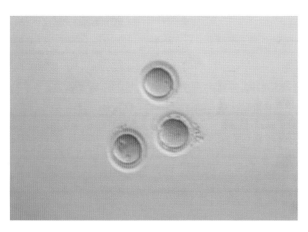

◀ 图 11-12　脱颗粒的卵母细胞

脱颗粒后的卵母细胞可直接进行 ICSI 操作

170μm，140μm）（cook/swemed/midatlantic）进行脱颗粒。卵母细胞被反复的吸入和打出，直到大多数卵丘颗粒细胞脱离并能清楚的看到透明带为止。

6. 卵母细胞的洗涤　每个卵母细胞脱颗粒后，应将其移至碳酸氢盐培养液的涮洗液滴中，以去除残余的透明质酸酶。

最后将它们收集在一起并放置于干净的碳酸氢盐缓冲液滴中，并继续培养直到将它们加入显微注射皿中。

注意事项
- 卵丘复合体暴露在透明质酸酶中的时间不能超过 30～40s。
- 避免过度或粗暴地处理卵母细胞，因为卵母细胞非常脆弱，如果过度抽吸容易裂解。
- 请勿使用太细的移液管，否则会损伤透明带。
- 脱颗粒操作中避免产生气泡，因为脱颗粒后的卵母细胞可能会粘在气泡上并丢失。这种现象很常见，称为降落伞效应。

七、精子的操作

精子制动步骤

↓

将稀释后的精子（$1 \times 10^7/\mu l$）加入到 ICSI 皿中央的 PVP 液滴中

↓

将已脱颗粒的卵母细胞加入到碳酸氢盐液滴中

↓

制动精子前先将目标精子转移至 PVP 液滴边缘，并使精子的尾部和显微注射针都清晰聚焦在同一水平面

↓

将显微注射针垂直于精子尾部，用注射针从左到右快速地划过精子尾部从而将精子尾部压向皿底达到制动精子的目的

↓

逆时针缓慢旋转显微注射器，将精子从尾部开始吸到显微注射针中

↓

吸入精子后，顺时针旋转显微注射器以停止吸入在继续操作之前，确认精子沿注射针的运动已完全停止

精子制动操作要点

- 最好减少精子加入量，因为过高的精子浓度会影响镜下观察，使精子制动变得困难。
- 要寻找和制动 PVP 液滴中的精子，最好切换到 20× 物镜并重新聚焦在显微注射针上。
- 如果精子的浓度很低（如通过外科手术获得的精子样本），则将精子样本加入到缓冲液滴中，找到精子后再转移至 PVP 滴中进行显微操作 [1-3]。
- 在注射前破坏精子胞膜并使其固定以释放能够激活卵母细胞的精子胞质因子是至关重要的。已经有证据证明该操作可显著提高 ICSI 后的受精率 [4-6]。
- PVP 液滴的边缘处精子最有活力所以应该首选边缘处精子进行制动。
- 制动过程应一气呵成，如若反复操作会使精子尾部变得具有黏性进而影响精子在显微操作针中前后移动的顺畅性。
- 通过精子尾部的弯折来确定精子的制动效果。

八、卵子的操作

1. 必须在体式显微镜下观察卵母细胞极体、卵质、透明带和胞膜，并确认卵母细胞为 M_2 期卵母细胞。

2. 将卵母细胞转移到培养液滴中。

3. 通过显微固定针吹吸来操控卵母细胞并使用显微注射针在 x、y、z 轴上旋转拨动卵母细胞使极体处于 6 或 12 点钟的位置，以确保注射针不会靠近纺锤体可能所处的位置。

4. 在固定卵之前，先将卵母细胞膜和显微固定针尖端聚焦在同一水平面上。

5. 在固定针上施以非常轻微的负压，以免在操作过程中使卵母细胞变形或被吸破。

卵子操作注意事项

- 卵母细胞的操作需在有加热平台的显微操作仪上进行。
- 显微操作仪的加热平台优先选择较小孔径的，因为这样可以更有效地加热 ICSI 操作皿，并减少卵母细胞纺锤体的热损伤。
- 不应注射未成熟的卵母细胞（未成熟卵母细胞和中间成熟期卵母细胞），因为它们不会受精。

- 负压应尽量轻柔，因为透明带和卵子胞膜对机械应力和过高的压力非常敏感，这会损坏卵母细胞的细胞骨架。负压以能在注射过程中能始终固定卵母细胞为宜。
- 可以通过卵母细胞周围的冠状细胞将卵母细胞吸附在显微固定针上，这样对卵母细胞的吸附力更轻柔，防止胞膜变形受损。

九、用精子对成熟卵母细胞行显微注射

见图 11-13 至图 11-20。

1. 注射针针尖位置调整　将注射针针尖调整到与卵母细胞中线附近的透明带平齐位置，注意保证针尖与卵母细胞膜聚焦在同一水平面。

2. 将精子稳定在针头顶端　顺时针逐渐旋转注射器，使精子朝着注射针的尖端移动。当精子快要到达注射针针尖时，请施加逆时针的力以稳定精子，并注意不要将精子打出。

3. 注射卵母细胞　小心地将载有精子的注射针沿一条直线向卵母细胞推进，在几何中心点附近穿透透明带。通常，当注射针刺穿透明带和卵膜时，卵膜由于其固有的韧性和弹力仍保持完整而包裹在显微注射针周围。

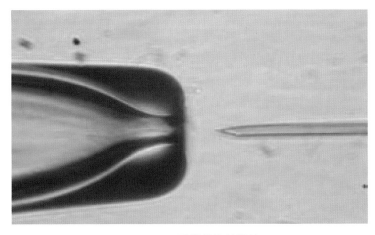

▲ 图 11-13　显微操作针的校正

显微固定针和显微注射针的调整方法不同；显微固定针需在水平面上对齐，且不会倾斜，它必须与皿底部保持平行以吸住脱颗粒后的卵母细胞；而显微注射针需要在水平方向上尖端略向下倾斜，以便精子的尾部可以被压实并轻松吸入精子；因此，显微注射针的最终校正是通过接触皿的底部来判断的

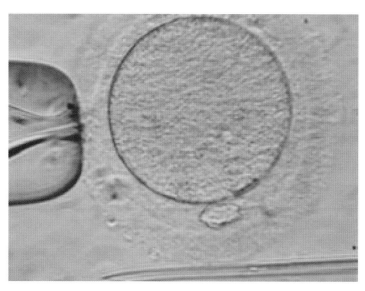

▲ 图 11-14　将精子制动并吸到显微注射针中，调整卵母细胞的极体在 **6** 点钟或 **12** 点钟方向且被显微固定针吸附后，即可进行精子注射；只需要施以轻微的负压，甚至只是毛细管虹吸作用即可将卵母细胞轻柔且牢固地吸附到显微固定针上；另一方面，卵母细胞的固定不应太松弛，以避免显微注射针与卵母细胞分开时卵母细胞与显微固定针分离

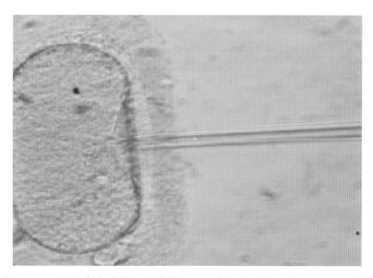

▲ 图 11-15　然后小心地将显微注射针沿一条直线朝卵母细胞推进以穿透透明带；保证显微注射针在尽量平稳的前提下在卵母细胞的几何中心点穿透胞膜；注意观察胞膜随着进针而形成的凹陷形状

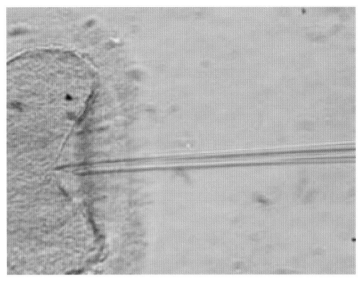

▲ 图 11-16　显微注射针会造成胞膜形成一个漏斗状的凹痕；请不要将显微注射针扎入超过卵母细胞直径的一半，以免刺破另一侧的胞膜；然后逆时针方向缓慢转动注射器螺杆，将卵细胞胞质吸入到注射针中；最初，由于完整的卵膜阻碍了胞质进入注射针，因此会很慢；但随着负压的增加，卵膜会破裂，卵质突然开始快速向外自由流动，此时迅速逆转负压立即阻止卵质继续流入注射针

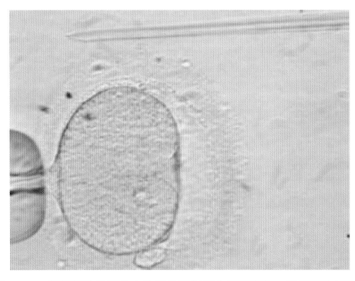

▲ 图 11-17　卵膜漏斗状凹陷在注射针拔出后会迅速消失；卵母细胞越早恢复原始状态表明越正常，漏斗状凹陷可以作为胞膜弹性的间接证据

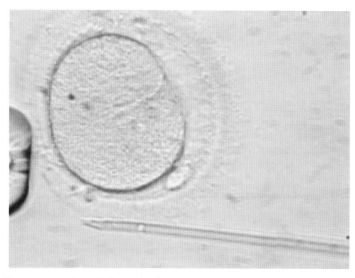

▲ 图 11-18　现在，通过顺时针旋转注射器螺杆将卵母细胞从显微固定针中释放下来，用注射针轻轻拨动卵子也有助于卵子从固定针上释放；然后将卵转移到装有 **G-IVF-Plus** 培养液滴的单孔培养皿中

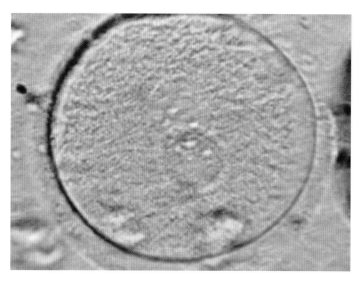

▲ 图 11-19　**ICSI 18h** 后观察原核状态

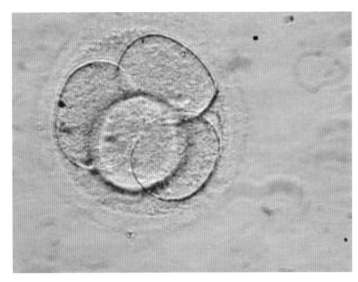

▲ 图 11-20　44h 后观察 1～4 细胞胚胎状态

4. 抽吸胞质　逆时针方向缓慢旋转吸液注射器将胞质吸进注射针中。刚开始，由于完整的卵子胞膜阻碍了将卵质抽吸到注射针中，所以速度很慢。持续的负压会使卵子胞膜破裂，胞质突然快速向外流动，此时最重要的是通过迅速逆转注射器针筒产生的负压来阻止胞质继续流入注射针。

5. 精子的注射　沿顺时针方向缓慢旋转注射器，将已经吸出的卵子胞质与制动后的精子一起注射进入卵母细胞中。立即从卵母细胞中抽出注射针。移开注射针后，观察胞膜注射处，其进针区域应保持漏斗状，并在卵上形成一个尖端[7]。卵母细胞在无负压的抽吸下进针便迅速破膜通常意味着这类卵子存活率较低。

6. 释放注射后的卵母细胞　沿顺时针方向轻轻旋转固定针注射器以平衡固定针的负吸力，即可释放卵子。

7. 清洗卵母细胞　以同样的方式注射其他卵母细胞，然后将它们全部用碳酸氢盐缓冲液洗涤并进行培养。

8. 受精评估　通过观察第二天卵母细胞双原核和两个极体的出现来判断卵母细胞的受精情况（图 11-18 和图 11-19）。非受精，退化的卵母细胞，以及大于 2PN 或小于 2PN 的卵母细胞应从培养体系中去除。评估后，应将受精卵用已平衡的 G_1^{TM}/G_1^{TM} PLUS 冲洗，然后转移到已平衡的 G_1^{TM}/G_1^{TM} PLUS 的新培养皿中继续培养（图 11-20）。

显微操作注射卵母细胞注意事项

- 卵子胞膜和注射针针尖应对焦在同一水平面，以确保注射针准确刺穿卵母细胞的中线。
- 通过精细控制来稳定注射针尖端的精子。
- 如果卵子胞膜未能破裂，笔者尝试通过将注射针快速刺入卵母细胞刺穿（胞）膜。穿刺时，必须避免与对向一侧胞膜接触。万一失败，最好将精子打入到卵周间隙，而不是对卵子进行反复显微操作，这很可能导致卵子死亡。
- 尽量将精子放置在卵母细胞的中心位置，因为这不仅可以确保精子注射进入卵母细胞，而且可以确保在精子的注射过程中形成合适的漏斗状凹陷。
- 注射完精子后，应立即从卵母细胞中拔出注射针，以避免过多的 PVP 进入细胞质中。
- 如果显微注射设备出现故障或显微操作针发生故障，则立即将卵母细胞转移到皿中并放入培养箱，直到问题解决。

十、ICSI 操作中的特殊病例

在显微操作过程中，异常的精子样本可能会带来诸多困难。例如，由睾丸活检组织获取的精子悬浮液及严重的少精症。少精症病例通常表现出极低的精子数量，极低的运动活力，以及碎片和其他细胞的存在。冷冻解冻的附睾来源精子也可能存在问题。只有一小部分精子可以存活，并且存活的精子可能表现出非常低的运动活力或根本没有运动活力。第三种 ICSI 过程中会遇到的疑难病例是通过电射精获得的精子。在这种情况下，精子数量可能很多，但运动活力却很低。此外，样品中还存在其他细胞和碎片。

十一、结论

单精子卵细胞胞质内注射（ICSI）使精子无须再穿过透明带和胞膜。无论精子质量如何，ICSI 技术都能获得更高的受精率和妊娠率，这使其成为治疗男性不育症的最普遍的显微操作手段。

步步精进：临床胚胎学与辅助生殖技术
Step by Step: Protocols in Clinical Embryology and ART

参考文献

[1] Palermo GD, Cohen J, Alikani M, Adler A, Rosenwaks Z. Intracytoplasmic sperm injection: a novel treatment for all forms of male factor infertility. Fertil Steril. 1995;63:1231–40.

[2] Palermo GD, Cohen J, Rosenwaks Z. Intracytoplasmic sperm injection: a powerful tool to overcome fertilization failure. Fertil Steril. 1996;65: 899–908.

[3] Palermo GD, Schlegel PN, Hariprashad JJ, et al. Fertilization and pregnancy outcome with intracyto-plasmic sperm injection for azoospermic men. Hum Reprod. 1999;14:741–8.

[4] Dozortzev D, Rybouchkin A, De Sutter P, Quian C, Dhont M. Human oocyte activation following intra-cytoplasmic sperm injection; the role of the sperm cell. Hum Reprod. 1995;10:403–7.

[5] Palermo GD, Joris H, Derde MP, et al. Sperm characteristics and outcome of human assisted fertilization by subzonal insemination and intracytoplasmic sperm injection. Fertil Steril. 1993;63:1231–40.

[6] Fishel S, Lisi F, Rinaldi L, et al. Systematic examination of immobilizing spermatozoa before intracytoplasmic sperm injection in the human. Hum Reprod. 1995;10:497–500.

[7] Palermo G, Alikani M, Bertoli M, et al. Oolemma characteristics in relation to survival and fertilization patterns of oocytes treated by ICSI. Hum Reprod. 1996;11:172–6.

配子低温保存
Gamete Cryopreservation

Pankaj Talwar 著

李　梅　吴克良 译

一、卵母细胞冷冻

（一）卵母细胞慢速冷冻

1. 介绍

近年来，将卵母细胞冷冻整合到标准 IVF 方案中，明显改善了面临卵巢功能丧失的女性的医疗救治效果[1]。最近，胚胎学技术的推进、受精、卵细胞质内单精子注射技术（intracytoplasmic sperm injection，ICSI）的应用，以及冷冻保护液的标准化，使得卵母细胞冷冻成为一项实用技术。减数分裂中期（metaphase-Ⅱ，M$_{Ⅱ}$）的卵母细胞极其脆弱，主要是因为卵母细胞的以下几个特征。

- 体积大，表面积大。
- 含水量多。
- 分散的纺锤体结构很容易被冻融过程细胞内形成的冰晶损坏。
- 人类卵母细胞冷冻保存使用常规的慢速冷冻或玻璃化冷冻技术。传统冷冻过程中，细胞是缓慢降温，最大限度地降低细胞内冰晶形成，同时，应用低摩尔浓度的冷冻保护剂以降低细胞溶质浓度升高给细胞带来的不必要影响。另一方面，玻璃化冷冻是一种无须平衡的方法，其利用高浓度的冷冻保护剂达到胞质固化，而避免了冰晶形成，冰晶是胞内冷冻损伤的主要因素。玻璃化溶液可以被认为是一种极度黏稠、玻璃态且超冷的液体。在玻璃化冷冻过程中，将卵母细胞放进较高摩尔浓度冷冻保护剂中短时间内快速脱水，然后直接投入液氮中。

2. 适应证

(1) 拟行化学治疗或者盆腔放射治疗的肿瘤患者[1]。

(2) 因卵巢良性疾病需要行卵巢手术的年轻女性。

(3) 有严重卵巢早衰家族史的单身女性。

(4) 因不可避免的原因想延迟生育的健康女性。

(5) 因宗教或伦理原因反对胚胎冷冻的患者。

(6) 取卵日，配偶无法提供精液标本的女性[2, 3]。

3. 控制降温速度的基本原则

(1) 卵母细胞最初暴露在较低浓度冷冻保护剂中，此时冷冻保护剂的化学毒性是最低的。这一步在室温下进行，此时卵母细胞还处于代谢过程中。

(2) 室温条件下，将卵母细胞转移至更高浓度的冷冻保护剂中。

(3) 然后将其冷却至 –8℃。

(4) 当温度为 –8℃时，通过植冰诱导冷冻麦管中冰晶形成，较小的冰晶可以诱导细胞外水分子启动结晶，冰晶形成会释放潜热，会迅速升高逐渐冷却的冷冻麦管内容物的温度。这样，冷冻麦管保持在 –8℃ 10min，有助于配子的平衡和稳定。

(5) 平衡之后，温度逐渐降至 –30℃，在此过程中带来 3 个主要变化。

① 随着渗透作用和细胞外冰晶的形成，卵母细胞逐渐冷却到零度以下，细胞外和细胞内冷冻保护剂的浓度逐渐增加。

② 随着卵母细胞逐渐降温，细胞的新陈代谢逐渐降低，这有助于减少由于冷冻溶液中超生理浓度的冷冻保护剂引起的细胞毒性和冷冻损伤。

③ 非常缓慢的降温速度（每分钟 0.3℃）可以使添加的渗透性冷冻保护剂在与细胞外保持平衡的同时缓慢的扩散进卵母细胞中。

(6) 在最终温度为 –30℃时，1, 2– 丙二醇（propanediol, PROH）仍然在冰点温度以上，但它的浓度有了巨大增加。此时，卵母细胞的代谢速率相当缓慢，进一步限制了冷冻保护剂浓度升高带来的细胞毒性。

(7) 卵母细胞迅速冷却至 –150℃。

(8) 把冷冻麦管浸入液氮中，剩余未凝固的溶液即转变成玻璃样的玻璃化状态。

4. 解冻的基本原则

在解冻过程中，首先要保证温度迅速变化以防止水再结晶引起的潜在冰晶损伤。此时，细胞内渗透性冷冻保护剂的浓度相当高，必须谨慎预防渗透性休克。因此，要使用非渗透性冷冻保护剂，随着渗透性冷冻保护剂逐渐扩散到卵母细胞外，非渗透性冷冻保护剂的浓度逐渐降低，直到将卵母细胞放入二氧化碳培养液中培养。

5. 卵母细胞质量的评价

在脱颗粒前后均可以对卵母细胞进行分级评估，根据卵子形态记录其成熟度，为后续操作提供参考。

6. 卵母细胞–脱颗粒–做或不做？

在卵母细胞冷冻前是否去除卵丘黏液团一直是一个有争议的问题。然而，其好处如下。

(1) 卵母细胞周围细胞层的差异作为一个可变因素，影响所用方法的可重复性。

(2) 卵丘细胞的存在使得卵母细胞很难分级，从而导致冷冻了不同成熟期的卵冠丘复合物。

(3) 膨胀的黏液团可能影响到水和冷冻保护剂的交换，从而影响整个冷冻过程。

(4) 经过冻融周期后，去除黏液团卵丘细胞组观察到更高的存活率（69% vs. 48%）[4]。

对于卵母细胞冷冻，我们倾向于进行脱颗粒以提高卵母细胞对冷冻保护剂的渗透性，从而获得更好的结果。

7. 影响卵母细胞的冷冻保存临床疗效的因素

冻融周期可能导致

(1) 透明带硬化：冻融过程可能导致透明带微结构的改变，使其质地变硬从而降低受精率[5]。

(2) 皮质颗粒提前释放：这可能增加了多精受精的风险。

(3) 减数分裂纺锤体的破坏：微管纺锤体自身必须正确装配才能实现准确的染色体分离，从而防止非整倍性[6]。减数分裂纺锤体的损伤可能增加胚胎的非整倍体风险。卵母细胞含水量很高，而且有分散的牵引染色体的微纺锤体装置。这使得卵母细胞对冷冻过程的低温暴露特别敏感。许多研究已经开始关注在卵母细胞冷冻过程中观察了纺锤装置的破坏后非整倍体的发生[7]。卵母细胞复温数小时后纺锤体重排和重构[8]。

(4) 卵质细胞器的损伤：由于细胞内冰晶的形成和细胞内外溶液不同渗透压引起的卵母细胞体积的突然变化带来的卵质细胞器的损伤也可能导致解冻后的卵母细胞复苏效果差。

8. 第一次减数分裂前期（GV 期）未成熟卵母细胞的冷冻

因为第一次减数分裂前期（GV 期）未成熟卵母细胞没有对温度敏感的纺锤体，有与成熟卵母细胞不同的膜渗透性，被认为对冷冻损伤更不敏感，因此被推荐为标准卵母细胞冷冻的替代方案，然而实际应用中并没有发现其优势。事实上，因为此技术需要卵母细胞解冻后的体外成熟，从而增加了染色体异常的发生率。

冷冻培养基的最新进展

(1) 无钙培养基：使用无钙培养基进行卵母细胞玻璃化冷冻可以减少透明带硬化，改善随后的受精，未对胚胎发育到囊胚期产生不利影响[9]。

(2) 胆碱：卵母细胞冷冻培养基中用胆碱取代钠似乎能改善结果[10]。

(3) 海藻糖：最近在卵母细胞冷冻方面的创新包括海藻糖作为低温保护剂的使用[11]。

(4) 蔗糖浓度：在程序化冷冻液将蔗糖浓度提高到 0.2mol/L 甚至到 0.3mol/L 有可能显著提高存活率达到 80%[12]。

9. 卵母细胞慢冻程序（表 12-1）

10. 卵母细胞解冻程序（表 12-2）

表 12-1　卵母细胞冷冻程序

- Cook 卵母细胞冷冻试剂盒是一种冷冻成熟卵母细胞（M_II）的三步冷冻试剂盒，这是一种以 1, 2- 丙二醇（PROH）和蔗糖为冷冻保护剂的 HEPES 缓冲的盐溶液
  - Vial 1：含有 0.75mol/L PROH 的冷冻缓冲液
  - Vial 2：含有 1.5mol/L PROH 的冷冻缓冲液
  - Vial 3：含有 1.5mol/L PROH 和 0.2mol/L 蔗糖的冷冻缓冲液
  - 所有卵母细胞必须完全脱掉卵丘和放射冠细胞
  - 冷冻溶液使用前需复温至室温（约 20℃）
- 方法
  - 准备充足的带有明确患者信息的冷冻麦管
  - 分装 0.4ml 冷冻液 1 放入四孔皿的 1 号孔，分装冷冻液 2 和 3 放入四孔皿对应的孔中，做好相应的标记。让溶液恢复到室温（20℃）
  - 将卵母细胞转入冷冻液 1，培养 7min，30s
  - 携带最小量的冷冻液 1 将卵母细胞转入装有冷冻液 2 的 2 孔，充分混匀。培养 7min，30s
  - 携带最小量的冷冻液 2 将卵母细胞转入装有冷冻液 3 的 3 孔，充分混匀，培养 5min
  - 以 3 孔的冷冻液 3 作为装载液，将卵母细胞装入标记麦管
  - 在装有冷冻液 3 的 3 孔，抽吸 20mm 的液柱，后面跟着 10mm 长的空气柱，再抽吸 30mm 含有卵母细胞的液柱，再抽吸 10mm 的空气柱，然后再抽吸 20mm 的液柱，最后末端抽吸 10mm 空气柱
  - 第一段液柱会封住塞子，阻止麦管内液体继续移动，用 seal-ease 麦管塞（Becton Dickinson）密封麦管开口的一端
  - 将麦管放进程序冷冻仪，运行指定的冷冻程序
- 卵母细胞程序化冷冻
  - 以 -2℃ /min 的速度从 +20℃降至 -8℃
  - 在 -8℃平衡（hold）10min
  - 在温度降至 -8℃ 3min 后行人工植冰（seeding）
  - 继续以 -0.3℃ /min 的速度由 -8℃降温至 -30℃
  - 以 -50℃ /min 的速度降至 -150℃
  - 在 -150℃平衡 10min
  - 转移至液氮（LN_2）中长期保存
  - 植冰就是用冷镊子接触卵母细胞液柱的上部弯液面处，以启动预定的冰晶形成过程

表 12-2　液体成分

- Cook 卵母细胞解冻试剂盒是一种解冻成熟卵母细胞（M_II）的四步解冻试剂盒，是以 PROH 和蔗糖为冷冻保护剂的 HEPES 缓冲的盐溶液
  Vial 1：含有 1.0mol/L PROH 和 0.3mol/L 蔗糖的冷冻缓冲液
  Vial 2：含有 0.5mol/L PROH 和 0.3mol/L 蔗糖的冷冻缓冲液
  Vial 3：含有 0.3mol/L PROH 和 0.3mol/L 蔗糖的冷冻缓冲液
  Vial 4：冷冻缓冲液

（续表）

- 解冻液使用前需复温至室温（约 20℃）
- 所有的再水化过程需要在室温下操作
- 准备一个加入 Cook 卵裂培养液（cleavage medium）的培养皿用于解冻后卵母细胞培养，放入 37℃，6% 二氧化碳的培养箱中平衡
- 准备实施 ICSI 所需的所有物品

● 方法
- 取 0.4ml 解冻液 1 加入在四孔皿的 1 孔，将 0.4ml 的解冻液 2 号和 3 号放入四孔皿相应孔中，并做好标记，让液体在室温下（约 20℃）平衡 30min
- 标记一个单孔培养皿，加入 400μl 解冻液 4（最后培养用），将培养皿复温至室温（约 20℃）
- 将含有卵母细胞的麦管从液氮中取出
- 麦管在室温（约 20℃）空气中复温 30s
- 将麦管放入 30℃水浴中 40s
- 取出麦管，用纸巾擦干麦管
- 将麦管有密封胶的一端切断，将麦管插入注射器，然后切开麦管封闭的另一端，或者取出麦管塞
- 在立体显微镜下，将麦管内容物推出到培养皿中
- 卵母细胞按照以下解冻液顺序依次解冻

TS1 RT，5min
TS2 RT，5min
TS3 RT，10min
TS4 RT，10min，37℃ 10min

- 注意尽量减少转移卵母细胞所用液体量并充分混匀
- 最后，将卵母细胞转移到一个装有预先平衡的 Cook 卵裂培养液的培养皿中，并放回到 37℃，6% 二氧化碳的培养箱中培养 60min 后进行 ICSI

（二）卵母细胞玻璃化冷冻和解冻

1. 简化的玻璃化过程（图 12-1 至图 12-7）

● 建议使用合适的容器用于液氮（LN_2）的储存和保持。这个过程使用聚苯乙烯泡沫盒储存液氮，也建议使用消毒的 LN_2 来避免污染风险。

● McGill Cryoleaf™ 的最大装载量为 2～3 枚卵母细胞。

● 在玻璃化过程中，用较高摩尔浓度的冷冻保护剂。长时间暴露在高浓度的冷冻保护剂中会导致细胞损伤，所以我们的工作必须做到小容量和高速度。在可以娴熟的掌握冷冻操作之前不要轻易地尝试玻璃化冷冻操作，因为尽管这项技术可能看起来非常简单，但可能由于我们缺乏训练而对存活的胚胎造成损害。

● 下面将以冷冻叶片（cryoleaf）为载体，使用 medicult 玻璃化冷冻液介绍玻璃化冷冻技术。使用 medicult 玻璃化冷冻试剂盒。试剂盒中的液体是 HEPES 缓冲液，pH 值保持稳定，这样所有的步骤都可以在室温下培养箱外操作。

(1) 在 cryoleaf 手柄和外套管上贴上冷冻标签，这帮助提取麦管时很容易识别标签。

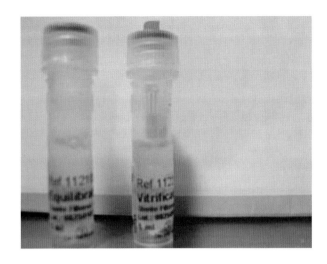

◀ 图 12-1　冷冻卵母细胞的 **medicult** 玻璃化冷冻试剂盒套装包括 **McGill Cryoleaf™**、平衡液（**EM**）和玻璃化液（**VM**）；玻璃化液是包含加大浓度乙二醇和 **1, 2-** 丙二醇的 **HTF** 液中；分装 **500μl EM** 和 **VM** 分别加入四孔皿的 **1** 孔和 **2** 孔，在室温下平衡 **30min**

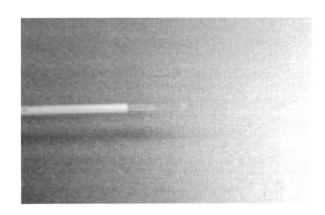

◀ 图 12-2　冷冻叶片（**cryoleaf**）的特写图

冷冻叶片的装载面是扁平的，将胚胎以最小量的玻璃化溶液放置在冷冻叶片的尖端；一次最多装载 2～3 枚卵母细胞；冷冻之前要给冷冻叶片的套筒和叶片都做好标记

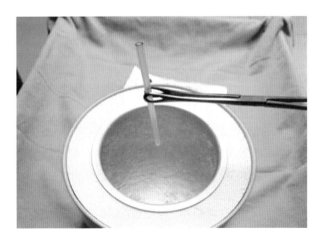

◀ 图 12-3　用镊子夹住带标记的 **cryoleaf** 外套管浸入液氮中

确保整个套管完全浸没在 LN_2 中并装满 LN_2；装载卵母细胞的 cryoleaf 在最后冻存前要放入这个外套管中

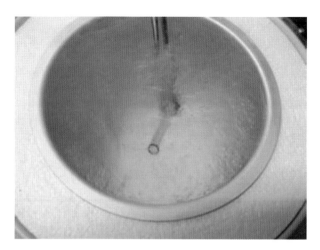

◀ 图 12-4 套管上的红色圆圈有助于识别冷冻套管的上边缘

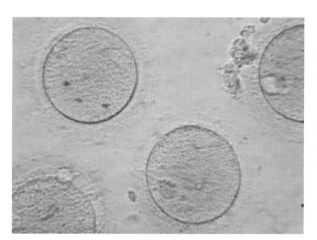

◀ 图 12-5 卵母细胞用透明质酸酶脱掉周围细胞

任何商业化品牌的产品都可在 80U/ml 的浓度下使用；有些胚胎学家更喜欢使用 40U/ml 浓度；在图中可以看到脱掉外周细胞的 M$_{II}$ 期卵细胞；卵母细胞有规则的卵膜和透明的细胞质，极体规整无碎裂

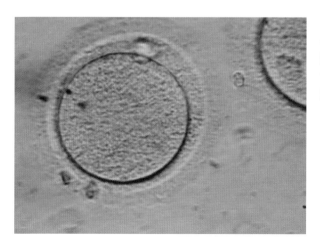

◀ 图 12-6 200× 时卵母细胞的近景图

可见规则的透明带及正常的卵周间隙，也可以看到正常的极体

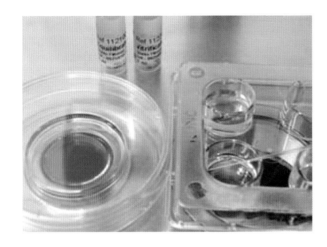

◀ 图 12-7　卵母细胞在通用培养液（universal media）/ G₁ Plus / 卵裂培养液中培养 1～2h；用平衡液 EM 冲洗移液管，并携带少量 EM 喷洒到单孔培养皿中的卵母细胞上，然后快速将卵母细胞转移至平衡液 EM 平衡 5min

(2) 平衡液（EM）和玻璃化液（VM）使用前应在室温下平衡至少 30min。在四孔皿中分装玻璃化冷冻液，做好标记，并写上患者唯一的身份信息，并在冷冻生物库存登记本上输入同样的内容。

(3) 将标记好的冷冻叶片外套管投入液氮中，使得外套管温度降低，并在插入冷冻叶片时装满液氮。外套管的红色圆圈标记是叶片外套管上缘的识别标记。

(4) 用合适的移液管，移取 2～3 个消化后的卵母细胞移植到 EM 中，平衡 5min（卵母细胞开始皱缩，然后恢复至初始状态）（图 12-8 至图 12-11）。

(5) 将卵母细胞或胚胎转移到 VM 中，停留时间应少于 1min（卵母细胞再次皱缩）（图 12-12）。

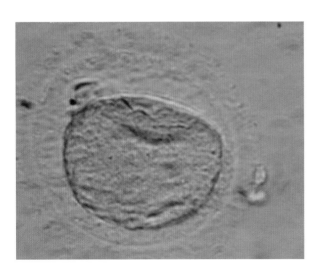

◀ 图 12-8　平衡液中卵母细胞
我们可以看到卵母细胞与冷冻液体接触后迅速发生卵细胞皱缩，卵膜变得不平滑，可见卵细胞膜内褶现象，11 点钟位置可见完整极体

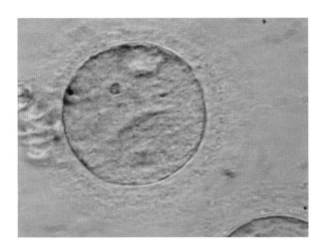

◀图 12-9 **EM 与卵母细胞接触 3min** 后，我们可以看到卵膜回到了原来的状态；虽然在卵膜边缘有一些锯齿痕迹，卵质看起来很健康，极体在 **12** 点钟位置，没有碎片

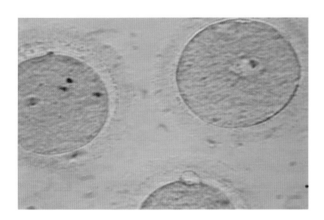

◀图 12-10 **完全扩张的卵母细胞** 在 EM 中平衡 4min 后，这些卵母细胞都回到了原始状态

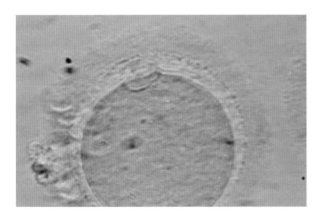

◀图 12-11 **M$_{II}$期卵母细胞的特写** 它返回到原来的形状，已经完全恢复；极体是在 11 点钟位置

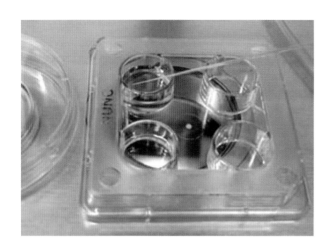

◀ 图 12-12 卵母细胞此时被转移到玻璃化液

在 EM 中的卵母细胞上喷洒小量的 VM，携带最小量的 EM 将卵母细胞转移至装有 VM 的 2 号孔；在玻璃化溶液中要轻柔处理卵母细胞；从把卵母细胞转移到 VM 到装载到 cryoleaf 上，卵母细胞在 VM 中的时间不应超过 60s

(6) 携带尽可能少的 VM，用移液管将卵母细胞或胚胎迅速装载到 McGill cryoleaf™ 的尖端。

在这个过程中，McGill Cryoleaf™ 应该保持干燥。一定要用移液管小心快速地吸掉多余的 VM（图 12-13）。

(7) 将装有卵母细胞或胚胎的 McGill Cryoleaf™ 直接放入液氮中（LN₂）（图 12-14 至图 12-16）。

(8) 小心地滑动保护套管（绿色）盖过装有卵母细胞或胚胎的尖端，滑动到位并旋紧。注意全程保证 McGill Cryoleaf™ 浸没在液氮中。

(9) 将 McGill Cryoleaf™ 插入外套管中，轻轻压紧。任何时候都要确保 McGill Cryoleaf™ 持续浸在液氮中。

(10) 转移到储存容器。

2. 卵母细胞解冻步骤（图 12-17 至图 12-27）

• 将一个单孔皿贴上标签，放入半毫升解冻液（WM）。四孔皿做好标记后分装稀释液和洗涤液。解冻液预热到 37℃，其他液体保持在室温下。

• 将 McGill Cryoleaf™ 从存储罐中取出放到提前准备的液氮盒中。

• 用镊子取下 McGill Cryoleaf™ 的外套管，小心操作确保整个过程 McGill Cryoleaf™ 都保持浸在液氮中。

• 解锁冷冻叶片的保护性套筒，平稳向上滑动，暴露冷冻叶片尖端。保证 McGill Cryoleaf™ 持续浸没在液氮中，如果泡沫盒装满液氮，这一步操作很容易。液氮盒要紧紧靠近操作台，以避免转移冷冻叶片时的时间延迟。体视镜镜头要在低倍镜下聚焦在复温液皿的中心部位。

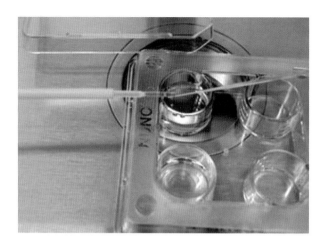

◀ 图 12-13　图示为卵母细胞以最小量的玻璃化液装载在 cryoleaf 上的情况，这一步不应该超过 10s；长时间暴露在 VM 中可能导致卵母细胞极度脱水和配子极度皱缩

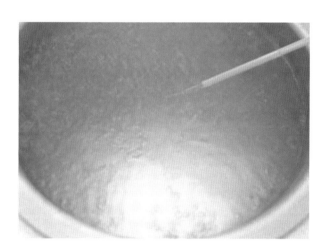

◀ 图 12-14　将装有卵母细胞的 cryoleaf 直接浸入液氮（LN₂），然后通过解锁和顺时针旋转将保护性绿色套管平稳移动到装载卵母细胞的 cryoleaf 处

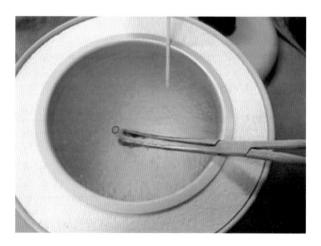

◀ 图 12-15　将 cryoleaf 放入外套管中，并按紧

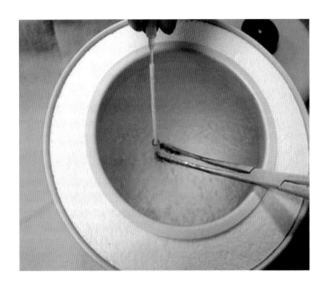

◀ 图 12-16 确保整个操作过程叶片全部浸在液氮中，把叶片放在冷冻支架里，在进一步使用前都要浸在液氮中

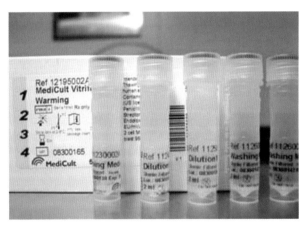

◀ 图 12-17 **Medicult** 玻璃化复温液试剂盒包括含有蔗糖的复温液，含有较低浓度蔗糖的稀释液两瓶，带有人血清白带白的洗涤液两瓶

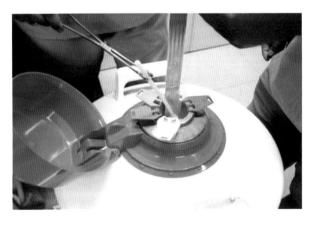

◀ 图 12-18 解冻时将冷冻叶片从液氮罐中取出，这一步要动作迅速并将冷冻叶片迅速没入液氮中

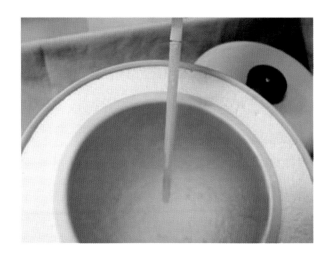

◄ 图 12-19　迅速将冷冻叶片投入液氮，避免卵母细胞的意外解冻

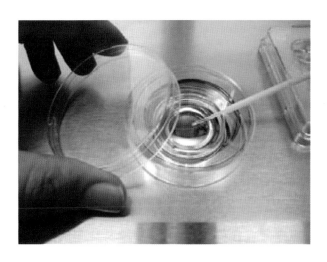

◄ 图 12-20　液氮中去除冷冻叶片的外套管，解锁绿色保护性套筒，将含有卵母细胞的冷冻叶片尖端放进单孔皿中 400μl 的复温液中解冻；也可以制作 100μl 的微滴用来解冻；不建议给玻璃化冷冻液盖油，这会带来污染，同时覆盖卵母细胞表面导致渗透压改变延迟

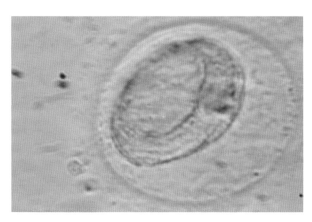

◄ 图 12-21　**复温液中的卵母细胞**
允许卵母细胞与复温液的最长接触时间是 1min；此时，胞质收缩，卵膜皱缩，可以观察到宽阔的卵周间隙，和完整的透明带；事实上，此时，卵母细胞看起来皱缩、空洞和令人恐怖

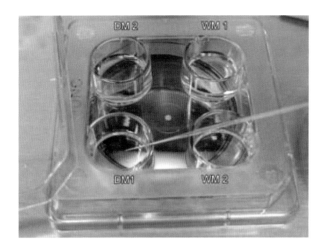

◀ 图 12-22 将卵母细胞从稀释液 1 和 2 转移至洗涤液 1 和 2，卵母细胞在每种液体中保持 3min，最后转移至 IVF 培养液中

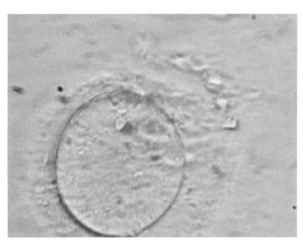

◀ 图 12-23 卵母细胞在稀释液 1 中逐渐复原，此液的最长接触时间是 3min，此时卵母细胞逐渐扩展，看起来正常，卵膜也看起来是健康的，极体在 1 点钟位置

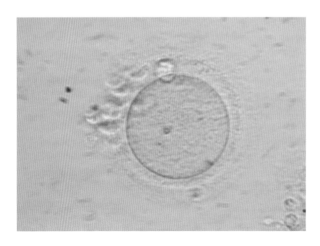

◀ 图 12-24 卵母细胞在稀释液 2 中停留 3min 后完全复原，此时卵母细胞看起来饱满，卵膜清晰，极体和透明带完整

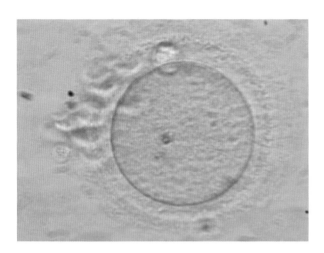

◀图 12-25　卵母细胞在洗涤液
1 中进一步复原，卵周间隙进一
步减小，卵膜向周边扩展，透明
带是健康的，极体在 11 点钟位置

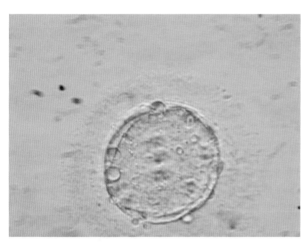

◀图 12-26　卵膜的冷冻损伤，
可见明显胞质膜的水泡，这样的
卵母细胞在复温过程中不会复
原，接下来会被丢弃

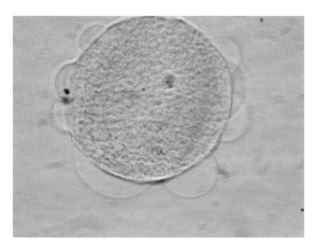

◀图 12-27　卵母细胞处理过程
中透明带断裂，胞浆膜的水泡变
得更明显，这样卵母细胞在复温
过程中退变 / 裂解

• 将 McGill Cryoleaf™ 从液氮中取出，迅速将卵母细胞或者胚胎转移到单孔皿的解冻液中（37℃，0.5ml），卵母细胞会从 McGill Cryoleaf™ 上滑落到 WM 中，在 WM 中最多停留 1min（在此时，卵母细胞仍然保持皱缩状态），确认卵母细胞在皿中的位置并计时 60s。持续跟踪卵母细胞在皿中的移动，因为随着解冻过程的进行，卵母细胞逐渐变得透明，容易导致卵母细胞的丢失。随后，卵母细胞将恢复正常外观（图 12-5）。

• 使用合适的移液管，在 WM 中的卵母细胞喷洒稀释液 1（DM₁），并将卵母细胞转入四孔皿 1 孔的 400μl 稀释液 1 中，卵母细胞在此停留 3min（此时，卵母细胞部分的恢复正常形状），这一步要避免卵母细胞发生渗透性休克。此时卵母细胞在扩张，易于发现（图 12-6 至图 12-9）。在 2 孔中的 DM₂ 液重复相同的步骤。

• 将卵母细胞转移到四孔皿 3 孔中的 400μl 洗涤液中，等候 3min（此时，卵母细胞完全恢复到原来的形状），卵母细胞在此液体中停留的时间可以延长至 5min，这一步骤主要是为了卵母细胞的平衡。在四孔皿的 4 孔的 WM₂ 中重复相同的步骤。

• 将卵母细胞转入单孔 falcon 皿中预平衡的培养液中。在实施 ICSI 之前，卵母细胞在培养箱内中要放置 2h。

二、精液冷冻保存

（一）精子冷冻保存

1. 介绍

自 1776 年以来，冷冻和解冻技术已经被用于低温保存精子。已知影响这一精细操作程序结果的因素有精液标本质量、冷冻精子的发育阶段、所用冷冻保护剂的种类和冷冻程序[13]。

源于精子这一细胞的独特性质，以下是在精子冻融过程中观察到的非典型效应。

• 精子细胞结构相对简单，有较大的表面积体积比，对水的渗透率高，确保在冷冻保护剂存在时也能快速渗透平衡。

• 精子细胞含有极少量的细胞质和水分，仅有较少的细胞器内包含多量的蛋白质，对冷冻损伤较不敏感。

• 遗传物质高度浓缩，更不容易受冷冻保护剂的伤害，跟胚胎不一样。

2. 精液冷冻保存的适应证

精子库就是精子的超低温保存，使用有据可查的协议，精子可以保存起来供本人以后使用。精子可以冷冻保存起来为自己个人使用（自体精子银行），也可以来自有生育能力的捐献者，经过筛选，被储存起来用于第三方生殖（供精银行），在这种情况下，要充分考虑做表型/血型匹配。匹配配偶的身体特征和种族、头发颜色、质地和眼睛颜色都是必需的。

精子库做供精精液冻存时必须严格遵守 ICMR 准则。

(1) 自体精液冻存的常见适应证

- 恶性肿瘤患者，在手术、化学治疗或放射治疗之前[14, 15]。
- 在进行外科手术取精的过程中，由睾丸或附睾穿刺获取的精子。
- 士兵 / 频繁出差者，在他们执行海外任务离开之前，或预计在受精当日，因为工作的需要无法取精者。
- 预期的受精日的焦虑导致无法取精。
- 脊髓损伤的患者通过电动辅助射精取精。
- 在有辐射危险的地方工作的男性。
- 患者在输精管结扎术前可以保存精液以作为未来生育的保障。

(2) 供精精液冻存的适应证

- 男性因素不育：

    无精子症，形态异常精子。

    高促性腺素性性腺功能减退。

    配偶阳痿或逆行射精（如果取精失败）。

- 当配偶接触到已知的毒素时，例如铅和具有诱变潜力的药剂。
- 当男方携带遗传缺陷时（亨廷顿舞蹈症等）。
- 存在 Rh 不相容的同种免疫。
- 单身女性供精受精（国内不适应）。
- 反复 IVF 失败 / 流产。

3. 精液样本在冷冻前需要预处理吗

对于浓度高活力好的精子样本可以无须处理直接冷冻，将来可以用于 IUI。另一方面，应该对一份混杂圆形细胞和碎片的少精标本进行处理和包装，用于 ICSI。

(1) 精液冷冻保存中的冷冻保护剂概述

① 精子冷冻保存的生化和物理特征

经过低温保存和解冻的精子有以下表现。

- 活率、活动力、生育力的降低。
- 精子细胞膜和顶体的形态学损伤都有明确的研究报道。
- 细胞质膜过氧化氢歧化酶的损失。
- 顶替完整性受损。
- 细胞质膜通透性的增加。

② 有各种成分用于精液的冷却和冷冻保存

制剂的用途是多方面的。这些液体包含的成分如下。

- 营养素。
- 缓冲液。
- 一种冷冻保护剂（渗透性和非渗透性）。
- 一种抗生素。
- 膜稳定蛋白/蛋黄。

甘油仍然是大多数物种精子冻存的首选冷冻保护剂。甘油作为冷冻保护剂优于DMSO 或乙二醇。低温保护剂甘油的加入已被证明将活动精子的冷冻存活率提高到50% 的平均水平，远高于不添加甘油时低于 20% 的存活率。冷冻保护剂二甲亚砜（DMSO）已被证实不适合精子冻存，尽管它可以获得较高的存活率，但解冻后精子活动率低于甘油。

为了提高冷冻存活率，更加复杂的冷冻试剂被开发出来，主要含其他非渗透性冷冻保护剂，如甘氨酸、两性离子、枸橼酸盐、蛋黄。最早的、广泛被大家了解的（best known）人类精液的冷冻试剂是甘油蛋黄枸橼酸钠（GEYC）。最常用的人类精子保存液（HPSM）是一种以甘油、蔗糖、葡萄糖、甘氨酸为冷冻保护剂的改良 Tyrode 培养液，它以人血清白蛋白作为稳定剂，以 HEPES 作为缓冲剂。其他常用的冷冻保护剂的缓冲液是一种被称为 TESTCY 的两性离子缓冲系统，它含有 TES［N– 三（羟甲基）甲基 –2– 氨基乙烷磺酸］、TRIS（氨基丁三醇）、枸橼酸钠和蛋黄。

甘油化标本：将甘油一滴一滴慢慢地加入到干净的精液/准备好的精液中，时间超过 2～3min，每一次添加都要紧跟着充分混合，这是减少冷冻保护剂毒性的关键步骤。甘油在中性脂质形成的过程被代谢，有研究表明甘油代谢物对精子胞质膜有好处，增加其稳定性，可以改善精子解冻后的动力。

4. 精液加入冷冻保护剂后的封装

冷冻过程有各种方法装载由甘油或其他制剂混匀的精液标本。常见的如用粉末密封胶密封或加热密封的塑料麦管、玻璃安瓿、注射器或螺帽冷冻管等（表 12–3）。影响决策的因素有

- 可冻存样本的体积。
- 冷冻管标记是否容易。
- 处理、存储、复温，以及封装材料的生物相容性。

5. 降温和升温速率

精子冷冻存活的结果与细胞降温和升温的速率相关。

(1) 降温速率：相对缓慢的降温速率允许细胞内过量水分扩散到细胞外，造成细胞极度收缩、细胞脱水，细胞内溶质浓度升高。缓慢降温并不能完全消除细胞内冰晶形成的风险。

表 12-3　精液标本的封装

		优　点	缺　点
麦管	CBS 高安全精子冷冻麦管	麦管有多种颜色可供选择，有利于样本的识别，液氮罐的塑料杯中可以存放成百的样本	1. 最大容量大约只有 0.5ml 2. 麦管装标本过满易使麦管爆裂，将粉末密封塞排出到液氮中 3. 标记和装载困难 4. 精子表面积 / 体积的比例高，使得操作过程中将精子直接暴露在环境中易发生复温时的热休克损伤
冷冻管	带螺帽的聚丙烯管	容易装载，可以储存接近 1.5ml 的精液和冷冻保护剂的混合物	1. 储存在铝合金支架上并不可靠，因为一旦扣紧的支架松懈，冷冻管就会弹出支架 2. 有螺旋盖的管子不能维持密封，解冻时有爆炸的风险，困在冷冻管中的液氮转变为气态氮后体积会增加很多倍 3. 较小的表面积 : 体积比，较厚的冷冻管壁，增加了标本达到关键温度所需的时间，因此增加了暴露在环境温度下带来的损伤风险
玻璃管	玻璃	与其他可获得的冷冻管相比没有优点	玻璃瓶是非常易碎的，不鼓励使用

(2) 升温速率：缓慢降温冻存的精子，升温速率也应该缓慢，解冻的速率过快会使得细胞内溶质没有充足的时间扩散到细胞外，细胞外水迅速内流引起细胞的迅速肿胀和裂解。

降温速率决定了最佳解冻速率。实际上，这意味着降温速率较慢（1℃/min），需要相似的解冻速率（1℃/min），这只能通过电脑控制的冷冻仪来实现。因为大多数临床情况需要更简单的程序，因此采用更快速的降温速率（10℃/min）并匹配快速解冻速率，具体操作是将麦管从液氮中取出，然后放到 22℃的工作台上。

最佳升温速率取决于先前的降温速率。

---

6. 程序化冷冻精子的方法

(1) 冷冻：精子冷冻保存是用液氮蒸汽以有控制的速率或无控制的速率降温来完成的（表 12-4 和表 12-5）。对比发现有控制降温或无控制降温对精子存活或融解后活动力没有影响。在液氮蒸汽中无控制的降温过程更简单，也更便宜。

表 12-4　精液冷冻的方法

方　法	原　理	存　储
气相降温法	• 这项操作可以手动运行 • LN$_2$ 因为沸点较低总是处于气化状态，自然存在于液氮罐周围的气相可以用来进行预期的降温 • 将冷冻管 / 冷冻麦管放到液氮上面预先设定好的高度，放置预定的时间，就会得到预期的降温曲线	标本可以储存在液氮容器的气相中，或者逐渐降温后浸入液氮中
程序冷冻仪降温法	• 对人类精子的冻存可能并不重要，因为精子冷冻不需要这样的自动化装置 • 标本装入麦管或者冷冻管，然后用程序冷冻仪降温，最后投入液氮中	标本存储在液氮中

表 12-5　液体成分

应用气相降温的精子冻存方法（图12-28 至图 12-34）	• 确保标本和精子冷冻缓冲液（K–SISC）平衡至室温 • 将两倍体积的精子冷冻液和一倍体积的精液标本混合 • 室温下放置 10min • 将相关信息标记在麦管上 • 将标本装入冷冻麦管或冷冻管，按照操作指导进行密封	
用程序冷冻仪冷冻	麦管	冷冻管
	将麦管装入程序冷冻仪，开启麦管冷冻程序，运行参数应该与下面的相似： • 起始温度为 20℃ • 以 6℃/min 降温至 –80℃ • 在 –80℃将麦管投入液氮中	将冷冻管装入程序冷冻仪，开启冷冻程序，冷冻管的冷冻程序大致如下： • 起始温度为 20℃ • 以 –0.5℃/min 降温至 5℃ • 在 5℃，以 –1℃/min 降温至 4℃ • 在 4℃，以 –2℃/min 降温至 3℃ • 在 3℃，以 –4℃/min 降温至 2℃ • 在 1℃，以 –10℃/min 降温至 –80℃ • –80℃保持（hold）10min • 将冷冻管投入液氮中
解冻	• 将冷冻管和麦管移出液氮，放置于室温下直至全部解冻 • 打开麦管或冷冻管，取出解冻的精液标本 • 用配子缓冲液（1∶1）稀释精液标本，降低甘油的毒性作用 • 快速评估精子的存活情况，立即用精子梯度液进行密度梯度离心准备精子或者上游法准备精子	

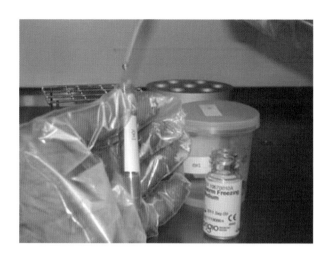

◀ 图 12-28　装入冷冻管中的甘油化的精液

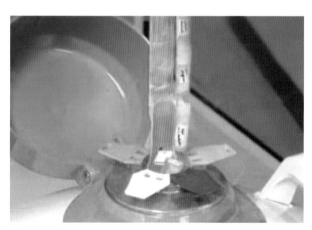

◀ 图 12-29　在投入液氮容器中的液氮中之前将装有精液的冷冻管装到铝支架上

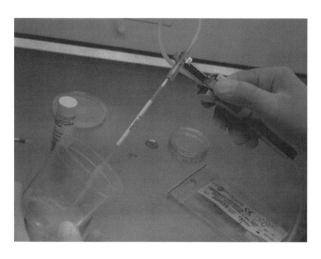

◀ 图 12-30　在用手控抽吸器将原始精液装入标记好的 **CBS** 冷冻麦管中

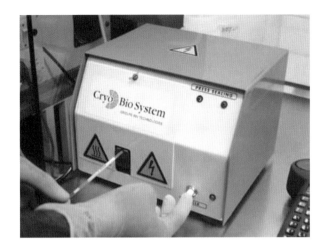

◀ 图 12-31　冷冻降温前将装有精液的冷冻管装入铝支架

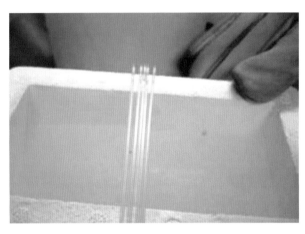

◀ 图 12-32　装有精液的麦管进行液氮气相降温

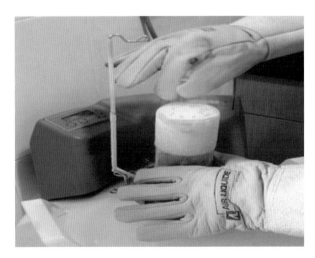

◀ 图 12-33　液氮罐中的存储塑料杯，带有温度和液氮高度警戒标识

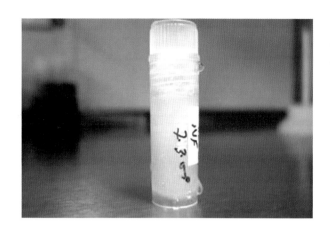

◀ 图 12–34　装有精液的冷冻管在 37℃解冻

(2) 存储：一旦标本的温度达到 –120℃～–80℃，立即将它们浸入液氮中（表 12–5）。浸入液氮后，冷冻管被迅速转移到预先冷却、贴有标签的塑料杯，卡到做好标记的铝合金支架上。

确定好麦管在塑料杯中的放置方向，以便于无须将麦管完全取出便可识别麦管上的身份信息。铝合金支架放到液氮容器中预先设定的位置。标本位置要记录在实验室相关报告中。

7. 精子可以储存多久

了解冷冻精子可以冻存的时间长度至关重要。

• 只要细胞保持在 –196℃，唯一已知的细胞损伤是由于环境引起的本底辐射导致的脱氧核糖核酸（DNA）的退化，这一正常辐射的量是 0.1 拉德 / 年。据预测，雄性配子在 –196℃的冻存条件下，其遗传完整性可以保持 200 年。

• 在温度超过 –130℃时，原子和分子能够移动，从而导致膜的不稳定。

• 温度在 –90℃及以上，冰晶会增长，甚至在此温度的短期暴露会对细胞造成致命的伤害。

解冻：解冻是通过将样品室温水浴或者暴露在流动自来水管下（表 12–5）来完成的。解冻后的样本在加样前要用移液管将样品充分混合。

***

样品应在解冻分析后立即进行处理去除冷冻保护剂。

***

8. 解冻后生育力的评估

低温保存的成功与否是通过精子解冻后活动精子的数量来衡量的，在解冻样本中，活动力会有接近 30%～40% 的丢失，这些效应都是由于双分子层胞质膜、遗传成分和顶体内容物的超微结构损伤引起。

无论降温工艺如何，最终精子冷冻保存的质控评价就是在解冻过程中精子的冷冻存活。

---

9. 精子库的交叉感染

精子库存在一个潜在的交叉感染的危险，所以样品的处理和储存必须给予最高的关注度。

10. 精液储存前的捐献者筛选

因为担心常见传染病的传播，新鲜供精是不推荐的。捐献者应检测 HIV1 和 2、HTLV Ⅰ 和 Ⅱ 抗体、乙肝表面抗原、乙肝核心抗体、丙型肝炎、RPR（快速血浆反应素试验）、TP-PA（梅毒螺旋体颗粒凝集试验）、巨细胞病毒抗体、衣原体和淋病。作为捐赠者可能在感染的窗口期，就有必要在 180d 的隔离期后重复检查乙型肝炎和 HIV，如果病史或物理检查提示感染，供精者就应被拒绝并建议寻求适当的医疗建议。

11. 安全与维护

麦管或冷冻管必须标记清楚，库存目录管理是最重要的，每个预防措施必须确保每根麦管或小瓶都能追踪到精子来源、冷冻保存日期及标本数量、罐 / 支架或架子 / 冷冻罐的编号。

精液的安全低温保存需要定期进行设备的维护和液氮罐的再填充，液氮蒸发很快或液氮罐会泄漏从而造成珍贵样本的损失。非常有必要给液氮罐安装一个内置的安全系统，当液氮面低或有人未经授权打开冷冻装置低时，能够自动激活安全系统。

12. 附睾精子的低温保存

显微手术或经皮下穿刺均可以获取附睾精子，随后可以进行冷冻[16, 17]。附睾取精的常见指征是梗阻性无精子症，因此获取相对大量的精子并不少见，甚至可用于 IVF 或宫腔内人工授精。

13. 睾丸精子的冷冻保存

睾丸精子样本中会混杂有大量的红细胞和睾丸组织，需要进行的额外的处理分离出干净的精子。为了释放曲细精管管腔内包裹的精子，必须使用酶消化剂（胶原酶）或机械剥离的方法。对于后者，需要对睾丸组织使用玻璃瓦片在支持培养基中分离，直到变成分离组织悬浆，获得的悬浆液可以处理后用于治疗。这种方法获得的过量睾丸精子可以用于冷冻保存为将来使用，可以避免再次手术。

14. 精子在人空透明带壳中的低温保存

另一种方法是在人的空透明带里冷冻精子，这是由 Jacques Cohen 发明的。当胞质内容物被移除后，留下一个空心的球体。因为空心球在冷冻前后可以在显微镜下看到和处理，它是单个精子冷冻和微量精子冷冻的一个理想的胶囊[18]。

15. 快速冷冻的玻璃化技术

采用玻璃化技术用于人类精子的超快速冷冻，并成功用于 ICSI。这项技术就是直接将装有精子悬浮液铜质冷冻环投入液氮中[19]。

（二）结论

人类配子的冷冻保存使它们暴露于众多的机械、热学和化学生理学压力下，这可能导致配子功能异常。从偶然发现甘油可以作为冷冻保护剂用于精子冻存，我们已经走了很长的路。

如果能够找到一种更加理想的冷冻保护剂，那将成为现代低温生物学里程碑式的进步。配子冷冻保存已被广泛接受为不孕症治疗的纲要性技术，近年来在生殖保险方面又承担起新的角色。

参考文献

[1] Kim SS. Fertility preservation in female cancer patients: current developments and future directions. Fertil Steril. 2006;85:1–11.

[2] Shamonki MI, Oktay K. Oocyte and ovarian tissue cryopreservation: in- dications, techniques, and applications. Semin Reprod Med. 2005;23:266–76.

[3] Lockwood G. Politics, ethics and economics: oocyte cryopreservation in the UK. Reprod Biomed Online. 2003;6:151–3.

[4] Lassalle B, Testart J, Renard JP. Human embryo features that influence the success of cryopreservation with the use of 1,2 propanediol. Fertil Steril. 1985; 44(5):645± 51.

[5] Schalkoff ME, Oskowitz SP, Powers RD. Ultrastructural observations of human and mouse oocytes treated with cryopreservatives. Biol Reprod 1989;40:379–93.

[6] Stachecki JJ, Munne S, Cohen J. Spindle organization after cryo- preservation of mouse, human, and bovine oocytes. Reprod Biomed Online. 2004;8:664–77.

[7] Almeida PA, Bolton VN. The effect of temperature fluctuations on the cytoskeletal organisation and chromosomal constitution of the human oocyte. Zygote. 1995;3:357–65.

[8] Rienzi L, Martinez F, Ubaldi F, Minasi MG, Iacobelli M, Tesarik J, et al. Polscope analysis of meiotic spindle changes in living metaphase II human oocytes during the freezing and thawing procedures. Hum Reprod. 2004;19:655–9.

[9] Larman MG, Sheehan CB, Gardner DK. Calcium-free vitrification reduces cryoprotectant-induced zona pellucida hardening and in- creases fertilization rates in mouse oocytes. Reproduction. 2006; 131:53–61.

[10] Stachecki JJ, Cohen J, Willadsen SM. Cryopreservation of unfertilized mouse oocytes: the effect of replacing sodium with choline in the freezing medium. Cryobiology 1998;37:346–54.

[11] Eroglu A, Toner M, Toth TL. Beneficial effect of microinjected trehalose on the cryosurvival of human oocytes. Fertil Steril. 2002;77:152–8.

[12] Bianchi V, Coticchio G, Distratis V, et al. Diff erential sucrose concentration during dehydration (0.2 mol/L) and rehydration (0.3 mol/l) increases the implantation rate of frozen human oocytes. Reprod Biomed Online. 2007;14(1):64–71.

[13] Hammerstedt RH, Graham JK, Nolan JP. Cryopreservation of mammalian sperm; what we ask them to survive. J Androl. 1990;11:73–88.

[14] Saito K, Suzuki K, Iwasaki A, Yumura Y, Kubota Y. Sperm cryopreservation before cancer chemotherapy

helps in the emotional battle against cancer. Cancer 2005;104(3):521–4.

[15] Schmidt KL, Carlsen E, Andersen AN. Fertility treatment in male cancer survivors. Int J Androl. 2007;30(4):413–9.

[16] Oates, RD, Lobel SM, Harris D, et al. Efficacy of intracytoplasmic sperm injection using intentionally cryopreserved epididymal sperm. Hum Reprod. 1996;11:133–8.

[17] Elnaser TA, Rashwan H. Testicular sperm extraction and cryopreservation in patients with non-obstructive azoospermia prior to ovarian stimulation for ICSI. Middle East Fertil Soc J. 2004;9:128–35.

[18] Cohen J, Garrisi GJ, Congedo-Ferrara TA, Kieck KA, Schimmel TW, Scott RT. Cryopreservation of single human spermatozoa. Hum Reprod. 1997;12:994–1001.

[19] Isachenko V, Isachenko E, Katkov II, Montag M, Dessole S, Nawroth F, Van Der Ven H. Cryoprotectant-free cryopreservation of human spermatozoa by vitrification and freezing in vapor: effect on motility, DNA integrity, and fertilization ability. Biol Reprod. 2004;71(4):1167–73.

第 13 章

胚胎玻璃化冷冻
Embryo Vitrification

Pankaj Talwar　著
马水英　吴克良　译

一、概述

人类卵母细胞冷冻保存既可以使用传统的慢速冷冻方法，也可以使用玻璃化方法[1]。传统的慢速冷冻法，细胞被缓慢降温到非常低的温度，从而减少细胞内冰晶的形成。与此同时，使用低摩尔浓度的冷冻保护剂是为了减少因溶质浓度增加引起的不利影响。另一方面，玻璃化是一种非平衡的冷冻保存方法，它利用高浓度的冷冻保护剂使胚胎 / 卵母细胞凝固而且不形成冰晶，因为在将胚胎 / 卵母细胞放入液氮之前，暴露在高浓度的冷冻保护剂中会迅速脱水。

二、玻璃化原理

胚胎 / 卵母细胞的冷冻损伤是时间依赖性的，其基本原理是防止冰晶的形成和损伤，是通过快速降温，在冰晶形成前细胞内的水形成玻璃样的形态来实现的。在很低的温度下，水分子形成复杂的黏性物质而并不冻结。当高浓度的蔗糖慢速降温时，它可以结晶形成冰糖，但是如果快速降温时，它则可以形成黏稠的"棉花糖"。

玻璃化冷冻是一种将细胞暴露于高浓度冷冻保护剂中，经过短时间平衡后，直接放入液氮来实现超快速降温的一种冷冻方法。玻璃化冷冻液中高渗透性的物质使细胞快速脱水，在细胞内剩余水分还未形成有损伤性的冰晶前被快速置于液氮中实现超快速降温。

三、解冻原理

玻璃化的胚胎在解冻时对渗透压变化非常敏感，通常使用梯度浓度的细胞外冷冻保护剂和渗透性的缓冲液来逐步稀释，以防止过多的液体通过细胞膜移动和卵裂球的裂解，同时渗透性的冷冻保护剂从细胞内被去除。

逐步减少细胞外蔗糖溶液浓度的二至四步稀释法通常被各种学派使用。Chen 等发现，玻璃化冷冻的人卵母细胞经过三或四步解冻后，两种方法的存活率没有差异。因此，人类卵母细胞可能不需要四步稀释[2]。

注意事项
- 玻璃化溶液和这种技术的基本要求是高渗透性，以及玻璃化冷冻和复温足够快，以避免冰晶形成。
- 注意，玻璃化溶液在室温下毒性很大，所以我们必须携带尽量少的液体快速完成操作。
- 不同溶液中的蔗糖浓度梯度和解冻时在不同溶液中持续的时间对阻止逆玻璃化损伤具有重要意义。

四、独特的玻璃化装置

现代的玻璃化方法具有更高的冷冻 / 解冻效率并使用更低的冷冻保护剂浓度，通过使用适量的冷冻保护剂，在室温下就可以实现玻璃化。

胚胎学家可以使用各种各样的低温（冷冻）装置。每种装置都有优点和缺点（表 13–1 ）。

表 13–1　多种冷冻装置的比较

冷冻装置	技　术
• 开放式拉制麦管（OPS）技术[3] • 玻璃毛细管，GMP[4] • 超细的开放式麦管，SOPS • 有凝胶的冷冻尖 • 无菌分离冷冻尖 • 溶液体积（＜1µl）	• 装上少量的含有样本的冷冻保护剂溶液，然后把样本放入液氮中 • 使用这些工具时，冷冻和解冻的速率能达到 20 000℃ /min
• Cryoloop：一种 20µm 粗的尼龙线制成直径 0.5mm 线圈，连接在一个与瓶盖（管帽）相接的 20mm 长的细钢管上[5]	• 在冷冻环上形成一层薄膜，用于放置卵母细胞 /胚胎，在液氮中浸泡时膜仍完整；因溶液体积可以忽略不计，冷冻和解冻的速率能达到 700 000℃ /min[6]；储存在冷冻管中
• 微小液滴（MDS） • 液滴体积小至 0.5µl，甚至 0.1µl[7]	• 将含有这种液体的非常小的液滴放在一个固体表面上，浸入液态氮中；把微滴放置在预冷的金属表面，代替液氮冷却；最初，是使用一种浸在液氮中的金属块，随后出现了一种商业成品可供选择（CMV, Cryologic, Australia）

（续表）

冷冻装置	技　术
• 高安全性玻璃化套装（HSV） • 装载体积（< 0.5μl）	• 这种高安全性的玻璃化套装（HSV）使得在将胚胎插入麦管之前，可以将含有胚胎的冷冻保护剂微滴（< 0.5μl）放置在细管的凹槽里；使用一种特殊的焊接方法对其进行热封可以防止泄漏
• Cryotop：包含由一个 0.4mm 宽、20mm 长、0.1mm 厚的软胶片，连接到一个硬塑料手柄上 • 装载体积（0.1μl）	• 为了保护软胶片和装载在上面的样品在液氮保存时的安全，用一个 30mm 长的透明塑料盖覆盖在该部分；这种装置已经灭菌，应在无菌条件下操作，并且是一次性的 • 冷冻速率（23 000℃/min） • 解冻速率（42 000℃/min）
• Cryotip：是 • 一个塑料材质的麦管，可以密封成一个封闭的装置，用来冷冻保存配子或胚胎	• 冷冻速率（1200℃/min） • 解冻速率（2400℃/min）
• Cryoleaf	• 卵母细胞或胚胎通过内部和外部保护系统得到双重保护，免受压力和污染
• 电子显微镜网格	• 生物电镜工作是在铸有微小网格的小型铜盘上进行；网格的大小因其用途的不同差别也较大，但通常是每毫米 15 个格（每英尺 400 个格） • 网格的上方有一层通过喷碳处理形成的薄薄的碳膜，用于样本的存储 • 卵母细胞被放置在网格上，直接投入液氮中

五、各种玻璃化方法的优越性

多项研究对比了各种玻璃化冷冻技术对卵母细胞或胚胎的存活率和发育潜能的影响。Kuwayama 等应用 Cryotip 进行胚胎的玻璃化冷冻。他们发现 Cryotip 的效率与 cryotop 相同，尽管 Cryotip 的降温速率略低于 Cryotop[8]。

在对牛卵母细胞的研究中他发现用 Cryotop 比用传统的麦管或 OPS（开放性麦管）具有更高的卵裂率和囊胚形成率。根据文献报道，对于人类卵母细胞的玻璃化冷冻，冷冻叶方法比栅格法具有更高的存活率。高安全性冷冻麦管 /Cryotip 法的优点是它具有一个封闭的胚胎存储体系。

六、玻璃化的步骤

下面介绍使用 Vitrolife 品牌玻璃化试剂，使用冷冻环（cryoloop）作为载体的玻璃化技术。冷冻环是一种改进的玻璃化存储设备，极大地方便了手的抓持，使得非常容易装载和储存卵母细胞或胚胎。使用冷冻环，推荐的最大装载量是 2～3 个卵母细胞或胚胎。

该玻璃化冷冻液是使用 MOPS（丙磺酸）缓冲，以便所有步骤可以在培养箱外和室温下进行。用于第 3 天卵裂期胚胎冷冻的 RapidVit cleave 含有 3 种玻璃化试剂，玻璃化冷冻的时间至关重要。

注意：进行玻璃化和复温的操作，在体式镜下进行。显微镜配有相对简单的变焦功能，能调整恰当的对比度；如果光源是经过紫外线过滤的，则无须限制背景光。只在需要时使用显微镜光，并使用低强度的光。

1. 胚胎玻璃化冷冻方案（使用冷冻环和 Vitrolife 玻璃化试剂）（图 13-1 至图 13-21）

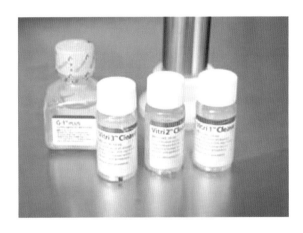

◀ 图 13-1　该玻璃化冷冻液系统由 3 种试剂组成；试剂由 MOPS（丙磺酸）缓冲，并含有庆大霉素作为抗生素

- Vitri 1™ Cleave：不含冷冻保护剂
- Vitri 2™ Cleave：包含冷冻保护剂乙二醇（ethylene glycol，EG）
- Vitri 3™ Cleave：包含冷冻保护剂乙二醇（EG）、丙二醇（propanediol，PROH）、蔗糖、聚蔗糖（ficoll）。

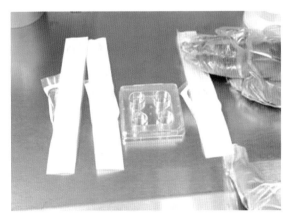

◀ 图 13-2　规范地标记四孔板（Nunc）和 3ml 移液管（Falcon）

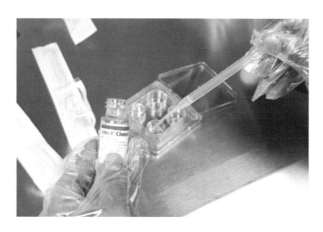

◀ 图 13-3　将下列溶液各 **0.5ml**
分别注入四孔板的不同孔中
- 孔 1-Vitri 1™ Cleave：胚胎接触
  5min
- 孔 2-Vitri 2™ Cleave：胚胎接触
  2min
- 孔 3-Vitri 3™ Cleave：胚胎接触
  30s

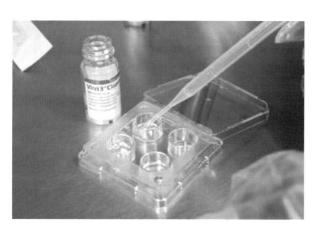

◀ 图 13-4　在 **30min** 左右的时间
将三种溶液加热到 **37℃**；如果
在 **37℃**下维持较长时间，玻璃化
冷冻液会蒸发并在盖子的内表面
凝结；在这种高渗透压的试剂中
进行玻璃化的冷冻和解冻，可能
不会产生预期的效果

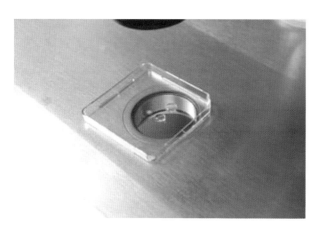

◀ 图 13-5　在培养皿的盖子上
做两滴 **20μl** 的 **Vitri 3™ Cleave**；
第一滴用于冲洗胚胎并使其平衡
10～15s，第二滴用于将胚胎装入
冷冻环；在 **Vitri 3™ Cleave** 的总
时间控制在 **30s** 之内

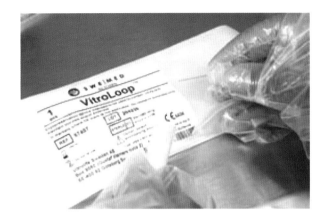

◀ 图 13-6 **VitroLoop™**，冷冻环，是一种深低温保存装置，用于携带、玻璃化及储存卵母细胞或胚胎

冷冻环包含三个部分：①用一根 20μm 粗的尼龙线，围绕成直径 0.5mm 的线圈，线圈固定在 20mm 长的细钢管上，而细钢管可以连接在冷冻管的盖子上；②冷冻管的盖子上装有一块磁板，用于附件磁棒的连接，而磁棒可以抓持浸在液氮里的冷冻环；③一个 1.8ml 的冷冻管用于储存和保护装有胚胎或卵母细胞的冷冻环

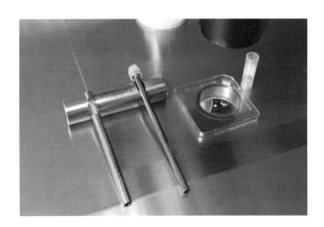

◀ 图 13-7 装有冷冻管磁性螺旋帽（前端装有冷冻环）的磁棒；磁棒可以让我们在液氮里装载并安全地处理胚胎；照片中还可以看到装有玻璃移液管的操作持针器

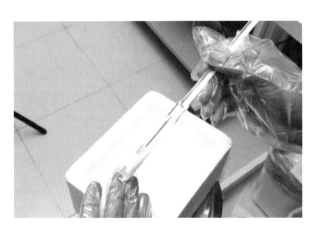

◀ 图 13-8 在开始玻璃化操作之前，用铝制的支架牢牢地固定住冷冻管

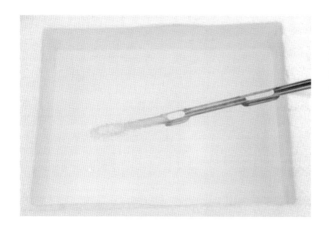

◀ 图 13-9 把用铝支架固定好的冷冻管放入液氮中；这样的目的是把液氮注入冰冻管，并且把整个装置冷却到 0℃以下

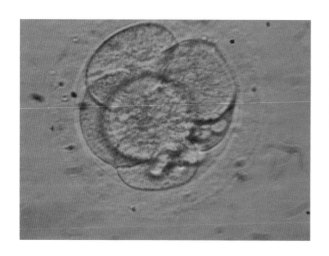

◀ 图 13-10 一个 1 级的 6 细胞胚胎，只有少量的碎片；胚胎在 Vitrolife 的 G₁ Plus 培养，并且在 Vitrolife 系列培养液中培养了约 50h；从外形上看卵裂球很健康并且透明带完整

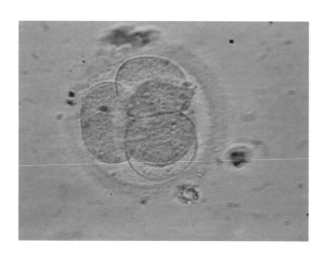

◀ 图 13-11 一个 1 级的 4 细胞胚胎，经过了 44h 的培养；胚胎在 Vitrolife 的 G₁Plus 培养；规则的卵裂球和透明带形态很好，卵裂球是半透明的，而且没有碎片

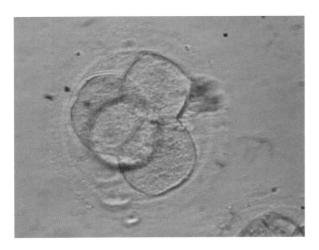

◀ 图 13-12　在 Vitri 1™ Cleave 液中的 4 细胞胚胎；Vitri 1™ Cleave 液中不含任何冷冻保护剂；胚胎在该液体中平衡 5min，胚胎没有明显的形态学上的变化，这一步的目的主要是平衡玻璃化冷冻液中的胚胎，这使胚胎逐步适应从 G_1 的碳酸盐缓冲系统到玻璃化冷冻液的 MOPS 缓冲系统

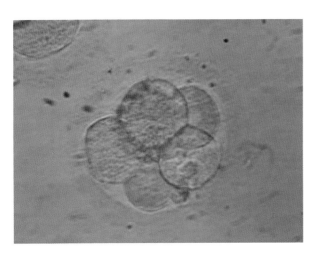

◀ 图 13-13　Ⅰ级的 6 细胞胚胎在 Vitri 1™ Cleave 液中；胚胎在该液体中平衡 5min，该液体中无冷冻保护剂，且胚胎无明显形态学的变化

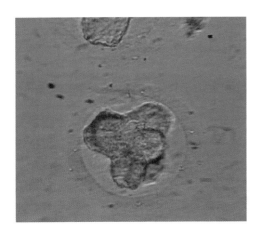

◀ 图 13-14　Ⅰ级 6 细胞胚胎在含乙二醇作为冷冻保护剂的 Vitri 2™ Cleave 冷冻液中；在此液体中接触时间为 2min；我们可以观察到卵裂球突然收缩，卵周间隙收缩；透明带仍规则；胚胎在这个阶段非常脆弱，需要温柔地操作；使用适当口径的移液管吸取胚胎，在将胚胎从 Vitri 1™ Cleave 移到 Vitri 2™ Cleave 之前，用 Vitri 2™ Cleave 液体清洗移液管；吸取少量的 Vitri 2™ Cleave 喷洒到胚胎上方然后将胚胎转移至 Vitri 2™ Cleave 中；上述操作可以防止胚胎因接触高浓度的冷冻保护剂，引起的突然渗透性休克；然后胚胎可以被转移到 Vitri 2™ Cleave 中

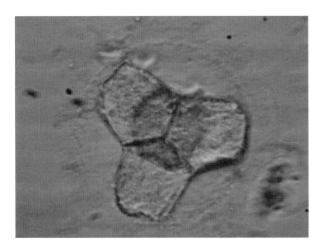

◀ 图 13-15　一个 4 细胞胚胎在含有乙二醇作为冷冻保护剂的 **Vitri 2™ Cleave** 液中 **1min**，可以看到卵裂球的皱缩，而同时细胞膜也发生褶皱

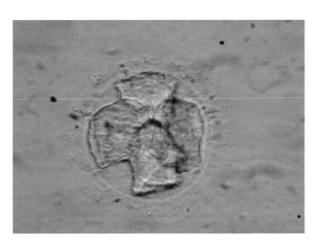

◀图 13-16　一个 6 细胞胚胎在含乙二醇 **Vitri 2™ Cleave** 中 **1min**；胚胎在平衡状态持续 **2min** 内逐渐复张

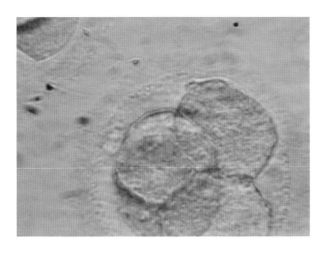

◀ 图 13-17　一个 4 细胞胚胎在 **Vitri 2™ Cleave** 中 **100s** 后，可以看到卵裂球复张，卵周间隙变大；在 **Vitri 2™ Cleave** 中 **2min** 后，胚胎被转入 **Vitri 3™ Cleave** 中，**Vitri 3™ Cleave** 中含以下冷冻保护剂：乙二醇、丙二醇、蔗糖和聚蔗糖

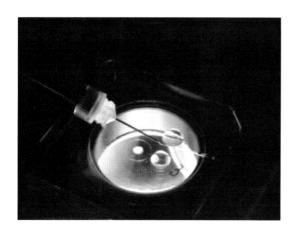

◀图 13-18　转移时，用移液管吸取胚胎尽量携带最少量的 Vitri 2™ Cleave，然后轻柔地将缩小的胚胎转移至第一个体积约 20μl 的 Vitri 3™ Cleave 的微滴中；轻柔并快速地涮洗胚胎，然后转入第二个 Vitri 3™ Cleave 微滴中保持胚胎在视野里，将尼龙环在 Vitri 3™ Cleave 微滴里蘸一下，使得尼龙环表面形成一层膜；在显微镜下操作，仔细地将胚胎吸取，轻轻地放在尼龙环的液体膜上；这里所有的工作都在低倍立体变焦显微镜下完成，宽广的视野使我们可以轻松地完成装载操作

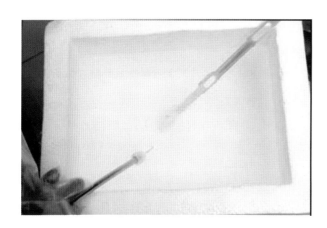

◀图 13-19　立刻把装有胚胎的冷冻环放入液氮中，并浸泡几秒钟；这样会使胚胎瞬间玻璃化；现在把冷冻环放进冷冻管内，注意避免碰到冷冻管管壁；如果不小心冷冻环碰到冷冻管的壁上，它可能会导致薄膜破裂，因为在很低的温度下它是非常脆弱的；这样的意外可能会导致胚胎的丢失

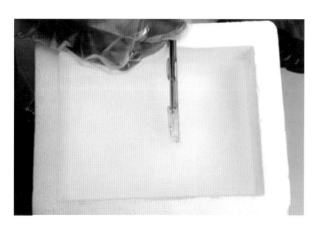

◀图 13-20　利用冷冻棒拧紧冷冻管的盖子；胚胎现在已经完成玻璃化了，可以储存了；冷冻环不能暴露在更高的温度下，因为这样可能会导致意外的复温，进而伤害胚胎

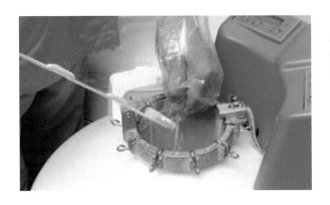

◀ 图 13-21　将冷冻管安全地转移到长期储存罐中，冷冻管必须始终浸泡在液氮中

　　提前准备好装有液氮的泡沫塑料盒：泡沫塑料盒，具有防泄漏功能，从低温容器中取出后可以有足够深度暂时存放低温载体。实际操作中应用的是厚壁泡沫箱（长约20cm，深约20cm，宽约20cm，最小厚度为2cm），并有适当紧密的泡沫盖子。泡沫盒应该放在合适、稳定的架子表面，而且在胚胎学家舒适的操作范围内。泡沫盒应装满液氮，盖子应盖紧以防止液氮蒸发。所有与液氮有关的操作应严格遵守安全规则。

　　(1) 卵裂期胚胎玻璃化液：RapidVit™ Cleave 系列中早期卵裂期胚胎（第 2 或 3 天胚胎）玻璃化冷冻液有 3 种液体，玻璃化操作只能由经过严格此项程序培训的工作人员来操作。时间是玻璃化过程中至关重要的，请务必严格遵守操作规程。我们使用冷冻环进行玻璃化冷冻。

　　(2) 所有一次性实验室用品都必须做好标识。

　　(3) 准备一个四孔皿，将 0.5～1ml 下列溶液分别放入不同的孔中，并加热至 37℃。

- Vitri 1™ Cleave：1 孔。

- Vitri 2™ Cleave：2 孔。

- Vitri 3™ Cleave：3 孔。

　　(4) 所有的操作在 37℃下进行，并且在加热的操作台上操作。

　　(5) 准备冷冻用的装置。

　　(6) 将胚胎从培养液转移入 Vitri 1™ Cleave 中，让胚胎在 Vitri 1™ Cleave 中平衡至少 5min，但最长时间不超过 10min。

　　(7) 将适当数量的胚胎移入 Vitri 2™ Cleave 中。胚胎应该在这个溶液中平衡2min，在这个过程中，胚胎先收缩后扩张。

　　(8) 由于突然的脱水，胚胎会在 Vitri 2™ Cleave 中浮到液体表面。小心地用一个合适管径的滴管吸取胚胎并涮洗，然后把它们放在皿的底部。

　　(9) 当剩余 30s 的时候，在培养皿盖上做几个 20μl 的 Vitri 3™ Cleave 液滴。将胚胎转移到这个液滴中涮洗几次，同时将冷冻环在液滴中蘸一下，使表面形成一层薄膜，一次性把 1～3 个胚胎轻轻地放在薄膜上。这个操作在体式镜下进行，从进入 Vitri 3™ Cleave 开始，时间不超过 30s。

2. 解冻步骤（图 13-22～图 13-39）

卵裂期胚胎的快速解冻系列包含有 4 种解冻液，这些液体含有 MOPS 作为缓冲，含有庆大霉素作为抗生素，并含有人血清白蛋白。

(1) 做好使用物品的标识。

(2) 将下列每种解冻液 0.5ml 置于 4 孔皿的孔中，并加热至 37℃。

- Warm 1™ Cleave
- Warm 2™ Cleave
- Warm 3™ Cleave
- Warm 4™ Cleave

(3) 所有胚胎的操作在 37℃进行（处于一直加热状态）。

(4) 把装有胚胎和液氮的泡沫塑料箱子（盒）安全带到工作站附近。

(5) 将玻璃化的胚胎迅速放入 Warm 1™ Cleave 中。

(6) 让胚胎从储存装置上掉下来，沉到底部，保持 10～30s。

(7) 将胚胎转移到 Warm 2™ Cleave 中，让胚胎在其中停留 1min。

(8) 将胚胎转移到 Warm 3™ Cleave 中，让胚胎在其中保留 2min。

(9) 将胚胎转移到 Warm 4™ Cleave 中，让胚胎在其中保留 5min。

(10) 在培养液中将胚胎多次冲洗，根据实验室操作规范继续培养。

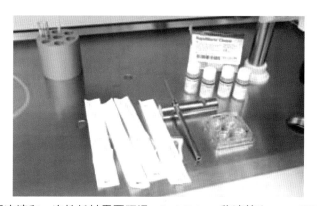

▲ 图 13-22　解冻液和一次性耗材需要预温，**3ml Falcon** 移液管和 **nunc** 四孔皿要在操作前做好标识；移液管的口径应该适当，以方便转移胚胎；第 **2/3** 天卵裂期胚胎的 **RapidWarm**™ **cleave**（快速解冻液）含有 4 种溶液；该系列溶液由 **MOPS** 作为缓冲剂，庆大霉素作为抗生素的，含人血清白蛋白

- Warm 1™ Cleave 含有蔗糖作为冷冻保护剂
- Warm 2™ Cleave 含有蔗糖作为冷冻保护剂
- Warm 3™ Cleave 含有蔗糖作为冷冻保护剂
- Warm 4™ Cleave 中不含冷冻保护剂

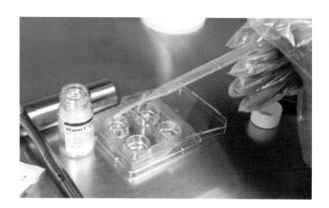

◀ 图 13-23　将 0.5ml 的全部四种解冻液分别加到一个四孔皿的不同孔中，将有解冻液的四孔皿加热到 37℃；解冻的所有操作都在 37℃（一直加热）进行

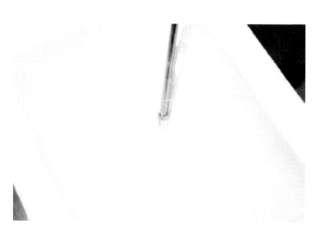

◀ 图 13-24　从胚胎储存罐中取出固定在铝支架上的胚胎冷冻管；快速将冷冻管放入装有液氮的泡沫盒子中，将磁棒固定在冷冻管的盖子上，逆时针旋转磁棒，拧松连接冷冻环的盖子

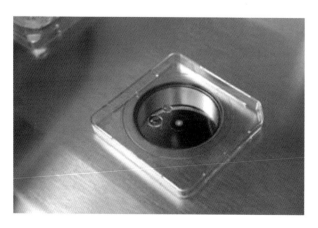

◀ 图 13-25　在四孔皿的盖子上做两个 Warm 1™ Cleave 微滴；这种解冻液含有蔗糖作为冷冻保护剂；微滴大约 20μl，并保持在 37℃；这个微滴在胚胎解冻前立即制作，否则导致解冻液蒸发并引起解冻液渗透压的变化

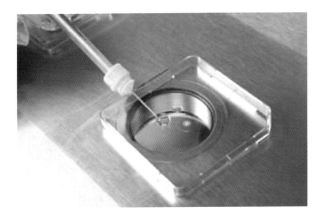

◀ 图 13-26 冷冻环从液氮中拿出，带有胚胎的冷冻环快速放入第一个 **20μl** 液滴的边缘；确保（连接冷冻环的）小钢管不接触到解冻液，因为这可能会导致气泡形成和胚胎丢失；玻璃化的胚胎快速掉到 **Warm 1™ Cleave** 液滴中，胚胎平衡 **10～20s**；从第一个液滴转移至第二个液滴并涮洗；总共在 **30s** 内，把胚胎从 **Warm 1™ Cleave** 转移到 **Warm 2™ Cleave** 中

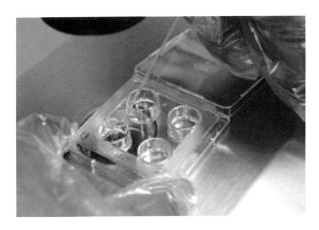

◀ 图 13-27 将胚胎转移到 **Warm 2™ Cleave** 中，在其中停留 **1min**；胚胎仍然呈皱缩状态，难以观察到，它们易移动到有解冻液孔的边缘；这个阶段它们非常脆弱，应该用合适管径的移液管小心吸取；我们应该在低光和低倍镜下操作，这样使胚胎更加容易被操作

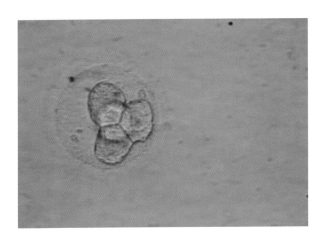

◀ 图 13-28 一个 **4** 细胞胚胎，在含蔗糖作为冷冻保护剂的 **Warm 2™ Cleave** 中；卵裂球仍然收缩，卵周间隙仍较宽，胞质有颗粒感且颜色深；这是一个正常的胚胎，当它依次暴露在含不同浓度的冷冻保护剂的解冻液中，将会完全地恢复

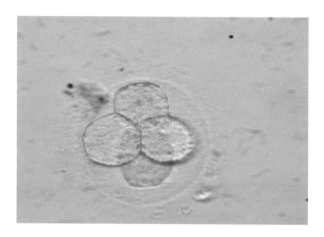

◀ 图 13-29　一个 Ⅰ 级 4 细胞胚胎，在 **Warm 2™ Cleave** 中 **45s**，卵裂球体积扩大，卵周间隙空间缩小，卵裂球大小相同，细胞膜看起来正常

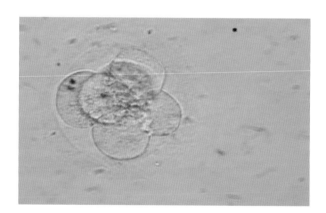

◀ 图 13-30　一个 Ⅰ 级 6 细胞胚胎，在 **Warm 2™ Cleave** 中 **45s**

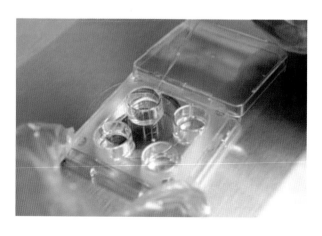

◀ 图 13-31　将胚胎移入 **Warm 3™ Cleave** 中，让胚胎在此解冻液中平衡 **2min**；胚胎转移时应该携带少量的玻璃化溶液；在转移胚胎之时，应从浓度较高的孔中携带些解冻液到浓度较低的孔，以避免渗透性休克

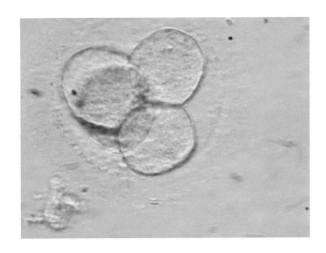

◀ 图 13-32　一个 4 细胞胚胎在 **Warm 3™ Cleave** 中，可以看到卵裂球体积逐渐变大；随着冷冻保护剂浓度的降低，胚胎卵裂球的细胞膜褶皱逐渐消失；卵裂球看起来是正常的，没有观察到冷冻损伤造成的细胞裂解

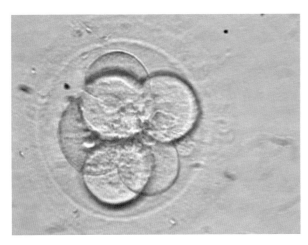

◀ 图 13-33　一个 6 细胞胚胎在 **Warm 3™ Cleave** 中，胚胎正在恢复到之前的形状，卵裂球逐渐变得更透明和清晰；卵裂球形态规则而且完整，卵周间隙是正常的，透明带正常且没有断裂和不规则

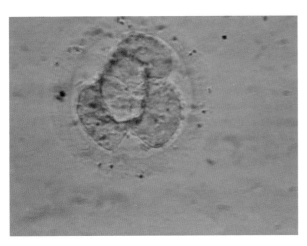

◀ 图 13-34　另一个 4 细胞胚胎在 **Warm 3™ Cleave** 中 1min 后，所有胚胎的反应是不一样的，有的可能恢复有些延迟

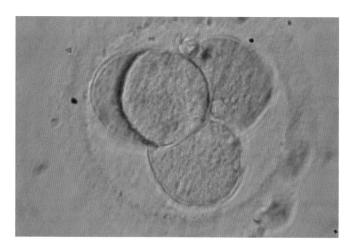

◀ 图 13-35　一个 4 细胞胚胎在 **Warm 3™ Cleave** 中，在对比成像的倒置显微镜下观察卵裂球边缘清晰可见，其细胞形态规则，而且胞质含量丰富

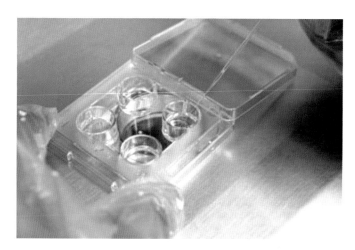

◀ 图 13-36　将胚胎转移到 **Warm 4™ Cleave** 中，让胚胎在其中平衡 **5min**

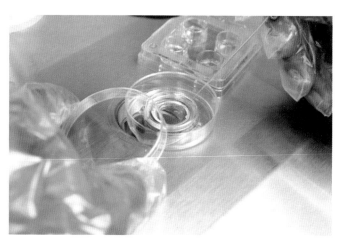

◀ 图 13-37　在进行胚胎移植前，将胚胎在培养液中涮洗数次后，被放置在一个单孔皿中的 **G₂ Plus** 培养液中培养，在 CO_2 培养箱中培养 **2h**

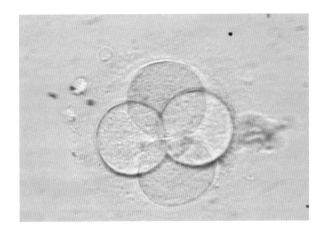

◀ 图 13-38　一个 Ⅰ 级 4 细胞胚胎，在 G₂ Plus 中培养后完全恢复；卵裂球形状正常，透明带完整且规则

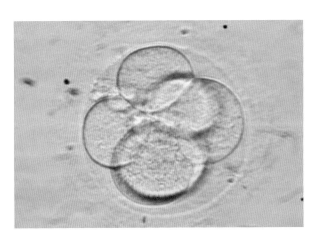

◀ 图 13-39　一个 Ⅰ 级 6 细胞，在 G₂ Plus 中培养后完全恢复；卵裂球形状正常，透明带完整且规则

注意

解冻时的预防措施

- 冷冻容器应靠近体式镜和操作台放置，以避免将冷冻环快速转移至四孔皿时有延误。
- 体式镜必须低倍聚焦在装有解冻液孔的中心。
- 装有卵母细胞 / 胚胎的冷冻载体应尽快浸泡在蔗糖溶液中，以确保样本不会在室温空气中暴露太久。
- 仅把尼龙环部分浸在解冻液里。
- 刚解冻时，要连续跟踪卵母细胞 / 胚胎的去向，因为它们在这个阶段变得透明，很容易丢失。

七、防止液氮的潜在污染

最近使用封闭式低温设备的玻璃化方法，降低了培养液的污染概率并减少了间接传给孕妇的污染机会。如果使用开放式的载体，我们应该使用医学等级液氮。然而，玻璃化冷冻保存中，来自污染的液氮对人类卵母细胞或胚胎的潜在危险仍然存在。

液氮经过 0.2μm 的过滤器过滤，再经过紫外线照射，可以达到医用级别。许多小体积的玻璃化载体已经研发出来，以避免胚胎直接与液氮接触。采用金属表面进行冷冻的固体表面玻璃化冷冻方法（SSV）不需要将胚胎置入封闭系统，如封闭式吸管（CPS），因而使冷冻过程简单、安全，玻璃化冷冻系统采用预冷冻玻璃块和纤维塞完全消除了污染的可能性。Kuwayama 等发明了密闭式细管冷冻载体 Cryotip，该方法使用热封麦管技术[12]。

最近，基于半吸管原理的无菌玻璃化方法也被开发出来。这种高安全性的玻璃化试工具（HSV）使得在将胚胎插入微型吸管之前，可以将含有胚胎的冷冻保护剂微滴（< 0.5μl）放置在细管的凹槽里。

八、结论

玻璃化具有简单、廉价和快速的优点。与慢速冷冻法相比，这种方法可以获得更高的存活率和发育潜能，并可以替代慢速冷冻。关于疾病传播的担忧也是合理的，但是现在有更安全的密闭玻璃化方法可以减少这种危险。

参考文献

[1] Vajta G, Nagy PZ. Are programmable freezers still needed in the embryo laboratory? Review on vitrification. Reprod Biomed Online. 2006;12:779–96.

[2] Chen SU, Lien YL, Chao KH, et al. Cryopreservation of mature human oocytes by vitrification with ethylene glycol in straws. Fertil Steril. 2000;74:804–8.

[3] Vajta G, Holan P, Kuwayama M, Both PJ, et al. Open pulled straw (OPS) vitrification: a new way to reduce cryoinjuries of bouine ova and embryos. Mol Reprod Dev. 1998;51(1):53–8.

[4] Kong IK, Lee SI, Cho SG, et al. Comparison of open pulled straw (OPS) glass micropipette (GMP) vitrification in mouse blastocysts.Theriogennology. 2000;53:1817–26

[5] Lane M, Schoolcraft WB, Gardner DK, Vitrification of mouse and human blastocysts using a novel cryoloop container ± less technique. Fertil Steril. 1999;72: l073–8.

[6] Isachenko E, Isachenko V, Katkov II, et al. Vitrification of mammalian spermatozoa in the absence of cyroprotectants: from past partial difficulties to present success. Reprod difficulties to present success. Reprod BIOMed Online. 2003;6:191–200.

[7] Arav A. Vitrification of oocytes and embryos. In: Layria A, Gandolfi F, End new trends in embryo transfer. Cambridge,UK; Portland press; 1992. pp. 255–64.

[8] Kuwayama M, Vajta G, Kato O, et al. Highly efficient vitrification method for cryopreservation of human oocytes. Reprod BIOMED online. 2005;11:300–8.

第14章

子宫内膜容受性和黄体支持
Endometrial Receptivity and Luteal Support

Surveen Ghumman Sindhu　著

周　炜　颜军昊　译

　　尽管不孕领域有很多进展和研究，IVF 的活产率仍未超过 30%。在 75% 移植失败的患者中，胚胎植入是 ART 失败的主要原因。胚胎在上皮细胞的定位到侵袭过程的复杂性仅在分子水平上被部分理解，不孕症专家仍面临巨大的挑战。

　　子宫内膜容受性定义：子宫内膜容受性被定义为特定空间、时间内子宫内膜组织学和分子表达的改变，以便胚胎着床。

　　在雌激素和孕酮的影响下，子宫内膜发生了这些重要改变使它能接受植入的胚胎，这个时间段被称为"着床窗"，持续约 4d（通常为月经第 20～24 天）[1]。胚胎植入的关键因素是胚胎发育和子宫内膜容受性的同步。蜕膜对入侵的滋养细胞的最佳反应能力取决于排卵前的内分泌和靶器官的相互作用。引起子宫内膜反应不良的原因有很多（表 14-1）。

表 14-1　子宫内膜反应不良的原因

激素水平异常	• 雌激素不足 • 孕激素不足 • 非时相分泌 • 雌激素水平过高 • 高泌乳素血症 • 高雄激素血症
感染	• 子宫内膜炎 • 结核 • 衣原体感染
解剖结构	• 子宫纵隔 • 黏膜下子宫肌瘤 • 多发性 / 大型子宫内膜息肉
异物	• 宫内节育器脱落
医源性	• 刮宫术

（续表）

粘连	• 宫腔粘连
药物	• 氯米芬
子宫内膜	• 鳞状上皮化生 • 钙化 / 骨化

如 Enders [2] 所述，胚胎着床的过程包括三个重要阶段。

1. 定位　此阶段的囊胚在宫腔内停止自由移动，逐渐靠近子宫的上皮组织。

2. 附着　附着引起滋养外胚层和子宫内膜上皮细胞之间相互作用，使囊胚附着在子宫内膜上。

3. 侵袭　侵袭包括侵入上皮细胞和胎盘形成。滋养外胚层细胞利用这段时间上皮细胞间极性和紧密连接的缺失，侵入子宫内膜。

表 14-2 列出影响胚胎着床的几个因素。

表 14-2　影响着床的因素

一般情况	子宫因素
• 年龄 • 子宫内膜准备的激素控制 • 子宫内膜异位症 • 输卵管积水	• 子宫内膜容受性 • 先天性子宫异常 • 肌瘤 / 息肉 • 子宫内膜炎 • 子宫动脉血流不良
免疫功能	胚胎学
• 抗磷脂综合征 • 红斑狼疮 • 类风湿关节炎 • 桥本甲状腺炎	• 胚胎非整倍体 • 纺锤体损伤

一、组织学改变

这一时期最显著的形态学变化是胞饮突的出现，它是分泌细胞的顶端膜失去绒毛之后形成的大胞质突起，在排卵后 4~5d 出现。比如月经周期为 28d 时，胞饮突在月经第 18 天出现，月经第 20 天达到顶峰，随后开始退化，在月经第 22 天大部分已消失 [3]。它们被认为有胞饮功能，参与液体和大分子向基质的运输，是子宫内膜容受性重要的标记物。这一时期另外一个重要的变化是细胞极性和细胞间紧密连接的减弱，从而有助于滋养细胞侵入。

二、生化和分子改变

胚胎植入的不同阶段包括各种分子的协同互作。这些分子根据胚胎植入三个阶段的需求而表达（表 14-3）。子宫内膜容受性的生化标记物包括黏蛋白、整合蛋白、滋养蛋白、生长因子、细胞因子、降钙素、HOXA-10、环加氧酶 2、纤连蛋白、胰岛素样生长因子结合蛋白 1（IGFBP-1）。着床前胚胎和母体子宫内膜之间适当的交流是由细胞因子、生长因子及其受体控制的。细胞因子参与附着和黏附，而生长因子参与基质的侵袭、血管的突破和最后的着床。细胞因子可以是黏附或抗黏附分子，其中黏附因子有助于胚胎植入。细胞因子和生长因子都可能通过"胚胎—子宫内膜对话"做出有益或有害的反应。黏蛋白在附着过程中发挥作用。黏蛋白 MAG（小鼠腹水高尔基体）已被用作子宫内膜容受性的标记物，60% 的不明原因不孕患者有异常的 MAG 表达[4]。α-5, 3 整合素是子宫内膜容受性的重要标记物，在不明原因不孕[5]、黄体功能不全、子宫内膜异位症和输卵管积水的病例中均缺乏表达。不明原因不孕女性的白血病抑制因子和集落刺激因子均表达下降[6]。一些新发现的分子也在子宫内膜容受性方面发挥了重要作用，如糖苷、子宫珠蛋白、骨保护素[7]。

表 14-3　植入三个阶段的分子表达

贴壁——趋化因子	侵袭——蛋白水解酶
• 白细胞介素 8（IL-8）	• 丝氨酸蛋白酶类
• 单核细胞趋化蛋白 1（MCP-1）	• 金属蛋白酶
• 调节激活 T 细胞表达和分泌细胞因子（RANTES）	• 胶原酶
黏附——细胞因子	
• LIF	
• IL-1	
• HBGF	
• 整合素	
• HOXA10	

三、子宫内膜植入的免疫学方面

据推测，胎儿可能被母体识别为外来物质，因为它含有来源于父亲的抗原。根据母体对胎儿的不同反应，可能持续妊娠或胎儿被排斥。大颗粒淋巴细胞（LGL）占子宫内膜白细胞的数量的 70%～80%，在胚胎植入和维持妊娠过程中发挥作用。与能正常生育的女性相比，不明原因不育女性的子宫内膜含有较少的 CD56、LGL 和 CD8 T 细胞，提示体内免疫系统或能调节子宫内膜的容受性。

四、子宫内膜血管变化

月经周期中子宫内膜的血管有明显变化。在胚胎植入前后的分泌期，血流的阻抗最低。血管的这种增加有利于子宫内膜（上皮和基质）的生长和有效分布，以及胚胎植入子宫内膜所需的分子生物标记物的表达。

五、评估子宫内膜容受性的最新策略

目前尚无普遍接受的子宫内膜容受性标志物。评估子宫内膜容受性可以按表 14-4 进行。

表 14-4　子宫内膜评价方法

评估子宫内膜变化的检查	胚胎–子宫内膜对话的标志物
• 子宫内膜组织学 　– 子宫内膜组织病理学 　– 胞饮突 • 子宫内膜培养 • 超声和多普勒、MRI • 激素评价 • 用于排除解剖和感染原因的宫腔镜检查	– 生化标志物——子宫内膜蛋白 – 血红蛋白和糖调节蛋白 A

（一）子宫内膜组织学

1. 子宫内膜组织病理学　通过在黄体晚期进行子宫内膜活检来完成，是评估子宫内膜成熟度的金标准，但仍有其局限性，即

(1) 活检在黄体后期进行，因此可能仅提供侵入阶段的信息。

(2) 它仅代表该月经周期的子宫内膜变化，而月经周期存在变化。

(3) 不能反映整个子宫内膜的状况，会有取样区域的差异。

(4) 不能在准备行 ART 的周期中进行检测。

2. 胞饮突的研究　胞饮突仅可以通过电子显微镜观察。

（二）感染的子宫内膜培养及组织病理学

结核和慢性非特异性子宫内膜炎在原因不明的不孕症、反复胚胎种植失败和流产的患者中的发生率很高。细菌性阴道病患者中发生慢性非特异性子宫内膜炎的概率很高，这些患者都应进行筛查。组织病理学检查发现浆细胞的存在则可以诊断慢性非特异性子宫内膜炎。然而，如果未检测到浆细胞可能导致漏诊。对于反复着床失败、复发性流产、不明原因不孕及不明原因子宫异常出血这些慢性子宫内膜炎高风险人群，如果在 HE 染色下没有发现浆细胞，还要用免疫组织化学法检测 syndecan

1（浆细胞表面的一种蛋白酶）来进一步完善诊断。

宫颈、阴道和子宫内膜之间培养结果的一致性较差。因此，需要培养子宫内膜来确定子宫内膜炎的致病菌。慢性非特异性子宫内膜炎只有在鉴定出致病菌后才应开始抗菌治疗，除了衣原体和淋球菌外，其他生物如大肠埃希菌、葡萄球菌、链球菌和解脲支原体也有很高的发病率。

（三）超声和彩色多普勒

经阴道超声可以简单、无创的评估子宫内膜容受性。利用多普勒测量子宫动脉血流的搏动指数（PI）来评估子宫动脉的阻力，阻力在胚胎植入时最低。

1. 子宫内膜厚度 通常认为，如果超声测量下内膜厚度＜ 7mm，则胚胎着床率较低。在 3D 超声检查中，如果子宫内膜容积＜ 2.5ml，则妊娠率较低。

2. 内膜回声 随着内膜厚度的增加，出现明显的三线征或者多层结构的表现，可以预测胚胎着床。进而在孕酮的影响下，内膜发生分泌期变化，内膜逐渐呈等回声，进而呈高回声。非多层子宫内膜与着床率低相关。

3. 子宫内膜血管分布 如果内膜厚度＞ 7mm，子宫内膜及内膜下的血供情况是胚胎着床的预后因素，与形态学指标无关。黄体中期子宫血流灌注量最大。PI ＜ 3 时，妊娠率增加。LH 峰当天子宫内膜下血流的缺乏与着床失败相关。

根据彩色多普勒评价螺旋动脉灌注情况，子宫内膜分为四个类型。

- Ⅰ型：仅可见子宫内膜周围的子宫肌层血管。
- Ⅱ型：血管穿过内膜高回声区域的外缘。
- Ⅲ型：血管进入内膜高回声区域内。
- Ⅳ型：血管到达子宫内膜腔。

Ⅲ、Ⅳ型表明内膜有较好的血管分布，提示子宫内膜容受性良好。

（四）激素水平

它们在评估子宫内膜容受性方面作用不大。

（五）宫腔镜检查

宫腔镜检查可以发现早期漏诊的解剖病变，以及慢性非特异性子宫内膜炎。宫腔镜检查可显示局灶性或弥漫性充血、白斑、微息肉和宫腔粘连等形式的子宫内膜炎表现。

（六）胚胎 – 子宫内膜对话的标志物

目前对各种生物标记物的评价主要用于科学研究。用于评估整合素和黏蛋白的试剂盒现已上市（见表 14-3）。

六、冷冻胚胎移植的子宫内膜准备

许多方法已经用于供卵或冻胚移植的子宫内膜准备。从第 1 天开始补充雌二醇，每天 2mg，根据子宫内膜反应增加到 6mg/d [17]。使用 β-雌二醇透皮贴，从 100μg 稳步增加至 300μg，至少给药 12d，每 7 天可增加 100μg。

最近的一项 Cochrane 综述显示使用 GnRH 激动药并没有显著的益处。不进行任何治疗与胚胎移植前使用阿司匹林、类固醇、卵巢刺激或人绒毛膜促性腺激素（hCG）相比，妊娠率没有差异。在取卵（OPU）当天或取卵后一天开始使用孕激素和取卵前一天开始使用孕激素相比，前者妊娠率明显更高。因此，就胚胎移植后妊娠率而言，没有足够的证据推荐任何一种子宫内膜准备方案 [8]。

七、子宫内膜容受性差的治疗

在卵泡期或黄体期可以对子宫内膜容受性差进行治疗（表 14-5，流程图 14-1）。

表 14-5　改善子宫容受性

雌激素（第 7～12 天）	降低子宫收缩力
• 炔雌醇 0.05mg/d	• 利托君
• 戊酸雌二醇 2 ～ 8mg	• 吡罗昔康
• 阴道用雌二醇 0.1mg，每日 2 次	使用不影响子宫内膜容受性的药物
• 倍美力 0.325mg/d	• 来曲唑
增加血流	• 他莫昔芬
• 阿司匹林	• 促性腺激素类
• 西地那非	黄体支持
• 硝酸甘油	• 孕激素
• L-精氨酸	• hCG
免疫治疗	外科
• 静脉注射免疫球蛋白	• 宫腔镜宫腔粘连分离术
• 白细胞免疫治疗	• 输卵管积水引流
	子宫内膜炎的治疗

（一）雌激素

应用氯米芬诱导后子宫内膜反应通常不是最理想的。由于其抗雌激素作用，临床上经常通过补充雌激素进行治疗，从月经周期的第 7～12 天用药或直至血浆雌二醇达到 400～700pg/ml。

1. 炔雌醇 0.05mg/d。

2. 倍美力 0.325mg/d。

3. 戊酸雌二醇 2～8mg。

4. 阴道用雌二醇 0.1mg，每天 2 次。

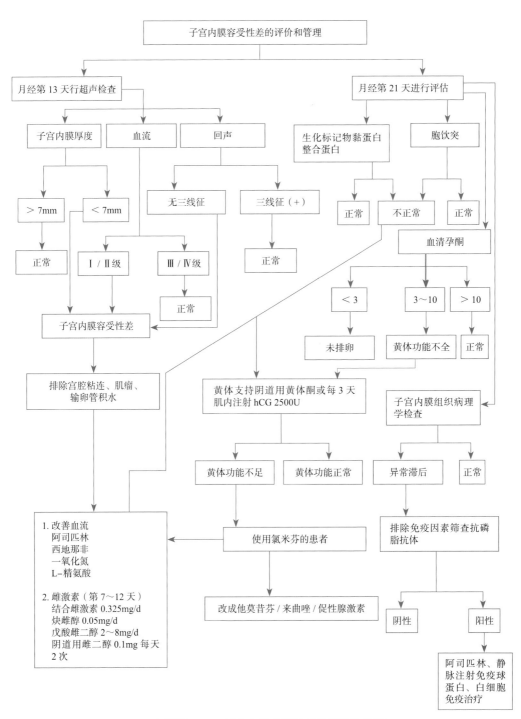

▲ 流程图 14-1　子宫内膜容受性差的评价和管理

（二）改善子宫内膜血流量的药物

1. 阿司匹林　低剂量阿司匹林（75mg/d）有良好的效果。

2. 西地那非　是一种五型特异性磷酸二酯酶抑制药。研究表明，阴道内用药每天 4 次，每次 25mg，连续用药 3～10d，可以改善子宫内膜的容受性[9]。用药组子宫血流灌注有明显改善，搏动指数从 3 降低至 2.1，而安慰剂组无明显改善。但是，这是一项观察性研究，目前没有随机对照试验的证据支持。因其有头痛、高血压、偶发死亡等不良反应，临床上应慎用。

3. 硝酸甘油　由于其血管扩张作用，硝酸甘油被认为是有用的。应用方法为，在胚胎移植前 3min 舌下含服 800mg，或者自移植当天起每日 5mg 贴片。

4. L- 精氨酸　NO 是由 L- 精氨酸形成的，可使血管分布增多，并改善卵巢卵泡的血流。应用剂量为 16mg/d。

（三）免疫抑制治疗

免疫抑制治疗包括静脉注射免疫球蛋白（IVIG）和白细胞免疫疗法（LITT）两种治疗方案。LITT 是将父亲或供体白细胞注射入母亲体内，试图通过改变母体的免疫反应使胚胎易于植入。目前，这两种治疗方法仅在研究中有所应用，尚未达成共识。

（四）减少子宫收缩

1. 利托君　在临床随机对照试验中用药组有较高的妊娠率。

2. 吡罗昔康　在一项临床随机对照试验中，在胚胎移植前 1～2h 服用 10mg 吡罗昔康，妊娠率可以提高 20%。然而，最近一些研究显示使用吡罗昔康并没有提高妊娠率[10]。

（五）手术治疗

1. 宫腔粘连松解术　在宫腔镜检查后发生粘连的情况下，应进行宫腔镜下宫腔粘连松解术。术后用雌激素治疗，以再生子宫内膜。

2. 输卵管积水引流术　输卵管积水对胚胎着床有不良影响。通常在超声引导下或通过腹腔镜进行输卵管积水引流。

（六）子宫内膜炎的药物治疗

子宫内膜炎的治疗是必需的。如果存在结核，则应给予抗结核治疗。在慢性非特异性子宫内膜炎中，必须通过子宫内膜培养鉴别致病菌并进行相应地抗菌治疗。如果子宫内膜活检显示慢性非特异性子宫内膜炎，但培养阴性，则给予甲硝唑和阿奇霉素。通常这些感染很难根除，可能需要较长时间使用抗生素。

（七）黄体支持

黄体的正常形成和功能，以及最佳的子宫内膜是着床和早期正常妊娠的先决条件。这取决于正常卵泡期和排卵期的内分泌激素水平。黄体功能不全一直是个有争议的疾病。黄体功能不全的特征在于因黄体功能紊乱而导致子宫内膜成熟不足。黄体分泌的孕酮对妊娠的启动和维持至关重要。直到妊娠第 7 周，黄体支持都是必不可少的，妊娠 7 周时滋养细胞获得足够的类固醇生成能力来支持妊娠。妊娠时，绒毛膜促性腺激素的分泌是黄体功能延长的原因。

病理生理机制：在卵泡发育过程中，GnRH 脉冲模式、生长卵泡内 FSH 的释放和活性，以及外周类固醇反馈之间存在复杂的相互作用。这些因素中的任何一个紊乱都可能会导致黄体功能不全（流程图 14-2）。黄体功能不全人群中子宫内膜腺体孕激素受体含量明显降低。这导致子宫内膜对孕激素刺激反应不足。卵泡期孕激素受体表达不足或从卵巢到达子宫内膜的外周孕酮水平不足都可能导致子宫内膜准备欠佳，从而导致着床失败或早期流产。

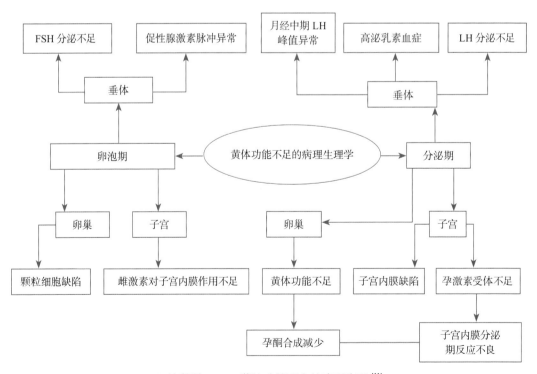

▲ 流程图 14-2　黄体功能不全的病理生理 [11]

为什么 ART 周期需要黄体支持？

1. 控制性超促排卵方案中超生理的高雌激素水平可能诱发过早黄体溶解。

2. 卵泡期降调节可能减少黄体期黄体生成素释放。

3. 有些方案可能只给予高纯度 FSH，因此导致 LH 值相对较低。

4. 取卵可能引起颗粒细胞破坏导致类固醇生成异常。

5. 控制性超促排卵加速子宫内膜成熟，阻碍着床。

子宫内膜对孕酮的反应能力是一种获得性特性，取决于卵泡期雌二醇诱导产生的足够孕酮受体。

因此，IVF/ICSI 周期中可能出现黄体功能不全的问题。因此，黄体期需要常规补充黄体酮、hCG，有时会常规使用雌二醇。最近也有尝试 GnRH 激动药单次给药来增加黄体支持。

黄体期功能不全的危险因素

多见于以下因素。

1. 高泌乳素血症。

2. 循环雄激素升高。

3. 稀发排卵。

4. 极端生育年龄。

5. 使用促排卵药物或卵巢抑制剂治疗。

6. 有复发性流产史。

7. 子宫内膜异位症。

8. 停止抑制性药物治疗后。

9. 剧烈运动。

诊断黄体功能不全需根据子宫内膜组织病理、基础体温、黄体期孕酮水平低及经阴道超声检查等。我们仍需完善其他一些检查，如蜕膜催乳素、类固醇受体研究和子宫内膜生化标志物等（表 14-6）。

表 14-6　黄体功能不全诊断技术

• 基础体温表——单相或温度升高不足 11 天 • 黄体期孕酮水平——＜ 10ng/ml • 经阴道超声和多普勒 • 子宫内膜活检和组织病理学——滞后 2d • 血清催乳素测定 • 蜕膜催乳素测定 [12] • 类固醇激素受体分析 • 子宫内膜容受性的生化指标	• 异常黄体溶解的超声检查标准 　– 持续性滤泡周围反应 　– 卵泡＜ 17mm 破裂 　– 优势卵泡形成不良或边界不清 　– 未破裂卵泡黄素化 　– 黄素化囊肿形成 　– 无黄体 　– 排卵后第 7 天子宫内膜无回声

（八）黄体功能不全的治疗

近年来，补充孕酮、hCG，以及雌二醇为黄体功能不全的主要治疗。

1. 补充孕酮

取卵后就应开始补充孕酮，并持续至妊娠 12 周，而在 12 周后胎盘承担产生孕酮的作用。

(1) 口服：尽管黄体酮口服可吸收，但 90% 以上在肝脏首过时被代谢，限制了其疗效。许多微粒化形式的药物可改善这一问题。口服黄体酮的代谢产物可能有催眠作用。

(2) 肌内注射：是达到所需黄体酮浓度的最可靠途径。此种方式吸收迅速，8h 达到峰值水平。因为它是以油为溶剂，与其他给药途径相比，可以保持比较平稳的血清孕酮的水平，但可能会发生变态反应。肌内注射剂量为每天 50～100mg。

(3) 阴道给药：与口服相比，黄体酮经阴道或直肠给药的生物利用度增加，变异性降低。这种稳定的浓度可以使子宫内膜的反应更接近生理性。微粒化黄体酮直接作用于子宫，阻止对胚胎的排斥作用。阴道给药不会引起嗜睡，但是会因为阴道分泌物而使用不便。临床上建议患者在排卵后使用黄体酮阴道栓剂，剂量为每天 400mg，分 2 次使用。这样用药体内的浓度与黄体期激素水平相似，在 1～8h 内达到最大值，并在 24h 内下降。阴道凝胶产生的子宫内膜反应与肌内途径相同或更好，与任何其他阴道制剂相当[13, 14]。

(4) 脱氢孕酮：它是孕酮的反孕酮或立体异构体，最接近天然黄体酮。研究发现在 IVF-ET 后黄体期给予微粒化黄体酮或凝胶或脱氢孕酮，妊娠率和着床率相似。给药剂量为 20～30mg/d[15]。

2. 人绒毛膜促性腺激素（hCG）

注射 hCG 可以刺激黄体产生孕酮。但在 LH 受体数量不足或黄体功能不全（对 hCG 反应差）的情况下效果差。如果排卵后 LH 分泌不足或滋养细胞 hCG 产生不足时，注射 hCG 是有效的。

为使排卵前卵泡彻底黄体化，应在排卵时给予 10 000U 的 hCG，然后每 3～4d 给予 2500U。hCG 半衰期很长，因此最后一次注射 hCG 后 7d 内的妊娠试验是无效的。

由于 hCG 与 OHSS 高风险相关，应谨慎作为黄体支持使用（Cochrane Review 2011）[16]。

3. 黄体期补充雌二醇

黄体期补充雌二醇一般使用剂量为 2mg/d、4mg/d 或 6mg/d。最初研究发现，与未使用雌二醇的患者相比，接受低剂量 E_2 补充治疗的患者着床率和临床妊娠率（PR）显著提高（PR 23.1% vs. 32.8%）。高剂量 E_2 组着床率和妊娠率最高（PR 51.3%）[17]。然而，近期越来越多的研究发现使用雌二醇并没有明显提高着床率和妊娠率[18]。

4. 黄体期 GnRH 激动药单次给药

给予 GnRH 激动药用来黄体支持的确切机制仍不清楚。研究表明，GnRH-a 可帮助维持黄体，通过局部受体直接作用于子宫内膜、直接作用于胚胎或通过多种可能机制的协同作用。ICSI 后第 6 天单次皮下给予 GnRH 激动药（0.5mg 醋酸亮丙瑞林）。一项 Meta 分析显示，在全部促排卵周期中，黄体期单剂量 GnRH-a 给药可增加着床率、每次移植的临床妊娠率；在拮抗药方案促排卵周期中，黄体期单剂量 GnRH-a 给药可增加持续妊娠率[19]。有研究表明，在黄体期添加 GnRH 激动药可显著增加活产率[20]。

近期 Cochrane 的一篇综述（2011）支持使用黄体酮用于黄体支持，认为人工合成的黄体酮优于微粒化黄体酮。使用雌激素或 hCG 并不能改善助孕结局。目前尚无证据支持哪种给药途径或持续用药时间多久为最佳。研究结果显示，在黄体酮的基础上加用 GnRH 激动药有利于改善活产率、临床妊娠率和持续妊娠率[16]。

子宫内膜容受性差和黄体功能不足是导致 IVF 失败的重要原因。大量的研究正在致力于解开胚胎着床的奥秘。如果我们能够选择性对胚胎着床进行调节，ART 的成功率将会提高。

参考文献

[1] Psychosos A. Endocrine control of egg implantation. In: Greep RO, Astwood EG, Geiger SR (Eds). Handbook of Physiology. American Physiological Society, Washington DC, USA, 1973;187–225.

[2] Enders AC. Contributions of comparative studies to understanding mechanisms of implantation. In: Glasser SR, Mulholland J, Psychosis A (Eds). Endocrinology of Embryo–Endometrium Interactions. Plenum Press: New York and London 1994.pp.11–16.

[3] Nikas G. Pinopodes as markers of endometrial receptivity in clinical practice. Hum Reprod 1999;14 (suppl 2):3–16.

[4] Fienberg RF, Kilman HJ. MAG (mouse ascites Golgi) mucin in the endometrium: a potential marker of endometrial receptivity to implantation. In: Diamond MP, Osteen KG (Eds): Endometrium and Endometriosis. Blackwell Science, Malden, MA, USA, 1997.pp.131–9.

[5] Lessey BA, Castlebaum AJ, Sawin SJ, et al. Integrins as markers of uterine receptivity in women with primary unexplained infertility. Fertil Steril 1995;63:533–42.

[6] Hambartsoumann E. Endometrial leukemia inhibitory factor (LIF) as a possible cause of unexplained infertility and multiple failures of implantation. Am J Reprod Immunol 1998;39:137–43.

[7] Alok A, Karande AA. The role of glycodelin as an immunemodulating agent at the feto–maternal interface. J Reprod Immunol. 2009;83(1–2):124–7.

[8] Glujovsky D, Pesce R, Fiszbajn G, Sueldo C, Hart RJ, Ciapponi A. Endometrial preparation for women undergoing embryo transfer with frozen embryos or embryos derived from donor oocytes. Cochrane Database Syst Rev. 2010;(1):CD006359.

[9] Sher G, Fisch JD. Effect of vaginal sildenafil on the outcome of in vitro fertilization (IVF) after multiple IVF failures attributed to poor endometrial development. Fertil Steril 2002;78(5):1073–6.

[10] Dal Prato L, Borini A. Effect of piroxicam administration before embryo transfer on IVF outcome: a randomized controlled trial. Reprod Biomed Online 2009;19(4):604–9.

[11] Cunha–Filho JS, Gross JL, Bastos de Souza CA, Lemos NA, Giugliani C, Freitas F, Passos EP. Physiopathological aspects of corpus luteum defect in infertile patients with mild/minimal endometriosis. J Assist Reprod Genet 2003;20(3):117–21.

[12] Garzia E, Borgato S, Cozzi V, Doi P, Bulfamante G, Persani L, et al. Lack of expression of endometrial prolactin in early implantation failure: A pilot study. Hum Reprod 2004;19(8):1911–6.

[13] Polyzos NP, Messini CI, Papanikolaou EG, Mauri D, Tzioras S, Badawy A, Messinis IE. Vaginal progesterone gel for luteal phase support in IVF/ICSI cycles: a meta–analysis. Fertil Steri. 2010;94(6):2083–7.

[14] Yanushpolsky E, Hurwitz S, Greenberg L, Racowsky C, Hornstein M. Crinone vaginal gel is equally effective and better tolerated than intramuscular progesterone for luteal phase support in in vitro fertilization–embryo transfer cycles: a prospective randomized study. Fertil Steril. 2010;94(7):2596–9.

[15] Ganesh A, Chakravorty N, Mukherjee R, Goswami S, Chaudhury K, Chakravarty B. Comparison of oral dydrogestrone with progesterone gel and micronized progesterone for luteal support in 1,373 women undergoing in vitro fertilization: a randomized clinical study. Fertil Steril. 2011;95(6):1961–5

[16] van der Linden M, Buckingham K, Farquhar C, Kremer JA, Metwally M. Luteal phase support for assisted reproduction cycles. Cochrane Database Syst Rev. 2011;10:CD009154.

[17] Lukaszuk K, Liss J, Lukaszuk M, Maj B. Optimization of estradiol supplementation during the luteal phase improves the pregnancy rate in women undergoing in vitro fertilizationembryo transfer cycles. Fertil Steril. 2005;83(5):1372–6.

[18] Tonguc E, Var T, Ozyer S, Citil A, Dogan M. Estradiol supplementation during the luteal phase of in vitro fertilization cycles: a prospective randomised study. Eur J Obstet Gynecol Reprod Biol. 2011;154(2):172–6.

[19] Oliveira JB, Baruffi R, Petersen CG, Mauri AL, Cavagna M, Franco JG Jr. Administration of singledose GnRH agonist in the luteal phase in ICSI cycles: a metaanalysis. Reprod Biol Endocrinol. 2010 8;8:107.

[20] Kyrou D, Kolibianakis EM, Fatemi HM, Tarlatzi TB, Devroey P, Tarlatzis BC. Increased live birth rates with GnRH agonist addition for luteal support in ICSI/IVF cycles: a systematic review and meta–analysis. Hum Reprod Update. 2011;17(6):734–40.

第15章

卵巢过度刺激综合征
Ovarian Hyperstimulation Syndrome

Surveen Ghumman Sindhu　著

崔琳琳　韩　婷　译

卵巢过度刺激综合征（OHSS）是已知控制性促排卵的并发症之一。主要是由于血管通透性增加导致血管内液体进入第三间隙而引起的一系列临床症状及实验室征象，表现为腹水、胸腔积液、少尿、血液浓缩、电解质紊乱和高凝血状态，并常伴有卵巢增大。

一、发病率

OHSS 分为轻度、中度和重度，其发病率根据卵巢刺激方案和治疗人群的风险状况（3%～23%）[1]。其中轻、中、重度 OHSS 的发生率分别为 8%～23%、0.005%～7%、0.008%～2%。hMG/hCG 方案 OHSS 发生率为 0.008%～23%，GnRH–a/hMG/hCG 方案为 0.6%～14%。

二、分类

OHSS 发生于注射 hCG 或早孕期 hCG 开始升高后，分为早发型（注射 hCG 后 3～7d 内）和迟发型（早孕期 hCG 升高后 12～17d）。

1. Golan 分类　是由 Golan 提出的更易于临床实践的分类方法（表 15-1）。它依据临床症状、体征、超声和实验室检查结果将 OHSS 的严重程度分为三种程度和五个级别。

表 15-1　OHSS 的 Golan 分类 [2]

级　别	轻　度	中　度	重　度
1	腹胀 / 腹部不适		
2	1 级症状并伴有恶心、呕吐和（或）腹泻，卵巢增大，直径达 5 ～ 12cm		

（续表）

级 别	轻 度	中 度	重 度
3		轻度 OHSS 特点且超声提示存在腹水	
4			中度 OHSS 特点并有腹水的临床证据和（或）胸水伴或不伴呼吸困难
5			所有上述症状并伴有血容量改变、血液浓缩所致血黏度增加、凝血异常、肾灌注减少、肾功能减退

2. Navot 分类（表 15-2） 该分类根据大量的临床和生化结果，将 Golan 分类中的重度 OHSS 进一步分为重度和危及生命的极重度[3]。该分类方法将全身水肿和肝功能障碍也纳入重度 OHSS 表现，而急性呼吸窘迫综合征、张力性腹水、重度血液浓缩（血细胞比容＞ 55%）及严重白细胞增多（白细胞计数＞ 2.5×10³/μl）则提示存在生命危险，需要积极进行内科和外科治疗。

表 15-2　OHSS 的临床表现和实验室标准[3]

	轻度至中度	重 度	极重度
卵巢增大	5～12cm	＞ 12cm	不同程度
腹胀	轻度	重度	张力性
临床腹水征象	无	有	张力性
胸腔积液	无	偶有	有
心包积液	无	罕见	罕见
肾功能减退	无	罕见	常见
肾衰竭	无	无	偶有
血栓栓塞	无	无	偶有
ARDS	无	无	偶有
血液浓缩（血细胞比容）	＜ 45%	45%～55%	＞ 55%
白细胞计数	＜ 15 000	15 000～25 000	＞ 25 000
肝酶	正常	升高	升高
肌酐（ng/ml）	＜ 1.0	1.0～1.5	＞ 1.6
肌酐清除率（ml/min）	＞ 100	50～100	＜ 50

三、OHSS 的病理生理

OHSS 病理生理机制复杂，尚未完全明确，目前公认的有以下两个方面。

1. 新血管生成　新血管生成导致血管分布增多。

2. 间皮表面血管通透性增加　卵巢在 hCG 的作用下分泌血管活性物质，包括前肾素和活性肾素、白细胞介素、一氧化氮和血管内皮生长因子，使卵巢血管及其他间皮表面毛细血管通透性增加，导致液体迅速转移至第三间隙（流程图 15-1）。

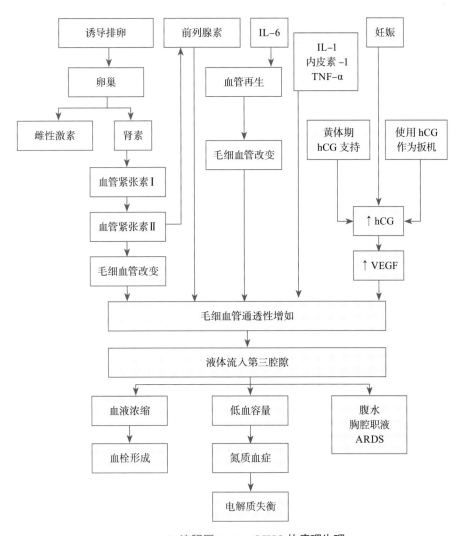

▲ 流程图 15-1　**OHSS 的病理生理**

四、临床表现

OHSS 的临床表现是由于血管通透性改变引起的体液向第三间隙转移所致（表 15-1 和表 15-2），患者可以表现如下。

- 下腹痛和腹胀。
- 恶心、呕吐和腹泻。
- 进行性嗜睡。
- 少尿。
- 脉搏加快，呼吸急促，肺底部积液。
- 明显的电解质紊乱。
- 重度患者可表现为脱水。
- 血液高凝状态导致血栓形成。

五、严重并发症

1. 血管并发症　卵巢增大、腹水引起的静脉压迫、阻滞和血液高凝状态可导致深静脉血栓形成。血栓栓塞引起的脑血管并发症可导致偏瘫和颈动脉栓塞。

2. 肝功能障碍　肝血管通透性增加可导致水肿、肝细胞损伤和肝功能改变，这些症状可持续长达 60d。

3. 呼吸道并发症　体液进入第三间隙可造成腹水、胸腔积液和 ARDS。

4. 肾脏并发症　体液渗漏引起的血容量不足可导致肾前性肾衰竭。

5. 胃肠道并发症　胃肠道症状可能是患者的首发症状，有助于早期诊断。

6. 附件扭转　增大的卵巢会发生扭转，导致急腹症。

六、OHSS 的管理

准确预测和积极预防是治疗 OHSS 最有效的方法。具体可通过结合超声检查和血清雌二醇水平监测来实现。

1. 预防

(1) 识别高危患者：是预防的第一步（表 15-3）。促排卵监测有助于识别高危病例。下列因素均与 OHSS 风险增加有关。

① 卵泡的大小和数量：卵泡数量多（> 15 个）、大卵泡比例低、中小卵泡比例高的女性更容易发生 OHSS。

② 血清雌二醇：血清雌二醇水平≥ 4000pg/ml 时建议取消 hCG 扳机（也有研究提出以 3500pg/ml 为阈值）。

③ 年龄：年轻患者更容易发生 OHSS。

④ 体格：消瘦患者患 OHSS 的风险更高。

⑤ PCOS：在周期开始时，PCOS 患者有大量的小卵泡，一旦达到 FSH 阈值，这些卵泡都可能对促性腺激素产生反应并导致过度刺激。

⑥ 前一周期 OHSS 史：如前一周期曾发生过 OHSS，会增加下一周期再发的风险。

⑦ 卵巢刺激方案：GnRH 激动药方案比拮抗药方案更易发生 OHSS。

⑧ 妊娠：妊娠女性，特别是多胎妊娠者，更容易发生 OHSS。

⑨ 扳机的选择：如果使用 hCG 作为扳机发生 OHSS 的概率更高。

⑩ 黄体支持：应用 hCG 进行黄体支持会增加 OHSS 的发生风险。

⑪ 基础抗缪勒管激素（AMH）水平：基础血清 AMH 水平预测 OHSS 的敏感性为 90.5%，特异性为 81.3%[4]。

表 15-3　**OHSS 的危险因素**

预测因素	高　危	低　危
年龄	年轻（< 35 岁）	年龄较大（> 36 岁）
无排卵的原因	多囊卵巢综合征	低促性腺激素性性腺功能减退
体格	瘦弱	强壮
卵泡数量	卵泡较多（> 35 个）	卵泡较少（< 20 个）
卵巢超声检查	存在项链征	无项链征
IVF 结局	妊娠	未妊娠
黄体支持方案	应用 hCG 作为黄体支持	应用孕酮 / 不使用黄体支持
促排卵方案	GnRH 激动药方案	GnRH 拮抗药方案
既往 OHSS 史	有	无

(2) 取消 hCG 扳机：不同中心取消 hCG 的标准不同，主要基于多个参数，如卵泡数量和大小、雌二醇水平、雌二醇上升速度、前一周期的 OHSS 病史，以及是否为 PCOS。

① 雌二醇水平：当雌二醇水平超过 3000pg/ml 时建议取消 hCG 扳机。血清雌二醇水平在 3000～3999pg/ml 时，重度 OHSS 的发生率为 1%，血清雌二醇水平超过 4000pg/ml 时，重度 OHSS 的发生率增加到 5.97%。因此，多将截断值定为 4000pg/ml。

不过雌二醇水平正常的女性也多有发生 OHSS 者，而高雌二醇者也可能不发生过度刺激[5]。

血浆雌二醇水平上升速度：2～3d 内血值增加一倍以上（陡坡式增长）为严重警报信号，提示该周期应该取消 hCG 扳机。

② 超声下卵泡数量：中、小卵泡比例越高，OHSS 发生的概率越大。一般以未成熟卵泡（9mm）数 15～20 个为阈值。但最终决策仍需兼顾多个参数。

(3) 延迟 hCG 扳机（Coasting）：停用促性腺激素可减少 FSH，下调 LH 受体，减少可黄素化的颗粒细胞数量和血管活性物质的产生，进而降低 OHSS 风险。当雌二醇水平较高时，可延迟 hCG 扳机，同时继续应用 GnRH 激动药抑制 HMG，直到 E_2 降至 3000pg/ml 以下，再给予 hCG。不过 Coasting 天数超过 5d 时，妊娠率则有下降[6]。Cochrane 近期一篇综述则提出 Coasting 对于预防 OHSS 并无疗效[7]。

(4) 减少 hCG 剂量：减少剂量可以缩短刺激时间，进而避免过度刺激。建议将 hCG 扳机剂量由常用的 10 000U 减至 5000U。

(5) 选择 GnRH 激动药扳机：GnRH 激动药扳机可显著缩短刺激时长，从而不发生过度刺激。而两种扳机的妊娠率相当[8]。Cochrane 近期一篇综述（2011）建议 OHSS 高危患者应使用激动药作为扳机[9]。

(6) 黄体支持：对于 OHSS 高危患者，黄体支持不要应用 hCG，而是应选择经阴使用或肌内注射黄体酮。

(7) 卵泡穿刺：卵泡穿刺可以降低 OHSS 的发生率[10]。因此，对于有过度刺激风险的女性，可进行卵泡穿刺。

(8) 取卵后应用白蛋白或羟乙基淀粉：白蛋白可通过增加血清胶体渗透压逆转体液向第三间隙的渗漏。其半衰期为 10～15d，需在取卵后及时给药，剂量为 50～100gm。缺点是其增加渗透压的作用持续不到 36h，随即进入组织间隙，加重血管内的液体流失。Cochrane 最近的一篇综述（2011）指出，静脉注射白蛋白的益处有限，羟乙基淀粉在预防 OHSS 方面效果更好[11]。

(9) 全胚冷冻策略：如果没有妊娠，OHSS 在第 10 天左右就开始缓解，但如果妊娠的话则病程会持续更长时间。胚胎的冷冻保存有助于降低妊娠引起的 OHSS 风险。不过 Cochrane 近期一篇综述并不支持这一观点[12]。

(10) 类固醇：有研究在 OHSS 患者中试用甲泼尼龙[13]，但多数并未证实有预防作用。

(11) 促性腺激素小剂量递增方案：对于 PCOS 等易发生过度刺激的高危患者应给予小剂量促性腺激素，并逐渐加量。

(12) 二甲双胍：多囊卵巢患者促排卵时加用二甲双胍可降低 OHSS 的发生率

（Cochrane 综述 2009）[14]。

(13) 多巴胺受体激动药：多巴胺受体 –2 激动药卡麦角林和溴隐亭可使 VEGF 受体 –2 失活，防止血管通透性增加。推荐从 hCG 日开始应用，每日 0.5mg，连用 8d[15]。溴隐亭也可降低 OHSS 发生率[16]。

2. OHSS 患者的检查与监测

(1) 一般情况：通过定期绘制生命体征图表、体重图表，测量腹围，以及严格记录液体出入量来监测一般情况。

(2) 生化检查：全面的生化检查包括血细胞比容、电解质、肝功能、肾功能和血凝。如果存在呼吸系统或泌尿系统损害，则需要检测血气和酸碱平衡。此外，还需检测血清 βhCG 明确是否妊娠。对于症状严重者，可能还需检测血、尿渗透压和尿电解质。检查频率取决于疾病的严重程度。

(3) 超声检查：可以测量卵巢大小、腹水量，明确是否存在胸腔积液或心包积液，以及是否妊娠，是单胎还是多胎等重要信息。

(4) 胸部 X 线片：胸片检查可以排除胸腔积液。

(5) 血清 βhCG：用于明确是否妊娠，以便进一步评估其是否存在 OHSS 高风险。

(6) 有创性血流动力学监测：对于危重 OHSS 患者，可酌情监测肺动脉压和中心静脉压。

3. 治疗

OHSS 通常会在 10～14d 内缓解，应根据疾病的严重程度选择合适的治疗方法。

(1) 轻度 OHSS

轻度患者通常采用保守治疗，门诊密切随访。如果体重增加超过 2kg 或症状加重，则需要重新评估。

Ⅰ级：患者常表现为呼吸困难、尿量减少、腹痛或腹胀，以及其他相关症状。建议多饮水，避免劳累。

Ⅱ级：建议患者仅进行最低限度的体力活动并补充足量液体。检测血清电解质、血细胞比容，行超声检查。必要时，可以使用止痛药和止吐剂。必须严密监测出入量。

◆ **住院治疗的指征**：对于更高级别、病情恶化或者对治疗反应不佳的 OHSS 患者则需住院治疗。

Ⅱ级或Ⅲ级患者如有下列情况则需住院

① 无法忍受的恶心和呕吐。

② 低血压。

③ 胸腔积液表现。

④ 腹膜炎。

⑤ 血细胞比容＞ 48%。

⑥ 血清钾＞ 5.0mg/L。

⑦ 血肌酐＞ 1.2mg。

所有Ⅳ级和Ⅴ级患者均应住院治疗

(2) 重度 OHSS

◆ 入院治疗的主要目的

① 纠正体循环容量及电解质失衡。

② 维持肾功能。

③ 预防血栓形成。

◆ 治疗方法

① 维持血容量，纠正电解质失衡：治疗目的是恢复正常血容量，维持正常的肾功能。可以应用胶体扩容剂，但缺点是用药一段时间后药物会重新分布到血管外间隙，加重腹水形成。一般可选择低盐白蛋白，常用剂量为 50~100g，2~12h 给药1 次。它可逆转血细胞比容改变，改善肾功能，并且不易受到病毒的污染。其他可选择的扩容剂有甘露醇、右旋糖酐和新鲜冷冻血浆。右旋糖酐可导致 ARDS。只有在出现低钠血症时，才用含或不含葡萄糖的生理盐水作为替代的晶体液，一般用量需1.5~3L。此外还需纠正其他电解质失衡，如高钾血症。

② 预防血栓形成：当患者凝血谱发生改变时，应预防性给予小剂量肝素。

③ 利尿药：通常不使用这类药物，但如果患者持续少尿或出现肺水肿，可在稀释血液后给予利尿药。

④ 多巴胺：对于少尿患者，可使用多巴胺来改善肾血流量，避免液体和盐潴留。

⑤ 腹水的处理：如患者有严重不适、静脉回流受阻导致心排血量减少和低血压、肾脏受累、呼吸窘迫或血液高凝但药物治疗无效时，可在超声引导下进行腹水穿刺术。有时可能需要重复抽吸。

⑥ 胸腔积液穿刺术：若因严重胸腔积液而出现呼吸困难，则应进行胸腔积液穿刺术。

(3) 极重度 OHSS

极重度的 OHSS 可导致多器官功能衰竭，需要多学科重症监护。

① 肾衰竭：严重者可行中心静脉置管监测中心静脉压、给予多巴胺及血液透析。

② 肺损害：基础治疗无效时，需进行动脉血气监测、胸腔穿刺或机械通气。

③ 血栓栓塞事件：血栓栓塞发作的患者需要肝素抗凝血治疗。

④ 终止妊娠：如果患者的危重情况没有改善，可以考虑终止妊娠。

⑤ 开腹手术：囊肿扭转、出血或破裂需开腹手术。单纯扭转可以经腹腔镜进行松解。

OHSS 是控制性促排卵的医源性并发症，有时可危及生命。预防是管理 OHSS 最好的方法，合理监测是治疗的关键，而寻找保守和积极治疗间的平衡则有助于避免非必要的取消周期。

参考文献

[1] Schenker IG, Weinsyein D. Ovarian overstimulation syndrome: a current survey. Fertil Steril. 1978;30: 255–68.

[2] Golan A, Ron-El-R, Herman A, et al. Ovarian hyperstimulation syndrome: an update review Obstet Gynecol Survey. 1989;44:430–40.

[3] Navot D, Bergh PA, Lanfer N. Ovarian hyperstimulation syndrome in novel reproductive technologies; Prevention and treatment. Fertil Steril. 1992;58:249–61.

[4] Lee TH, Liu CH, Huang CC, Wu YL, Shih YT, Ho HN, Yang YS, Lee MS. Serum anti–mullerian hormone and estradiol levels as predictors of ovarian hyperstimulation syndrome in assisted reproduction technology cycles. Hum Reprod. 2008;23:160–7.

[5] Levy T, Orvieto R, Homberg R, Dekel A, Peleg D, Ben–Rafael Z. Severe hyperstimulation syndrome despite low plasma estrogen levels in hypogonadotropic hypogonadal patient. Hum Reprod. 1996;11:1177–9.

[6] Cheema P, Gelbaya TA, Horne G, Fitzgerald CT, Pease EH, Brison DR, Lieberman BA. The optimal length of 'coasting protocol' in women at risk of ovarian hyperstimulation syndrome undergoing in vitro fertilization. Hum Fertil (Camb). 2006;9(3): 175–80.

[7] D'Angelo A, Brown J, Amso NN. Coasting (withholding gonadotrophins) for preventing ovarian hyperstimulation syndrome. Cochrane Database Syst Rev. 2011 Jun 15;(6):CD002811.

[8] Shapiro BS, Daneshmand ST, Garner FC, Aguirre M, Ross R. Comparison of human chorionic gonadotropin and gonadotropinreleasing hormone agonist for final oocyte maturation in oocyte donor cycles. Fertil Steril. 2007;88(1):237–9.

[9] Youssef MA, Van der Veen F, AlInany HG, Griesinger G, Mochtar MH, Aboulfoutouh I, Khattab SM, van Wely M Gonadotropinreleasing hormone agonist versus hCG for oocyte triggering in antagonist assisted reproductive technology cycles. Cochrane Database Syst Rev. 2011 Jan 19;(1):CD008046.

[10] Zhu WJ, Li XM, Chen XM, Zhang L. Follicular aspiration during the selection phase prevents severe ovarian hyperstimulation in patients with polycystic ovary syndrome who are undergoing in vitro fertilization. Eur J Obstet Gynecol Reprod Biol. 2005;122(1):79–84.

[11] Youssef MA, Al–Inany HG, Evers JL, Aboulghar M. Intravenous fluids for the prevention of severe ovarian hyperstimulation syndrome. Cochrane Database Syst Rev. 2011 Feb 16;(2):CD001302.

[12] D'Angelo A, Amso N. Embryo freezing for preventing ovarian hyperstimulation syndrome. Cochrane Database Syst Rev. 2007 Jul 18;(3):CD002806.

[13] Laines T, et al. Administration of methyl prednisolone to prevent severe ovarian hyperstimulation syndrome in patients undergoing in vitro fertilization. Fertil Steril. 2002;78:529–34.

[14] Tso LO, Costello MF, Albuquerque LE, Andriolo RB, Freitas V. Metformin treatment before and during IVF or ICSI in women with polycystic ovary syndrome. Cochrane Database Syst Rev. 2009 Apr 15;(2):CD006105.

[15] Youssef MA, van Wely M, Hassan MA, AlInany HG, Mochtar M, Khattab S, van der Veen F. Can dopamine agonists reduce the incidence and severity of OHSS in IVF/ICSI treatment cycles? A systematic review and metaanalysis. Hum Reprod Update. 2010;16(5):459–66.

[16] Sherwal V, Malik S, Bhatia V. Effect of bromocriptine on the severity of ovarian hyperstimulation syndromeand outcome in high responders undergoing assisted reproduction. J Hum Reprod Sci. 2010; 3(2):85–90.

多胎妊娠减胎术

Multifetal Pregnancy Reduction

Preeti Chauhan　著

高珊珊　颜军昊　译

　　20 世纪科学技术经历了飞速发展，其中最伟大的进步之一就是辅助生殖。在过去的几十年里，辅助生殖技术（ART）彻底改变了不孕不育的处理方式。尽管这对数百万没有孩子的夫妇来说是一件好事，但它也带来了许多问题，其中一个主要问题是移植多枚胚胎所导致的多胎妊娠或高序（多胎）妊娠。根据疾病控制中心数据，30% 的 ART 助孕妊娠为多胎妊娠，而自然妊娠中，多胎妊娠的发生率只有 2%[1]。在美国，1980—1996 年高序多胎（三胎及以上）妊娠发生率上升至 44% 以上[2]。印度的国家 ART 登记处（National ART Registry of India，NARI）也报告称 IVF 周期导致的多胎妊娠每年都在稳定增加[3]。多胎妊娠本身会增加母婴风险。而与过去相比，现在女性的育龄相对增加了，这又使情况进一步恶化。流产、早产、先兆子痫、妊娠糖尿病和难产的风险都有所增加。对于胎儿来说，会导致胎儿死亡、小于孕龄儿风险增加，出生后 1 年生存率下降。多数孩子需要在新生儿重症监护室度过很长时间。对于那些已经为了怀孕而花费巨资的夫妇，以及像印度这样资源贫乏且人口负担过重的国家，这是非常大的精神和经济压力。为了解决这些问题，多胎妊娠减胎术（multifetal pregnancy reduction，MFPR）旨在改善三胎及三胎以上妊娠的不良预后。随着体外受精技术的普及，MFPR 的应用急剧增加，但随着移植的胚胎数减少，平均起始胚胎数下降了。

　　首例胎儿减灭术报道于 1978 年，当时是在有遗传缺陷的双胎妊娠中进行的[4]。从技术上来讲，这是一例以致病胎儿为目标的选择性减胎术，但这为在多胎妊娠中将正常胎儿选择性流产奠定了基础，旨在增加剩余胎儿的成活率（平衡原则，即以最少的伤害取得最好的治疗效果）[5]。在 1986 年，Dumez 和 Oury 分享了他们对 15 名女性进行超声引导下的抽吸减胎术的经验，将妊娠胚胎数从开始的 3～6 胎减至 1 或 2 胎[6]。这一小系列的研究在降低严重早产风险方面取得的成功促使其他研究者进一步的探索。美国的第一例报道是 1988 年由 Evans 及其同事发表的[7]，紧接着是同年 Berkowitz 及其同事的报道[8]、在 1990 年 Wapner 及其同事也发表了相关报道[9]。

随着大家共同致力于寻找彻底消除风险的理想方法，这项技术在 20 世纪逐渐发展起来。经验的增加、超声技术的改善和较低的初始胎数，促使了减胎术成功率的增加。2000 年有报道关于这项手术及其变化的最大数据库，由于经验的增加，结果有所改善，其中 1995—2000 年的流产率为 12%[10]。

有多个术语曾被用来描述多胎妊娠减胎术这一操作。最终达成的共识是：使用"选择性终止妊娠术"来描述由于胎儿异常进行的操作，使用"多胎妊娠减胎术（MFPR）"来描述单纯因胎儿数目而无明显胎儿缺陷而进行的操作[11]。

一、方法

近年来描述的几种 MFPR 方法是基于三种构成的不同组合：①应用胚胎毒性药物；②操作的时机；③操作路径。然而，很难确定哪种方法是更好的选择，因为不同的方法之间很难进行前瞻性随机对照研究或同步比较[12]。根据优选的路径，有 3 种不同方法可被采用：①经宫颈抽吸减胎；②经腹减胎；③经阴道减胎。

（一）经宫颈抽吸减胎

Domez 等描述了经宫颈的抽吸减胎。该操作可以在妊娠早期至妊娠 7～8 周进行。用聚维酮碘溶液清洗阴道，轻柔扩张宫颈后，经宫颈插入 8 号抽吸管[13]。整个过程在经腹超声引导下进行。最容易到达的孕囊通常是最低的孕囊。将一个 50ml 注射器连接抽吸导管，通过注射器对孕囊内组织进行人工抽吸。然而，自从认识到这种操作可能会导致宫颈细菌上行感染，以及导致宫颈扩张引起的宫颈机能不全，从而增加出血和流产的风险，该方案已被弃用[14]。

（二）经腹减胎术

顾名思义，该操作是经腹腔减灭胎儿的过程。该手术在门诊进行，通常在妊娠 9～14 周，最好在妊娠 11～12 周。这是一个理想的时机，因为此时可以测量胎儿颈后透明带（NT）并进行早期解剖结构的检查。在开始手术之前，要进行详细的超声检查，以确认存活胎儿的个数，顶臀径，胎儿成熟度，可及性，以及胎儿的绒膜性、异合子性或单合子性。术前使用广谱抗生素，产妇腹部消毒和铺巾，超声探头放置无菌盖，产妇腹部涂无菌超声凝胶。用 22 号针在超声引导下进入最易接近胎儿的心脏或心包区域，注入胚胎毒性药物，如氯化钾（KCl）2～3mEq（毫克当量），心搏停止后保持原位观察 1min，确认没有恢复心脏活动。对其他接受减胎的胎儿重复相同的步骤。在没有选中最低位胎儿作为减灭胎儿时，应注意避免影响到子宫颈附近最低位的胎儿。

采用彩色血流图或彩色多普勒技术，可在操作后立即确认胎儿死亡，这大大减少了患者需要重复手术的概率。使用彩色标记的最大优点就是易于识别心脏运动和 KCl 注射后心脏运动的消失[15]。

手术后 2h 再做一次多普勒扫描，以确认胎儿的心脏停搏，一周后再做一次扫描。术后 4～6h 患者可出院回家。

这个操作的另一种选择是使用 0.9% NaCl 代替 KCl。在这种情况下心脏停搏是由于溶液的注入及穿刺针对胸腔造成的机械损伤的共同作用[16]。

在 MFPR 过程中的某些情况下，由于胎儿的体位，以及胎膜和胎盘的位置，（针头）难以到达胸腔，另一个选择是刺入胎儿颅骨并注射 KCl[17]。

许多中心更倾向于使用经腹途径，因为可以选择性地进行胎儿减灭，但与经阴道方法相比，它在技术上更具挑战性，并且更难学习掌握。该操作在肥胖患者，或存在子宫肌瘤和腹部瘢痕的患者中也很难施行。

（三）经阴道减胎术

经阴道减胎术是经阴道途径到达胎儿（的减胎方式）。手术的最佳时间是 7～9 周。同样，在手术开始前要做超声检查。操作前静脉使用广谱抗生素和短时的全身麻醉。患者取截石位，用聚维酮碘溶液清洗阴道。超声扫描子宫，确定每个孕囊于宫腔的位置和孕囊间的相对位置。采用取卵针（18 号，30cm）经由阴道探头穿刺引导架，在屏幕上穿刺线引导下通过阴道侧穹窿或后穹窿及子宫壁进入最易接近的孕囊。将针尖进入胎胸，注射 1～2mEq KCl。这会使胎心立即停搏，穿刺针保持原位 1min 以确保心脏停止活动。对其他拟减灭的胎儿进行相同操作。

如经腹途径所述，0.9% NaCl 也可用于注射。

另一种经阴道途径的方法是抽吸胚胎组织。起始步骤同前。将针头定位在胎儿回声处，使用吸引器或 20～50ml 注射器制造负压将胚胎组织吸出。在妊娠期这种手术可以比注射 KCl 更早，从大约孕 7 周就可以进行。研究人员发现，采用这种方法可以显著降低妊娠 24 周前的总流产率至 6.7%。在 39 名四胎以上的高序妊娠女性中，对于初始四胎及以上妊娠的减胎有明显改善，流产率为 2.6%[18]。支持使用抽吸减胎的另一原因在于氯化钾对于存活胎儿的潜在毒性风险。在注射过程中，胎儿可能被推离针头，导致氯化钾扩散到羊膜囊，并可能扩散到其他孕囊，对其他胎儿造成伤害[19]。

抽吸减胎术的一个缺点是，羊水抽吸可能使胚胎心脏活动在整个过程难以观察，也可能使滋养层分离[20]。

为了减少这一发病率，不同操作者使用了不同的技术（表 16-1）。Iberico 等报道了一种有效且安全的技术：妊娠早期经阴道胎心穿刺但不注射任何药物直至确认心

脏停搏 [21]。他们报道了一个经阴道穿刺直至确认胎心停搏的小样本数据。该手术在妊娠 8.5 周进行，无流产发生，55.5% 的分娩发生在妊娠 35～37 周 [22]。在最近另一篇报道中，KCl 被注入颅内而不是胸腔 [23]。

表 16-1　不同技术的术中孕周及流产率 – 文献回顾 [21]

文　献	技　术	患者数	孕周（周）	流产率（%）
Shalev 等（1989）	Abd + KCl	10	10～13	40.0
Evans 等（1994）	Abd + KCl	846	11.3	16.2
Sebire 等（1997）	Abd + KCl	127	7～13	12.6
Antsaklis 等（1999）	Abd + KCl	158	9～11	10.6
Dechaud 等（1998）	Abd	2145	—	16.7
Salat–Baroux 等（1988）	C + As	42	7～12	12.0
Bollen 等（1993）	C + As	14	8～9	21.4
Dechaud 等（1998）	C	363	—	24.8
Evans 等（1994）	V 和 C	238	9.3	13.1
Shalev 等（1989）	V + KCl	10	8～11	10.0
Mansour 等（1999）	V + KCl	30	7.2	30.0
Yovel 等（1992）	V + NaCl	16	8～10	10.0
Itskovitz–Eldor 等（1992）	V + As	19	7～8	5.3
Coffler 等（1999）	V + As	90	7.5	6.7
Timor–Tritsch 等（1993）	V	148	8～10	12.0
Dechaud 等（1998）	V	248	—	10.9
Mansour 等（1999）	V + As	45	7.2	8.8
本研究	V + Pu	149	7.8	7.3

Abd. 经腹；As. 抽吸；C. 经宫颈技术；KCl. 氯化钾；NaCl. 氯化钠；Pu. 胎心穿刺；V. 经阴道技术

在缺乏关于 MFPR 理想方法 Meta 分析的情况下，有人做了一项精心设计的研究以弄清哪种方法可以带来最好的结局。将患者分为早期 KCl 组、晚期 KCl 组和早期非 KCl 组、晚期非 KCL 组 [12]。他们发现早期非 KCl 组的发病率最低。

经阴道减胎的优点是具有更高的分辨率、更好的可视性、更短的穿刺路径和更准确的穿刺引导，从而减少损伤临近妊娠囊或盆腔脏器的风险。

生殖医师更喜欢经阴道 MFRP，因为它的操作类似于经阴道超声引导下取卵。因此，经阴道 MFPR 比经腹部 MFPR 需要更少的技术方面顾虑[12]。

经阴道减胎可能存在一些缺点：妊娠早期自然流产、无法进行妊娠早期胎儿筛查以确定结构或染色体异常，以及感染增加的可能性。

在考虑减灭哪些胎儿时，一些医生建议根据孕囊的可及性选择胎儿，而另一些医生倾向于根据孕囊的大小或顶臀径长度（CRL）或采用绒毛取样行染色体分析选择[24]。一项研究描述了将胚胎植入宫底部不同侧面，以防止竞争和低植入率，从而增加顺利妊娠的机会[25]。

减胎的最佳时机仍有争议。有些研究表明，由于对自然减胎的期望，以及对结构和染色体异常的检测等因素，建议减胎应该推迟到早孕晚期。但早期减胎的支持者认为，早期减胎更容易实施，从心理学角度更容易被患者接受，而且减灭的胎儿留在体内的负担更轻[18]。

人们还担心胚胎毒性药物是否应该使用的问题。KCl 被广泛应用于减胎，但其安全性和有效性尚存在争议。曾经有过无脑儿[28]和截肢儿[29]的病例报道，如果 KCl 溶液意外地扩散到剩余胎儿的羊水中，可能导致全部胚胎死亡[30]。有研究表明，对残留的坏死胚胎及胎盘组织的吸收引起的细胞因子释放和前列腺素的刺激，致使炎症反应发展，是导致流产、早产，以及其他 MFPR 并发症的原因之一[31-33]。KCl 在减胎中的应用可能引起或加重炎症反应并导致胎膜早破或早产。已有多篇报道表明，胎膜早破和基质降解酶有关，如纤溶酶原激活物（PA）和基质金属蛋白酶（MMP）[34-36]。此外，在动物实验中，研究者发现 KCl 可以诱导下丘脑垂体系统中组织纤溶酶原激活物的释放[37]和视网膜中 MMP-9 活性上调，从而促进视网膜损伤[38]。虽然尚没有开展关于 KCl 与宫内系统中基质蛋白酶活性关系的研究，Jung 等推测 KCl 在 MFPR 后通过诱导子宫基质降解酶而导致未足月的胎膜早破。也有报道称 KCl 为早产儿脑室周围白质软化一个可能的危险因素[33]。

关于减胎的数目还存在争论。虽然人们都同意减胎对四胎及以上的高序妊娠有益，但对于减少三胎为双胎或单胎妊娠，甚至双胎是否应该减少为单胎妊娠，尚存在一些争议。Evans 等在 1996 年的一项（多中心）合作研究中再次明确，分娩孕周与初始胎数及减胎后的最终剩余胎数均呈负相关[39]。一般双胎妊娠持续时间为 36 周，三胞胎为 33 周，四胞胎为 29 周，五胞胎为 24 周[40]。2001 年的一项（多中心）合作数据表明，三胎和四胎妊娠减为双胞胎后，其妊娠结局与初始双胎妊娠的结局类似[41]。Yaron 等把减为双胎的三胎与未减胎的三胎数据及两个大的双胎队列比较。数据显示，与三胎妊娠相比，减为双胎后有了实质性的改善[42]。他们在研究中，观察到未减至双胎的三胎妊娠流产率为 25%，减至双胎后流产率为 6.2%。未减胎的三胎妊娠严重早产的发生率为 25%，而减至双胎后为 4.9%，未减胎的三胞胎出生体重为（1636±645）g，减至双胎后为（2381±602）g。Antsaklis 等的研究显示，减胎后双胎妊娠流产率从 15.41% 降至 4.76%，低出生体重率从 28% 下降至 11%[43]。Blickstein 报道，在他的大型数据库中，三胎妊娠比减至双胎的每一个围产期分类结局都差[44]。

然而，因为谨慎的管理和剖宫产能获得相对高概率的成功结局，一些医生不建议三胎妊娠减胎[45]。

减胎至单胎是有争议的，人们关注到通常是相对年长的夫妇会提出这种类型的减胎要求，这可能是由于心理或经济上的原因[21, 46]。几乎所有的作者都认为非选择性地减至单胎是不合理的，尽管有人可能会因为一些医学原因而考虑例外，如双角子宫、有小于 30 周的早产史或三胎妊娠中有单卵双胎[47]。因为研究表明，即使是双胎妊娠，对母亲和胎儿的风险也都比单胎妊娠高，所以有些医生建议将胎数减为单胎。随着越来越多的高龄女性妊娠，这一争论在未来将会加剧[48]。越来越多的情况涉及在高序多胎妊娠中包含一对单卵双胎[49]。在已知单卵儿健康的前提下，减灭单卵双胎能获得最好的妊娠结局。当然如果单卵儿不健康，那么另一个选择就是保留双胞胎[50]。

尽管对高序多胎妊娠来说，早产的固有趋势不会通过减少胎数而完全消失，但高危的早产率还是明显降低了。

二、减胎并发症

尽管 MFPR 被推荐用来减少流产可能性和其他并发症，但矛盾的是该手术本身也可能导致类似的情况。减胎后的主要并发症之一是流产或失去所有剩余的胎儿。1996 年，Evans 等的一份合作报道评估得出，在 MFPR 后，24 周前的总流产率为 11.7%，25～28 周的早期早产率为 4.5%。报告指出，当初始为三胎时流产率为 7.6%，而四胎及以上的高序多胎妊娠流产率上升至 15.3%。Coffer 等的研究中发现，三胎妊娠经阴道抽吸减胎后，24 周前的流产率为 6.7%，而更多胎数的高序多胎妊娠 24 周前流产率仅为 2.6%。多数的流产发生在手术后的 4～10 周。流产最常见的原因是绒毛膜炎、胎膜早破、子宫收缩和出血。

在手术过程中偶尔会发生严重的出血，使一次不完整的减胎术提前结束，从而导致一个身体残疾的孩子出生[51]。

另一个经常被忽视的并发症是手术对患者的心理影响。已有的研究表明，患者会在减胎后经历悲伤和丧亲之痛。健康孩子的出生有助于减少减胎带来的心理创伤，但父母看着已经拥有的孩子时，会想到他们减灭的一个或多个孩子，常常会感到内疚[52]。

三、伦理问题

根据 Evans 等 1988 年提出的理论，MFPR 在伦理上具有争议性，原因如下：该手术直接终止胎儿，比人工流产更令人反感；有些人可能把它看作是安乐死的一个前例，而且，由于该操作的安全性和有效性已经逐渐提高，因此它可能被随意使用的风险也增加了。

美国妇产科学院伦理委员会（ACOG）在 2007 年关于 MFPR 观点中声明：在"以降低少数存活胎儿发病率为目的"和"以故意牺牲其他胎儿为目的"之间存在复杂的关系，需要对于 MFPR 的相对利益和风险做出一个伦理及医学评估[53]。我们需要认识到咨询商讨应该是一个持续的过程，从医疗决策确定之前直至贯穿患者的整个治疗。委员会指出在开始不孕症的治疗之前，患者不仅需要清楚地知道治疗会导致多胎妊娠的发生，还要同时了解伴随多胎妊娠的各种风险包括建议选择性减胎的可能性。在对 MFPR 进行咨询时，患者必须清楚地了解手术的风险、不良后果和并发症。

综上所述，多胎妊娠的增加与不孕症治疗的关系值得我们重视。即使有最好的目的、知识、技术和设备，一些多胎妊娠的发生仍不可避免，但重要的是，提供不孕症治疗的人必须要尽最大的努力以最大限度地减少问题的发生（ACOG）。

有人将 MFPR 描述为医源性问题的医学解决方案[54]。我们最终的目标应该是降低多胎妊娠的发生。随着单胚移植在许多国家的普及，MFPR 很快会变得罕见。但是，对于同卵双胎和其他类似情况，仍可能需要进行选择性减胎。还有一种可能是，女性只想要一个孩子，并要求将双胞胎减至单胎。

参考文献

[1] CDC 1997 ART success rates. National Summary and Fertility Clinic Reports, 1999.

[2] Latest birth statistics for the nation released. News Release, 1998.

[3] National ART Registry of India (NARI), 2004–2006.

[4] Aberg A, Mitelman F, Cantz M, et al. Cardiac puncture of fetus with Hurler's disease avoiding abortion of unaffected co–twin. Lancet. 1978;2:990–1.

[5] Strauss A, Paek BW, Genzel–Boroviczeny O, et al. Multifetal gestation± maternal and perinatal outcome in 112 pregnancies. Fetal Diagn Ther. 2002;17: 209–17.

[6] Gwyer B, MacDorman M, Marrtin J, et al. Annual summary of vital statistics± 1998. Pediatrics. 1998;102:1333–49.

[7] Evans MI, Fletcher JC, Zador IE, et al. Selective first trimester termination in octuplet and quadruplet pregnancies: clinical and ethical issues. Obstet Gynecol. 1988;71:289–96.

[8] Berkowitz RL, Lynch L, Chitkara U, et al. Selective reduction of multiple pregnancies in the first trimester. N Engl J Med. 1988;318:1043–7.

[9] Wapner RJ, Davis GH, Johnson A. Selective reduction of multifetal pregnancies. Lancet. 1990;335:90–3.

[10] Evans MI, Berkowitz RI, Waapner RJ, et al. Improvement in outcomes of multifetal pregnancy reduction with increased experience. Am J Obstet Gynecol. 2001;184(2):97–110.

[11] Multifetal pregnancy reduction and selective fetal termination. ACOG committee opinion: Committee on Ethics Number 94–April 1991. Int J Gynaecol Obstet. 1992;38:140–2.

[12] Lee JR, Ku SY, Jee BC, et al. Pregnancy outcomes of different methods for multifetal pregnancy reduction: a comparative study. J Korean Med Sci. 2008;23(1):111–6.

[13] Dumez Y, Oury JF. Method for first trimester selective abortion in multiple pregnancy. Contrib Gynecol Obstet. 1986;15:50–3.

[14] Dommergues M, Nisand I, Mandelbrot L, et al. Embryo reduction in multifetal pregnancies after infertility therapy: obstetrical risks and perinatal benefits are related to operative strategy. Fertil Steril. 1991;55:805–11.

[15] Desai SK, Allahbadia GN, Dalal AK. Selective reduction of multifetal pregnancies in the first trimester using colour Doppler ultrasonography. Hum Reprod. 1993;8(4):642–4.

[16] Yovel I, Yaron Y, Amit A, et al. Embryo reduction in multifetal pregnancies using saline injection: comparison between the transvaginal and transabdominal approach. Hum Reprod. 1992;7:1173–5.

[17] Lembet A, Selam B, Bodur H, et al. Intracranial injection with KCl: an alternative method in selected cases of multifetal pregnancy reduction. Fetal Diagn Ther.2009;26(3):134–6.

[18] Coffler MS, Kol S, Drugan A, et al. Early transvaginal embryo aspiration: a safer method for selective reduction in high order multiple gestations. Hum Reprod. 1999;14:1875–8.

[19] Mansour RT, Aboulghar MA, Serour GI, et al. Multifetal pregnancy reduction: modification of the technique and analysis of the outcome. Fertil Steril. 1999;71(2):380–4.

[20] Vauthier–Brouzes D, Lefebvre G. Selective reduction in multifetal pregnancies: technical and psychological aspects. Fertil Steril. 1992;57:1012–6.

[21] Iberico G, Navarro J, Blasco L, et al. Embryo reduction of multifetal pregnancies following assisted reproduction: a modification of the transvaginal ultrasound–guided technique. Hum Reprod. 2000;15(10):2228–33.

[22] Malik S, Sharma R Pregnancy outcome following transvaginal needling of fetal heart under USG guidance, retrospective analysis of 18 cases. International Journal Obstet Gynecol (India). 2008;12(6).

[23] Lembet A, Selam B, Bodur H, et al. Intracranial injection with KCl: an alternative method in selected cases of multifetal pregnancy reduction. Fetal Diagn Ther. 2009;26(3):134–6.

[24] Brambati B, Tului L, Baldi M, et al. Genetic analysis prior to selective termination in multiple pregnancy: technical aspects and clinical outcome. Hum Reprod. 1995;10:818–2.

[25] Evans MI, Fletcher JC, Zador IE, et al. Selective first trimester termination in octuplet and quadruplet pregnancies: clinical and ethical issues. Obstet Gynecol. 1988;71:289–96.

[26] Lipitz S, Shulman A, Achiron R, et al. A comparative study of multifetal pregnancy reduction from triplets to twins in the first versus early second trimesters after detailed fetal screening. Ultrasound Obstet Gynecol. 2001;18(1):35–8.

[27] Dickey RP, Taylor SN, Lu PY, et al. Spontaneous reduction of multiple pregnancy: incidence and effect on outcome. Am J Obstet Gynecol. 2002;186(1):77–83.

[28] Boulot P, Pelliccia G, Molenat F. Pronostic obstetrical des grossesses multiples. Contracept. Fertil Sex (Paris). 1992;20:315–30.

[29] Roze RJ, Tschupp MJ, Arvis PH, et al. Selective interruption of pregnancy and embryonic malformations of the limbs. J Gynecol Obstet Bioreprod (Paris). 1989;18:673–7.

[30] Tabash KM. Transabdominal multifetal pregnancy reductionreport of 40 cases. Obstet Gynecol. 1990;75:739–41.

[31] Sebire NJ, Sherod C, Abbas A, et al. Preterm delivery and growth restriction in multifetal pregnancies reduced to twins. Hum Reprod. 1997;12(1):173–5.

[32] Silver RK, Helfand BT, Russell TL, et al. Multifetal reduction increases the risk of preterm delivery and fetal growth restriction in twins: a case–control study. Fertil Steril. 1997;67(1):30–3.

[33] Geva E, Lerner–Geva L, Stavorovsky Z, et al. Multifetalpregnancy reduction: a possible risk factor for periventricular leukomalacia in premature newborns. Fertil Steril. 1998;69(5):845–50.

[34] Liu YX, Hu ZY, Liu K, et al. Localization and distribution of tissue type and urokinase type plasminogen activators and their inhibitors type 1 and 2 in human and rhesus monkey fetal membranes. Placenta.1998;19:171–80.

[35] Maymon E, Romero R, Pacora P, et al. Evidence for the participation of interstitial collagenase (matrix metalloproteinase 1) in preterm premature rupture of membranes. Am J Obstet Gynecol. 2000;183(4):914–20.

[36] Athayde N, Edwin SS, Romero R, et al. A role for matrix metalloproteinase–9 in spontaneous rupture of the fetal membranes. Am J Obstet Gynecol. 1998;179(5):1248–53.

[37] Miyata S, Nakatani Y, Hayashi N, et al. Matrix–degrading enzymes tissue plasminogen activator

243

and matrix metalloprotease–3 in the hypothalamo–neurohypophysial system. Brain Res. 2005;1058: 1–9.

[38] Mali RS, Cheng M, Chintala SK. Intravitreous injection of a membrane depolarization agent causes retinal degeneration via matrix metalloproteinase–9. Invest Ophthalmol Vis Sci. 2005;46(6):2125–32.

[39] Evans MI, Dommergues M, Wapner R, et al. International collaborative experience of 1789 patients having multifetal pregnancy reduction: a plateauing of risks and outcome. J Soc Gynecol Invest. 1996;3:23–6.

[40] Taden I, Roje D, Banovic I, et al. Fetal reduction in multifetal pregnancy–Ethical Dilemmas. Yonsei Med J. 2002;43(2):252–8.

[41] Evans MI, Berkowitz R, Wapner R, et al. Multifetal pregnancy reduction: improved outcomes with increased experience. Am J Obstet Gynecol. 2001;184:97–103.

[42] Yaron Y, Bryant PK, Dave N, et al. Multifetal pregnancy reductions of triplets to twins: comparison with nonreduced triplets and twins. Am J Obstet Gynecol. 1999;180:1268–71.

[43] Antsaklis A, Souka AP, Daskalakis G, et al. Embryo reduction versus expectant management for twin pregnancies. J Matern Fetal Neonatal Med. 2004;16:219–22.

[44] Blickstein I. How and why are triplets disadvantaged compared to twins. Best Pract Res Clin Obstet Gynecol. 2004;18:631–44.

[45] Lipitz S, Reichman B, Paret G, et al. The improving outcome of triplet pregnancies. Am J Obstet Gynecol. 1989;161:1279–84.

[46] Evans MI, Hume RF, Polak S, et al. The geriatric gravida: multifetal pregnancy reduction, donor eggs and infertility treatments. Am J Obstet Gynecol. 1997;177:875–8.

[47] Lipitz S, Reichman B, Uval J, et al. A prospective comparison of the outcome of triplet pregnancies managed conservatively or by multifetal reduction to twins. Am J Obstet Gynecol. 1994;170:874–9.

[48] Kiely JL, Kleinman JC, Kiely M. Triplets and higher–order multiple births. Am J Dis in Child. 1992;146:862–8.

[49] Yakin K, Kahraman S, Comert S. Three blastocyst stage embryo transfer resulting in a quintuplet pregnancy. Hum Reprod. 2001;16(4):782–4.

[50] Evans M, Britt D. Multifetal pregnancy reduction. Glob Libr Women' s Med. (ISSN: 1756–2228) 2009; DOI 10.3843/GLOWM.10214.

[51] Malik S, Kumar N. Live birth after selective multifetal pregnancy reduction± a case report. Poster, ASRM 1998.

[52] McKinney M, Downey J, Timor–Tritsch I. The psychological effects of multifetal pregnancy reduction. Fertil Steril. 1995;64(1):51–61.

[53] Multifetal pregnancy reduction. ACOG Committee opinion No 369. American College of Obstetricians and Gynecologists. Obstet Gynecol. 2007;109: 1511–5.

[54] Maymon R, Herman A, Shulman A, et al. First trimester embryo reduction: a medical solution to an iatrogenic problem. Hum Reprod. 1995;10(3): 668–73.

第 17 章

子宫内膜容受性和卵子及胚胎质量的超声评估

Ultrasound Assessment of Endometrial
Receptivity and Oocyte and Embryo Quality

Ashok Khurana　著

党玉洁　秦莹莹　译

子宫内膜的周期性变化对月经周期、胚胎种植和妊娠均有重要作用。体外受精是胚胎发育的起点，排卵后子宫内膜开始分化且母体孕酮水平逐渐升高，上述事件同步发生一周后是子宫内膜容受囊胚种植的最佳时机[1]。

一、种植的理化基础

种植是发生在胚胎与母体子宫内膜之间的一系列级联反应[2]。月经周期中存在一段特殊且短暂的母胚相互作用时期，被称为"着床窗"或"种植窗"，此时囊胚在孕激素作用下可黏附并种植于分泌期的子宫内膜。处于种植窗的子宫内膜发生形态学变化，出现胞饮突。胞饮突是呈尖形突起的孕酮依赖性细胞器，以 28 天月经周期为例，胞饮突通常出现在月经周期的第 20～21 天。

胚胎种植是一个复杂的过程，包括胚胎并置附着于子宫内膜上皮、穿过相邻的上皮内层细胞、侵入子宫内膜基质[3]，此过程需要胚胎和子宫内膜之间建立分子水平的联系。这些生物大分子来源于下丘脑－垂体性腺轴，通过调控基因表达，使子宫内膜在每个月经周期发生连续性变化。在"容受期"或"种植窗"中，一系列结构性、形态学和细胞化学水平的分子同步变化使容受期子宫内膜为胚胎种植做好准备。此时，待种植的囊胚和容受期子宫内膜高度同步，如果此过程受到干扰，胚胎种植就会失败。若种植失败，子宫内膜随后的系列变化则会导致月经来潮。该变化变化涉及多种分子，它们本身并不独特，但在胚胎种植过程中起到了独一无二的作用。这一过程包括细胞 - 细胞和细胞 - 细胞外基质的相互作用，受凝集素、整联蛋白、基质降解酶及其抑制剂、前列腺素、各种生长因子、细胞因子、血管生成肽及其受体和调节蛋白的介导，每一类分子的适度表达或抑制都影响子宫内膜的容受性[3]。

目前为止，科学界对容受期或非容受期子宫内膜的研究还不深入，尚无确定性的评估子宫内膜容受性及指导胚胎种植时机的单一标志物。容受性评估参数的灵敏度和特异度各不相同，包括血清生化指标，常规显微镜、电镜或组化水平的组织学检查，以及最新的超声影像技术。本章我们将介绍超声影像技术在评估子宫内膜容受性方面的应用。

二、IVF 和接受赠卵助孕周期的经验

直到最近，科学家才认识到胚胎质量是影响种植结局的重要因素。当然，子宫内膜质量也同样重要[4]。

在使用促排药物以募集卵泡的过程中，患者体内雌激素水平的升高[5]和雌孕激素比值的改变[6]均会导致 IVF 周期子宫内膜容受性降低，组织学研究[7]、显微电镜检查[8]和子宫内膜液的生化检查[9]均可证实这一结论。不考虑卵泡数及孕酮水平，若 hCG 日的 E_2 水平大于 3000pg/ml，子宫内膜容受性将显著降低（胚胎质量并不受损[10]）。高反应人群（卵泡数大于 15）的妊娠率及胚胎种植率和正常反应人群相比并无差异。

接受赠卵助孕过程中，受者接受年轻赠者的卵母细胞，因此受者未经促性腺激素的刺激，子宫内膜情况优于常规 IVF 患者[11, 12]。通过扫描电镜观察女性子宫内膜胞饮突的初现、发展和退化可以确定个体化胚胎移植的最适时间[13]，最大程度使胚胎和子宫内膜同步化，提高种植率。IVF 周期中过早的黄体转化和过度的子宫内膜发育均不利于胚胎种植[14]。

由于对子宫内膜的形态学及胞饮突、β 整合蛋白和其他生化分子的检测均具有有创性，因此通过超声手段判定子宫内膜容受性以提高妊娠率及抱婴率具有重要意义。超声手段的非有创性特征使其在改变评估方式、提高 ART 结局方面具有独特的优势。提高胚胎质量和超声评估并明确子宫内膜容受性，将会是新千年中提高 ART 结局的两种重要方式[15]。

三、灰度、能量多普勒和三维超声

目前评估子宫内膜容受性的超声手段有经阴道高频灰度超声、传统彩色多普勒、能量多普勒、三维（3D）和实时三维（4D）研究，以及断层超声成像。

过去 20 年中，尤其是近 4 年，人们关注的主要参数有子宫内膜厚度、容积、形态、动度、血管生成、肌层回声、肌电多普勒、动脉频谱分析、流速波形和卵泡周围血管形成。

子宫内膜厚度小于 6～8mm（图 17-1）的患者几乎不可能获得妊娠[16-19]。在此

水平以上，子宫内膜厚度的增加并不会提高种植率。此外，ART 周期中妊娠和未妊娠患者的平均子宫内膜厚度没有显著差异[20]。通过手动或半自动平面测量和计算机辅助可视化器官分析（virtual organ computer aided analysis，VOCAL）可知，能够获得妊娠的最小子宫内膜容积（图 17-2）为 1.59ml[18]。

　　若超声见子宫内膜为三层则提示胚胎种植率较高（图 17-3）。相反，增殖期或月经中期的均质或异质性（图 17-4）子宫内膜均提示助孕结局较差[16, 18]。若子宫内膜在 hCG 日或获卵当天发生早发性回声转化（图 17-5），则提示种植率降低[14]。

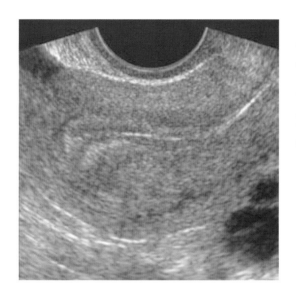

◀ 图 17-1　卵泡成熟时厚度 为 7mm 的增殖期子宫内膜

子宫内膜测量范围为子宫前后肌层与内膜交界面的最大距离，图示子宫内膜厚度几乎无法容受胚胎种植

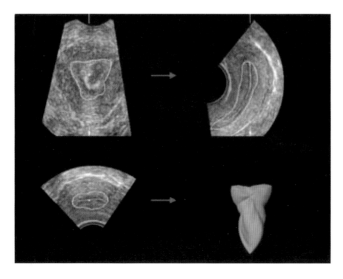

◀ 图 17-2　子宫内膜的三维容积测量

VOCAL 可跟踪识别子宫内膜轮廓，自动计算子宫内膜容积（右下图），其他三帧为子宫内膜的正交多平面；可容受胚胎成功种植的子宫内膜最小容积为 1.59ml

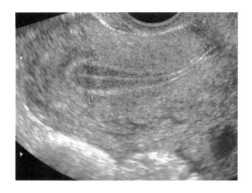

◀图 17-3　分为三层的子宫内膜厚度为 **10～11mm**
请注意三层回声线之间可见前、后两层的低回声，其中没有异常光团；提示该类子宫内膜在"着床窗"对胚胎种植的容受性高

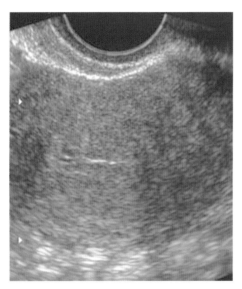

◀图 17-4　增殖期子宫内膜均匀回声或不均匀回声提示激素紊乱或子宫内膜炎，与种植失败及其所致的不良妊娠结局相关

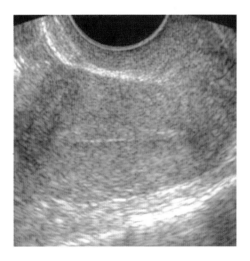

◀图 17-5　子宫内膜回声增强
LH 峰后孕酮水平增加导致内膜细胞的胞内变化，超声下见子宫内膜回声增强；若该变化发生在 hCG 日或获卵当天，则提示子宫内膜发生早发性回声转化，胚胎种植率较低

hCG 日子宫内膜两分钟内蠕动收缩少于三次提示种植率低下[17]，多与肌层血管生成不良相关，但仍需要更多数据证明该观点是否有统计学意义[17]。

迄今为止，能量多普勒[17]和三维能量多普勒（图 17-6）是预测种植率的最先进技术[21-23]。超声下定量子宫内膜和子宫内膜下血管是评估子宫内膜容受性的重复性高的可靠指标[24, 25]。基础静态三维、VOCAL 及三维外壳成像已用于评估和量化子宫内膜及子宫内膜下层的血管生成[21-23]。三维多平面研究可以准确描绘和量化子宫内膜中血管的生成，该图显示了子宫内膜新生血管在纵向、轴向和冠状面的形态学表现。血管化指数（vascularization index，VI）、流量指数（flow index，FI）和子宫内膜及子宫内膜下血管流量指数（vascularization flow index，VFI）在增殖期持续上升，排卵前 3 天达峰，排卵后 5 天下降到最低点[23]。VI 是彩色体素与体素总数的比值，反映研究器官中的血管数量。

FI 即器官中彩色强度总和与彩色体素之比，反映总血流量。VFI 是彩色强度总和与研究器官内体素总数之比，提示血管和血流的存在。促排周期中的子宫内膜和子宫内膜下的 VI、FI、VFI 值明显低于自然周期[22]，吸烟可明显降低 VI 和 VFI。与未妊娠者相比，孕妇子宫内膜下血管的阻力指数（resistive index，RI）明显降低（0.53 vs. 0.64+/ ± 0.04）[21]。未检出子宫内膜下动脉血流（图 17-7）并不提示种植率低下[18]。

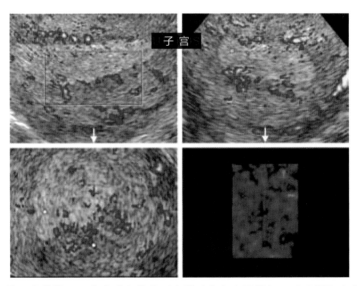

▲ 图 17-6　能量多普勒下子宫内膜血供的形态学改变和定量增加可反映螺旋动脉在子宫内膜内的增殖和生长，血管增殖深度越大，子宫内膜容受性越高

这些现象主要见于增殖后期及排卵前期的子宫内膜；三维多平面研究与适当的渲染能够准确地描述和定量子宫内膜的血管生成；图示纵向、轴向和冠状面的子宫内膜新血管生成，以及子宫内膜血管的形态学呈现

子宫动脉血流速度波形和子宫内膜容受性及着床率显著相关，测量宫角附近的动脉段更有意义。与下游部分相比，宫颈处同一动脉的上游部分理论上更能反映周期性新生血管的形成。子宫动脉血流的测量操作简单，重复性好。在胚胎移植后的 5~6d，妊娠女性 RI 和搏动指数（pulsatility index，PI）显著低于未妊娠女性[20]。如果 hCG 日 PI > 3.019，患者的妊娠概率几乎为零（图 17-8）。

hCG 日或移植当天的子宫内膜内区血管化（图 17-9）与高妊娠率相关，该指标可以通过直接观察进行主观评估，也可以进行客观量化——利用可测量任一子宫内膜平面血管化面积的能量多普勒面积技术，或用 VOCAL 进行三维采集和半自动化平面测量。提早应用 hCG 可以增加获胚数但并不会提高子宫内膜的 PI[26]。有趣的是，子宫

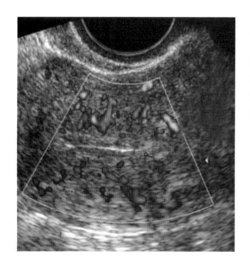

◀ 图 17-7　增殖期子宫内膜下血流不明显并不意味着种植率较低，子宫内膜内血管甚至在 hCG 日以后还会继续生成；图示子宫内膜内及子宫内膜下无血流

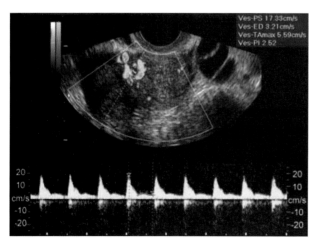

◀ 图 17-8　子宫动脉的低流量阻抗

在增殖后期，特别是 LH 扳机点，子宫肌层和子宫内膜广泛的血管生成使得子宫动脉的流量阻抗降低，该值应在宫角区域定量分析，从子宫动脉走行转向中间并发出输卵管分支处采集；在胚胎移植后该低阻抗状态大致持续 5~6d，如果 PI > 3.019，则胚胎种植几乎不可能成功

动脉和螺旋动脉的阻抗在正常妊娠、流产和空囊妊娠之间并没有显著性差异[27]。

四、卵子和胚胎质量

窦卵泡数、卵巢体积（图 17-10）、卵巢间质血流量的三维定量分析（图 17-11）和卵泡周围血管化程度（图 17-12）与胚胎质量和受精率密切相关[22-24]。

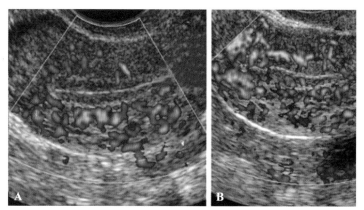

▲ 图 17-9　子宫内膜血管化

A. 子宫内膜中层的血管化；B. 达宫腔的子宫内膜广泛血管化

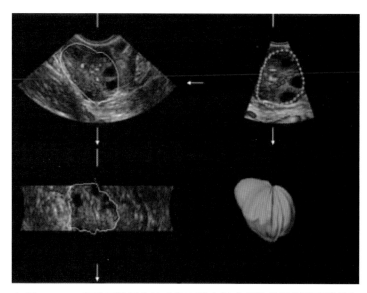

▲ 图 17-10　应用三维采集技术和三维定量分析软件测得的卵巢体积

该方法比二维法更精确，卵巢体积和胚胎质量与受精率具有良好的相关性，但与子宫内膜容受性无关

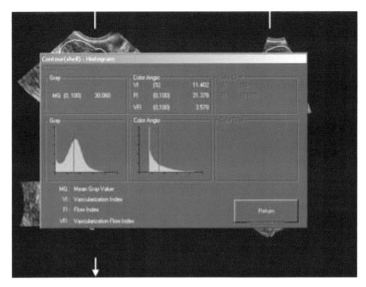

▲ 图 17-11　卵巢灰阶和能量多普勒技术测得的卵巢形态学数据

三维软件可以定量测得卵巢基质血流量；基质血流量与获卵数及胚胎质量具有良好的相关性，但与种植率无关

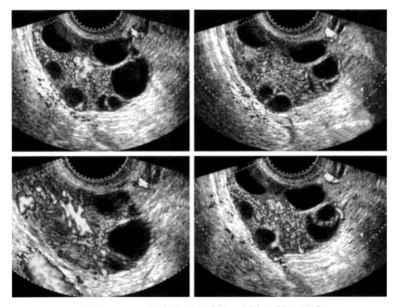

▲ 图 17-12　卵泡的发育成熟伴新生血管的形成

当卵泡直径达到 12 ~ 14mm 时，卵泡周围即出现稀发的血管信号；随着月经周期的进展，该信号强度可达 50%~100%；这种现象与评估卵母细胞的质量参数：如卵泡液的 E_2 水平、pH、pO_2 水平及胚胎整倍体率具有良好的相关性。但是，新生血管形成与子宫内膜容受性并不相关

能量多普勒技术可将成熟卵泡的血管化程度按照卵泡周长的百分比进行分级（1 级 < 25%，2 级 < 50%，3 级 < 75%，4 级 > 75%）。血管化程度高于 50% 患者的卵泡平均直径、获卵率、获成熟卵母细胞数和受精率均较高，胚胎三倍体率明显降低。卵泡周围血流的 PI 值与妊娠结局并无关联，但收缩期峰值流速（peak systolic velocity，PSV）是评估获得成熟卵母细胞和优质胚胎概率的良好参数。如果 PSV > 10cm/s，1 级或 2 级胚胎的出现概率为 75%。有趣的是，在排卵过程中，卵泡的局部血流量发生显著变化，流向卵泡底部的血流量明显增加，而流向顶部的血流量相应减少。这些变化可能对排卵至关重要。

在月经周期第 2～5 天中的任意一天进行窦卵泡计数 [28-32]，结果小于 4～5 个者为低反应患者。窦卵泡数与周期后期卵泡数、hCG 日 E_2 水平、获卵数、受精率和妊娠率均具有良好的相关性，该结论可以通过二维手动或三维计算机辅助建模得出 [28, 33]（图 17-13 至图 17-16）。较小的卵巢直径和体积也与卵巢低反应和低妊娠率明显相关。对于窦卵泡数较低的患者，可以在周期开始时增加给药剂量或促进卵巢血运以提高卵巢对促性腺激素的反应性 [28]。

垂体抑制后卵巢间质动脉 PSV 超过 10cm/s 的患者获得成熟卵母细胞的数目明显增多，临床妊娠率更高。

子宫内膜厚度阈值、子宫内膜形态，子宫内膜下和子宫内膜内血流灌注及子宫动脉血流速度波形已成为评估其容受性和受损与否的可靠方法。期待更高分辨率、更高血流敏感度，以及更精密软件的进一步应用，为准确评估子宫内膜容受性和提高辅助生殖结局提供技术支持。

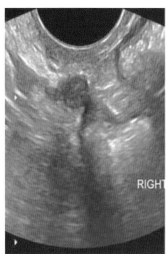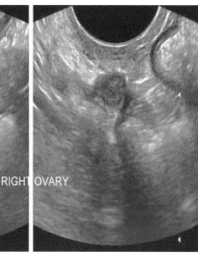

◀图 17-13 经阴超声未见窦卵泡
该现象是卵巢对促性腺激素低反应性的可靠标志

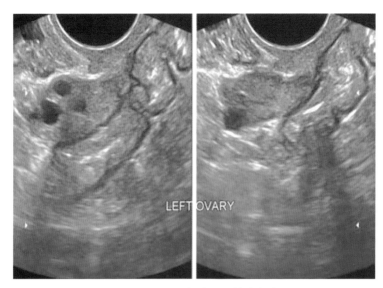

▲ 图 17-14　经阴超声示 4 枚窦卵泡

5 枚及以下窦卵泡提示卵巢低反应

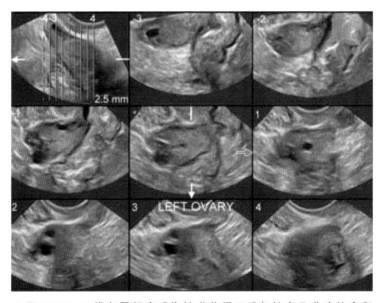

▲ 图 17-15　三维断层超声成像技术获得可重复性高且准确的窦卵泡计数

该技术可扇形扫描所有目标区域及其内的全部组织信息，并利用三维硬件和软件进行存储处理，并在无限个平面上可视化显示

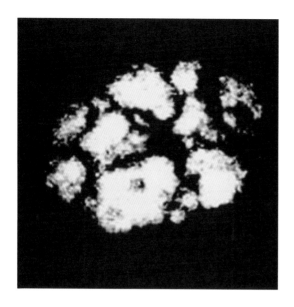

◀ 图 17-16　三维反演模式下月经周期第 5 天的卵巢

该技术使得窦卵泡计数更准确

参考文献

[1] Nikas G. Endometrial receptivity: changes in cell-surface morphology. Semin Reprod Med. 2000;18(3):229–35.

[2] Cavagna M, Mantese JC. Biomarkers of endometrial receptivityĐ a review. Placenta. 2003;24(Suppl. B):S39–47.

[3] Giudice LC. Potential biochemical markers of uterine receptivity. Hum Reprod. 1999;14(Suppl. 2):3–16.

[4] Tabibzadeh S, Shea W, Lessey BA, et al. From endometrial receptivity to infertility. Semin Reprod Endocrinol. 1999;17(3):197–203.

[5] McLean–Morris J, Van Wagenen G. Interception: the use of the preovulatory estrogens to prevent implantation. Am J Obstet Gynecol. 1973;115:101–6.

[6] Gidley–Baird AA, O'N eil C, Sinosich MJ, et al. Failure of implantation in human *in vitro* fertilization and embryo transfer patients: the effects of altered progesterone/estrogen ratios in human and mice. Fertil Steril. 1986;45:69–75.

[7] Garcia JE, Acosta AA, Hsiu JG, et al. Advanced endometrial maturation after ovulation induction with human menopausal gonadotropin/human chorionic gonadotropin for *in vitro* fertilization. Fertil Steril. 1984;41:31–7.

[8] Kolb BA, Najmabadi S, Paulson RJ. Ultrastructural characteristics of the luteal phase endometrium in donors undergoing controlled ovarian hyperstimulation. Fertil Steril. 1997;67:625–30.

[9] Simon C, Mercader A, Frances A, et al. Hormonal regulation of serum and endometrial IL–1a, IL–1b and IL–1ra: IL–1 endometrial microenvironment of the human embryo at the apposition phase under physiological and supraphysiological steroid level conditions. J Reprod Immunol. 1996;31:165–84.

[10] Simon C, Cano F, Valbuena D, et al. Clinical evidence for a detrimental effect on uterine receptivity of high serum oestradiol concentrations in high and normal responder patients. Hum Reprod. 1995;10:2432–7.

[11] Hadi FH, Chantler E, Anderson E, et al. Ovulation induction and endometrial steroid receptors. Hum Reprod. 1994;9:2405–10.

[12] Devroey P, Bourgain C, Macklon NS, et al. Reproductive biology and IVF: ovarian stimulation and endometrial receptivity. Trends Endocrinol Metab. 2004;15(2):84–90.

[13] Bourgain C. Endometrial biopsy in the evaluation of endometrial receptivity. J Gynecol Obstet Biol Reprod (Paris). 2004;33(1 pt 2):S13–7.

[14] Bourgain C, Devroey P. The endometrium in stimulated cycles for IVF. Hum Reprod Update. 2003;9(6):515–22.

[15] Fanchin R. Assessing uterine receptivity in 2001: ultrasonographic glances at the new millennium. Ann

N Y Acad Sci. 2001;943:185–202.

[16] Pierson RA. Imaging the endometrium: are there predictors of uterine receptivity? J Obstet Gynaecol Can. 2003;25(5):360–8.

[17] Baruffi RL, Contart P, Mauri AL, et al. A uterine ultrasonographic scoring system as a method for the prognosis of embryo implantation. J Assist Reprod Genet. 2002;19(3):99–102.

[18] Schild RL, Knobloch C, Dorn C, et al. Endometrial receptivity in an *in vitro* fertilization program as assessed by spiral artery blood flow, endometrial thickness, endometrial volume, and uterine artery blood flow. Fertil Steril. 2001;75(2):361–6.

[19] Ardaens Y, Gougeon A, Lefebvre C, et al. Contribution of ovarian and uterine color Doppler in medically assisted reproduction techniques (ART). Gynecol Obstet Fertil. 2002;30(9):663–72.

[20] Chien LW, Lee WS, Au HK, et al. Assessment of changes in utero–ovarian arterial impedance during the periimplantation period by Doppler sonography in women undergoing assisted reproduction. Ultrasound Obstet Gynecol. 2004;23(5):496–500.

[21] Kupesic S, Bekavac I, Bjelos D, et al. Assessment of endometrial receptivity by transvaginal color Doppler and three–dimensional power Doppler ultrasonography in patients undergoing *in vitro* fertilization procedures. J Ultrasound Med. 2001;20(2):125–34.

[22] Ng EHY, Chan CCW, Tang OS, et al. Comparison of endometrial and subendometrial blood flow measured by three–dimensional power Doppler ultrasound between stimulated and natural cycles in the same patients. Hum Reprod. 2004;19(10): 2385–90.

[23] Raine–Fenning NJ, Campbell BK, Kendall NR, et al. Quantifying the changes in endometrial vascularity throughout the normal menstrual cycle with three–dimensional power Doppler angiography. Hum Reprod. 2004;19(2):330–8.

[24] Yokota A, Nakai A, Oya A, et al. Changes in uterine and ovarian arterial impedance during the periovulatory period in conception and nonconception cycles. J Obstet Gynaecol Res. 2000;26(6):435–40.

[25] Kupesic S. Three–dimensional ultrasonographic uterine vascularization and embryo implantation. J Gynecol Obstet Biol Reprod (Paris). 2004;33(1 Pt 2):S18–20.

[26] Buckett WM, Chian RC, Tan SL. Human chorionic gonadotropin for *in vitro* oocytes maturation: does it improve the endometrium or implantation? J Reprod Med. 2004;49(2):93–8.

[27] Carbillon L, Perrot N, Uzan M, et al. Doppler ultrasonography and implantation: a critical review. Fetal Diagn Ther. 2001;16(6):327–32.

[28] Kupesic S, Kurjak A. Predictors of IVF outcome by threedimensional ultrasound. Hum Reprod. 2002;17(4):950–5.

[29] Hendriks DJ, Mol BW, Bancsi LF, et al. Antral follicle count in the prediction of poor ovarian response and pregnancy after *in vitro* fertilization: a meta–analysis and comparison with basal follicle–stimulating hormone level. Fertil Steril. 2005;83(2): 291–301.

[30] Scheffer GJ, Broekmans FJ, Dorland M, et al. Antral follicle counts by transvaginal ultrasonography are related to age in women with proven natural fertility. Fertil Steril. 1999;72(5):845–51.

[31] Frattarelli JL, Lauria–Costab DF, Miller BT, et al. Basal antral follicle number and mean ovarian diameter predict cycle cancellation and ovarian responsiveness in assisted reproductive technology cycles. Fertil Steril. 2000;74(3):512–7.

[32] Bancsi LF, Broekmans FJ, Looman CW, et al. Impact of repeated antral follicle counts on the prediction of poor ovarian response in women undergoing *in vitro* fertilization. Fertil Steril. 2004;81(1):35–41.

[33] Scheffer GJ, Broekmans FJ, Bancsi LF, et al. Quantitative transvaginal two– and three–dimensional sonography of the ovaries: reproducibility of antral follicle counts. Ultrasound Obstet Gynecol. 2002; 20(3):270–5.

第
18
章

辅助生殖中的伦理和法律问题
Ethical and Legal Aspects in ART

Shashi Prateek　　Surveen Ghumman Sindhu　　著

郭　婷　秦莹莹　译

　　译者注：本章内容仅为翻译原著内容，伦理、政策、法律及法规有明确的国家和种族文化特异性，因此并不能与我国辅助生殖相关内容完全匹配，如有冲突或矛盾之处请以我国法律法规及相关管理规定内容为准。

　　婴儿的出生及其社会化一直是伦理学界关注的问题。不同地区或同一地区不同时期的相关管理规范可能存在明显差异。在多种文化、宗教和社会背景下，辅助生殖技术均受到一定质疑，引发一系列复杂的伦理、法律和社会问题。辅助生殖应受到监管，但如何监管一直存在争议。制定相应的临床指南并通过立法监管是规范辅助生殖的有效方式。

　　供精的合法化和人工授精的广泛应用使无精子症患者获得生育机会。但是，在辅助生殖领域中仍然存在诸多争议，例如：如何根据年龄、婚姻状况或性取向选择人工授精；辅助生殖相关的多胎妊娠对母婴安全和医疗资源的影响；配子的捐赠、冷冻保存及供精 / 供卵出生婴儿的权益问题等。大多数情况下，由于社会对这些临床方案的合法性缺乏足够的关注，文化和宗教的接受速度又非常慢，因此辅助生殖治疗方案的确立从伦理讨论到立法的进程非常缓慢。以供精人工授精为例，供精用于治疗男性不育已有 100 多年的历史，然而我国近期才对其进行立法监管。

一、捐赠配子的社会影响

　　人与人之间的生物联系形成了复杂的人际关系，具有重要的心理和社会意义。使用捐赠配子的辅助生殖技术影响了基于正常家庭结构的生物联系。这也引发了关于先天与后天、遗传与环境、生物学与社会学对个体成长影响的争论。我们不得不承认，捐赠配子辅助生殖技术仍然未被社会完全接受，捐赠者和受赠者的信息保密要求及对公众影响的不确定性也凸显了立法的必要。

二、对准父母的评估

在供精人工授精之前，必须对准父母进行评估，将其视为家庭结构中的潜在父母。必须考虑到很多方面，如对抚养孩子的承诺、他们的年龄、病史、多次怀孕的风险及对家庭其他成员的影响等。在孩子成长过程中父母能否回答孩子的疑问也是重要的评估方面，还必须考虑到其他家庭成员的态度及其对孩子的影响。如果是未婚女性接受供精人工授精，应强调支持体系的建立和维护。

三、辅导和心理咨询

是否接受供精人工授精是一个复杂的决定，患者及其伴侣可以从心理咨询中获益，帮助其做出最终决定。心理咨询需要涉及的方面如下。

(1) 供精信息。

(2) 供精涉及的伦理和法律问题。

(3) 后续支持。

(4) 治疗结局。

在治疗之前，必须向患者提供治疗相关信息。尽管患者没有接受咨询的义务，但考虑咨询的有益作用，应积极鼓励夫妻双方接受咨询。因此，在开始治疗之前，应向患者提供以下信息：拟行治疗的局限性和可能的治疗结局、可能伴随的不良反应、涉及的医疗技术、与其他现有治疗方法的比较、治疗费用、通过辅助生殖技术生育的孩子的权利，医疗机构保留患者就诊记录的权利等。

四、受赠者年龄

在印度，由于结婚年龄往往较小，因此需要确定接受助孕治疗患者的年龄。根据印度医学研究委员会（ICMR）的建议，21 岁以下的女性不得接受辅助生殖治疗。

五、捐赠者特征的选择

应鼓励夫妻双方列出对供精 / 供卵者的基本特征的预期，包括种族、民族、身高、体型、肤色、眼睛和头发颜色、血型及 Rh 类型等，尤其是对 Rh 阴性的女性，在选择供精者的 Rh 血型方面需要慎重考虑。

六、知情同意

在签署知情同意书之前，应给予患者适当的考虑时间 [2]，且在此期间不得对患者进行助孕治疗。所有 ART 机构都应使用认证机构推荐的标准知情同意书。该同意书还将说明使用供精 / 供卵生育的孩子将是受赠者夫妇的合法继承人。选择自精 / 自卵冷冻的夫妇需要书面说明若不幸身亡将如何处置他们的配子。捐赠者需要保证不与受赠者有任何接触，且不能向受捐者透露其个人身份。捐赠者需放弃捐赠配子所生育子代的相关权益，反之亦然。在印度，未经丈夫同意，不得进行 ART 治疗。

七、商业限制

ART 助孕机构不得参与商业性供精 / 供卵或代孕。

八、人类免疫缺陷病毒阳性患者的处理原则

根据 ASRM 精子捐赠准则，建议如下 [3]。

(1) 人类免疫缺陷病毒（HIV）阳性女性：不应拒绝对 HIV 阳性女性进行 ART 治疗，但应就 HIV 母婴传播风险提供适当咨询。

(2) HIV 阳性男性：即使男方 HIV 血清阳性，也不应拒绝为 HIV 阴性的女性配偶提供供精助孕。

(3) HIV 阳性的捐赠者：根据美国食品药物监督管理局（FDA）现有指南并不完全拒绝使用 HIV 阳性捐赠者 / 丈夫的精液。然而，美国生殖医学协会（ASRM）认为，由于 HIV 的传播风险无法完全排除，即使受赠者同意，也不应使用 HIV 阳性捐赠者的配子。

(4) 夫妻双方 HIV 检测：即使利用供精 / 供卵助孕，也必须对受赠夫妇进行 HIV 检测，以避免其在治疗期间或治疗之后 HIV 血清学变化而引发的医疗法律问题。

九、配子的保存和处理

生殖中心只允许指定人员进入配子存储区域。在保存和处理配子和胚胎时，应遵循"尽可能高的标准"，以确保其安全。这些配子的来源和使用情况均需详细记录，且配子的转移过程需要额外小心。在同一治疗周期内，同一女性不得接受不同来源的配子或胚胎移植。

保密性：捐赠者和受赠者的信息必须严格保密。除鉴定机构或有特殊授权的人员外，不得向任何人透露助孕夫妇的治疗信息，但以下情况除外。

(1) 获得信息释放相关人员的同意。

(2) 与患者有关的医疗紧急情况。

(3) 法院命令。

患者本人有权决定将何种信息公布给何人。

十、病历管理

尽管医生将对配子捐赠者和受赠者的身份保密，但是相关记录，包括捐赠者的配型信息、配子的质量、配子的收集、处理、存储、使用和实验室记录等，都必须在 ART 治疗结束后至少保存 10 年。如此一来，当捐献者或捐献者家庭出现医疗问题时，我们可以追踪到捐赠者和受赠者的目前情况。如果 ART 机构在 10 年内关闭，则必须将记录转移到由 ICMR 维护的中央储存库[1]。

根据 ICMR 的建议，ART 机构必须将所有记录保存至少 10 年。

所有的正规 ART 机构必须将数据上报给 ICMR，以便在国家层面进行数据管理。ICMR 利用这些数据发表的任何论文或报告需将信息来源的 ART 机构作为合作单位，并将相关工作人员作为论文的共同作者。

十一、单身女性接受 ART 治疗的权益

只要符合上述其他标准，法律上并不禁止未婚女性接受供精人工授精。但是，一般建议只对已婚女性进行供精人工授精。

单身女性通过供精人工授精生下的孩子是合法的，并将享有该女性的所有相关法律权利。

十二、同性恋者的相关权利

根据 ASRM 的指南，可以向同性恋伴侣提供人工授精。然而，在印度，由于公众接受度较低，相关准则需要进一步明确。

十三、婚姻中的 ART 法律问题

1. ART 助孕中的通奸行为认定

经丈夫同意的 ART：在丈夫同意的前提下，已婚女性接受供精助孕，由于不涉及性交行为，对妻子或精子捐赠者而言不构成通奸行为[1]。

未经丈夫同意的 ART：未经丈夫同意的供精助孕可作为离婚或司法分居的理由。

2. AIH 助孕中的婚姻存续

使用丈夫的精子进行人工授精致使妻子受孕并不等同于婚姻存续，仍然能以丈夫性功能障碍或故意拒绝结婚为由，做出有利于妻子的无效判决。

十四、供精 / 供卵生育子代的权利

1. 合法性

通过供精 / 供卵生育的孩子应被推定为受赠夫妻的婚生子女，无论受赠者已婚、未婚或单亲，该子女均享有伦理学父母的遗产继承权并承担赡养义务[1]。

2. 信息权

使用捐赠配子出生的儿童有权获得遗传学父母的健康或遗传信息，但无权知道遗传学父母的身份（如姓名、地址、亲子关系等）。然而，这些孩子在成年后有权获悉遗传学父母的相关信息。虽然伦理学父母没有义务主动向孩子提供上述信息，但当孩子要求时，夫妻双方或其他相关人员不得故意向孩子隐瞒。

3. 离婚

通过供精 / 供卵获得妊娠后，若于妊娠期内离婚，胎儿的归属权问题参考正常受孕的相关国家法律规定[1]。

十五、精子的捐赠

1. 谁有权创建精子库

- ART 医院或其他第三方独立机构[1]。
- 如果由 ART 医院设立精子库，则必须以独立身份进行运作。

监管：由科学家、技术专家和社会学家组成的认证委员会对精子库进行监管。

推广：可以通过宣教招募捐赠者，并合法给予他们经济补偿。

保密性：精子库必须确保对精子捐赠者身份采取保密措施。

2. 谁可以成为捐赠者

根据 ICMR 的建议，不允许使用受赠者亲属或已知朋友捐赠的精子。ASRM 指南规定，提供 AID 的机构的所有者、经营者、实验室主任或雇员不得捐献精子。医生或进行人工授精的操作者也不能成为精子捐赠者[3]。

定向捐赠：印度不允许定向捐赠，但 ASRM 指南允许定向捐赠，条件是各方都能接受。定向捐精者必须接受与匿名捐精者相同的筛查测试。根据 ASRM 指南，在性亲密的夫妇中，使用未复检（冻存 6 个月后再次检测相关指标合格）的精液也是合理的。

3. 捐赠者年龄

ICMR 要求捐赠者的年龄在 21—45 岁[1]。

在英国，男性捐献者的年龄规定在 18—55 岁[2]。由于高龄男性的非整倍体精子发病率逐渐增加，因此确定了年龄上限。

ASRM 精子捐献指南建议年龄上限为 40 岁，下限为法定年龄。

4. 对精子捐赠者的要求

• 病史：高血压、糖尿病、精神疾病、性传播疾病（如疱疹、慢性肝炎、性病疣）或其他重大疾病，都应排除。

• 个人史：ASRM 建议，所有具有 HIV 感染高危因素个人史的男性都应排除，如同性恋者、多个性伴侣、静脉注射毒品者等。

• 遗传学评价：应排除常见的遗传疾病，如地中海贫血。染色体分析不是必需的。

• 感染筛查：排除 HIV、乙型肝炎、丙型肝炎感染者。ASRM 还建议筛查 CMV、HTLV1 型和 2 型，以及尿道拭子检查淋病奈瑟菌。

• 复检：捐赠精子需冻存 6 个月后再使用，以重新检查捐献者的血清变化情况。若捐赠者性生活频繁，应每隔 6 个月复查一次。

• 精液分析：必须对捐精者进行精液分析，最好使用精液分析仪，用于 ART 的供精必须符合世界卫生组织精液分析手册中对精液质量的要求。

• 血型和 Rh 分型：必须确定个人的血型和 Rh 分型，并记录在案。

• 一般信息：捐赠者的其他相关信息需要记录，如身高、体重、年龄、学历、职业、虹膜颜色，以及主要疾病的记录，包括精神疾病，有家族遗传倾向的疾病等。

5. DNA 指纹

如果有 DNA 指纹技术，ART 机构可以在不暴露捐赠者身份的情况下，向夫妇提供捐赠者的 DNA 指纹，并收取一定的费用。ART 机构将对这对夫妇进行 DNA 指纹鉴定，并将 DNA 指纹保存在其就诊记录中。

6. 精子捐赠者的权利

• 向捐赠者介绍有关精子采集的方法、HIV 筛查及其他必要的检查。

• 保护捐赠者的身份，只能公开非识别信息，捐献者有权决定哪些信息可以公开。

• 捐赠者对捐赠精子所生育的子代没有抚养义务和权利。

• 捐赠者可以限定捐赠精子所生育子代的数量[2]。

• 精子的储存期可以是 5 年，但如果个人需要，可以储存更长时间。

• 捐赠者可指定精子的使用对象。

• 捐赠者无权知道受赠者的身份。

7. 捐赠者的匿名原则

ART 机构需要从正规的精子库中获取精子。ART 机构医生和受赠者夫妻双方都无权获得捐赠者的身份和地址信息，但医生和夫妻双方有权在接受供精之前，从精子库中获得关于捐献者的部分信息，如身高、体重、肤色、学历、职业、家庭背景、民族、是否患有已知疾病、病毒携带情况（如乙肝或 HIV）和 DNA 指纹等。捐赠者的资料（包括捐赠者的 DNA 指纹副本，但不包括个人身份）经鉴定后，仅向年满 18 岁的后代或在司法需求的情况下向其后代提供，但不应向其父母提供该信息（司法需求的情况除外）。

8. 捐赠者的匿名原则是否合理

使用捐赠配子生育的子代可能很难接受被拒绝告知生物学父母的信息。当这些儿童成年后，可能会要求捐赠者的信息更加公开。如果立法减少对捐赠者信息的保密性，同时保持其匿名性，这对儿童的知情权是不公平的。

另外，如果捐献者的身份被公开，出于对社会批评、自己的家庭生活受到干扰，以及在意外情况下可能对孩子承担责任等情况的担忧，有意向的配子捐赠者可能对捐赠配子犹豫不决，这可能会减少供精 / 供卵者的数量。

9. 记录

精子库必须保存所有捐赠、保存和使用的精液记录，并详细记录每个捐赠者的使用情况和受赠者的妊娠情况，记录时间为 10 年，之后将其移交给 ICMR。

当 ART 机构提出供精申请时，精子库将向 ART 机构提供一份捐献者名单（没有姓名和地址，但有代码编号），并提供相关细节。

10. 谁可以使用这些精液

精子库的精子可以用于捐赠者的妻子或捐赠者指定的其他女性。如果没有特殊指定，这份精子可用于任何人。

11. 冷冻保存

必须提供符合公认标准的低温保存设施。

12. 精液样本必须低温保存至少 6 个月

精液样本必须在首次使用前至少冷冻保存 6 个月，届时必须对精液捐赠者进行 HIV、乙型和丙型肝炎检测[1-4]。

13. 精子库的收费

为预防恶性肿瘤等疾病导致的不孕症，精子库可提供自精冷冻服务，指定用于存储者的妻子或其他女性。精子库可就精液储存收取适当费用。若捐赠者不缴纳费用，精子库有权销毁该精液样本或将其交于指定机构供科学研究之用。

14. 近亲婚配风险和精子捐赠的限制性使用原则

由于配子捐赠者可能已有子代，使用捐赠配子生育的子代未来将面临未知的近亲婚配风险，因此辅助生殖治疗中会限制捐赠精子的使用次数。在人口规模较小的地区，由于捐赠者的数量非常有限，以上风险的发生率较高，但在有大型精子库的地方，这种风险要小得多。ASRM 建议在覆盖人口 80 万以上的精子库中，1 份捐赠精子最多用于 25 次妊娠；而英国规定一份捐赠精子只能用于 10 次妊娠。

ART 机构每次只能给 1 对受赠夫妇使用 1 份精液。ICMR 建议一位男性最多捐精 75 次，使用该份精子最多获得 10 次临床妊娠，以免在未来出现较高的近亲婚配风险。

问题：然而，在印度，通过商业捐赠获得的妊娠只有 20%～30% 向精子库报告。

15. 捐赠者的补偿

精子库可以给予捐赠者适当的费用，用以补偿捐赠者的时间和其他成本，但经济补偿不应成为捐赠行为的首要目的。由于捐赠者大多是年轻的单身学生，他们的动机主要是为了获得报酬。如果取消这些补偿费用，捐精者可能会减少。在英国，人类受精和胚胎学管理局建议可以给予最低限度的补偿[2]。在美国，捐精一直是有补偿的。也有人提出对捐精的补偿可以参考给予临床试验志愿者的经济补偿标准。

需要注意的是，如果在一个国家器官买卖是非法的，那么商业性精子的买卖是否合法？

16. 捐赠者死亡

在捐赠者死亡的情况下，其捐献的精子将成为法定继承人或捐赠者指定人的财产。适用于捐赠者的所有权益现在也适用于法定继承人，但他不得使用该精液用于自己指定的女性受孕。

在捐赠者死亡后，如无特殊说明，精子库将有权销毁其精液样本或将其交由指定机构用于科学研究。

17. 对临终者采集精子

只有在配偶希望保留临终者生育力的情况下，才允许从临终者身上收集配子。

18. 已逝者的自精冷冻精子

使用已故丈夫储存的精子进行人工授精而生育的孩子被认为是婚生子女。

十六、卵母细胞的捐赠

1. ICMR 为卵母细胞捐赠制定的基本原则

• 一位卵子捐赠者最多捐赠 6 次，两次捐赠之间至少间隔 3 个月。

• 同一位卵子捐赠者的卵子可以提供给最多 2 位女性使用，每人最多获得 7 枚赠卵。

• 多余的卵子必须由 ART 机构保存，用于同一受赠女性的再次使用或转移给指定机构用于科学研究。

• 印度禁止任何形式的卵子买卖或将其转移到其他国家。